国家卫生健康委员会"十四五"规划教材

全国高等中医药教育教材

供针灸推拿学、康复治疗学等专业用

针灸医籍选读

第3版

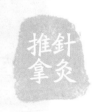

主　编　高希言

副主编　樊　旭　姜云武　赵彩娇　李　瑞　诸毅晖

主　审　徐　平

编　委　(按姓氏笔画排序)

王　健（山东中医药大学）	陈　丽（湖北中医药大学）
王耀帅（南京中医药大学）	虎　力（上海中医药大学）
艾　霞（陕西中医药大学）	周艳丽（河南中医药大学）
冯　麟（贵州中医药大学）	郑雪峰（福建中医药大学）
刘　刚（黑龙江中医药大学）	赵彩娇（广西中医药大学）
刘迈兰（湖南中医药大学）	侯玉铎（山西中医药大学）
刘延祥（天津中医药大学）	姜云武（云南中医药大学）
李　瑞（北京中医药大学）	洪嘉婧（长春中医药大学）
杨丽美（宁夏医科大学）	高希言（河南中医药大学）
余　情（安徽中医药大学）	诸毅晖（成都中医药大学）
张全爱（浙江中医药大学）	奥晓静（内蒙古医科大学）
张选平（河北中医学院）	樊　旭（辽宁中医药大学）

秘　书(兼)　周艳丽

人民卫生出版社

·北京·

图书在版编目（CIP）数据

针灸医籍选读 / 高希言主编 . —3 版 . —北京：
人民卫生出版社，2021.10
ISBN 978–7–117–31546–3

I.①针… II.①高… III.①针灸学 – 古籍 – 中医学
院 – 教材 IV.①R245

中国版本图书馆 CIP 数据核字（2021）第 207512 号

人卫智网	www.ipmph.com	医学教育、学术、考试、健康，购书智慧智能综合服务平台
人卫官网	www.pmph.com	人卫官方资讯发布平台

针灸医籍选读
Zhenjiu Yiji Xuandu
第 3 版

主　　编：高希言
出版发行：人民卫生出版社（中继线 010-59780011）
地　　址：北京市朝阳区潘家园南里 19 号
邮　　编：100021
E - mail：pmph @ pmph.com
购书热线：010-59787592　010-59787584　010-65264830
印　　刷：天津安泰印刷有限公司
经　　销：新华书店
开　　本：850×1168　1/16　印张：15
字　　数：393 千字
版　　次：2012 年 7 月第 1 版　2021 年 10 月第 3 版
印　　次：2021 年 12 月第 1 次印刷
标准书号：ISBN 978-7-117-31546-3
定　　价：59.00 元

打击盗版举报电话：010-59787491　E-mail：WQ @ pmph.com
质量问题联系电话：010-59787234　E-mail：zhiliang @ pmph.com

修　订　说　明

为了更好地贯彻落实《中医药发展战略规划纲要(2016—2030年)》《中共中央国务院关于促进中医药传承创新发展的意见》《教育部 国家卫生健康委 国家中医药管理局关于深化医教协同进一步推动中医药教育改革与高质量发展的实施意见》《关于加快中医药特色发展的若干政策措施》和新时代全国高等学校本科教育工作会议精神,做好第四轮全国高等中医药教育教材建设工作,人民卫生出版社在教育部、国家卫生健康委员会、国家中医药管理局的领导下,在上一轮教材建设的基础上,组织和规划了全国高等中医药教育本科国家卫生健康委员会"十四五"规划教材的编写和修订工作。

为做好新一轮教材的出版工作,人民卫生出版社在教育部高等学校中医学类专业教学指导委员会、中药学类专业教学指导委员会和第三届全国高等中医药教育教材建设指导委员会的大力支持下,先后成立了第四届全国高等中医药教育教材建设指导委员会和相应的教材评审委员会,以指导和组织教材的遴选、评审和修订工作,确保教材编写质量。

根据"十四五"期间高等中医药教育教学改革和高等中医药人才培养目标,在上述工作的基础上,人民卫生出版社规划、确定了第一批中医学、针灸推拿学、中医骨伤科学、中药学、护理学5个专业100种国家卫生健康委员会"十四五"规划教材。教材主编、副主编和编委的遴选按照公开、公平、公正的原则进行。在全国50余所高等院校2 400余位专家和学者申报的基础上,2 000余位申报者经教材建设指导委员会、教材评审委员会审定批准,聘任为主编、副主编、编委。

本套教材的主要特色如下:

1. 立德树人,思政教育　坚持以文化人,以文载道,以德育人,以德为先。将立德树人深化到各学科、各领域,加强学生理想信念教育,厚植爱国主义情怀,把社会主义核心价值观融入教育教学全过程。根据不同专业人才培养特点和专业能力素质要求,科学合理地设计思政教育内容。教材中有机融入中医药文化元素和思想政治教育元素,形成专业课教学与思政理论教育、课程思政与专业思政紧密结合的教材建设格局。

2. 准确定位,联系实际　教材的深度和广度符合各专业教学大纲的要求和特定学制、特定对象、特定层次的培养目标,紧扣教学活动和知识结构。以解决目前各院校教材使用中的突出问题为出发点和落脚点,对人才培养体系、课程体系、教材体系进行充分调研和论证,使之更加符合教改实际、适应中医药人才培养要求和社会需求。

3. 夯实基础,整体优化　以科学严谨的治学态度,对教材体系进行科学设计、整体优化,体现中医药基本理论、基本知识、基本思维、基本技能;教材编写综合考虑学科的分化、交叉,既充分体现不同学科自身特点,又注意各学科之间有机衔接;确保理论体系完善,知识点结合完备,内容精练、完整,概念准确,切合教学实际。

4. 注重衔接,合理区分　严格界定本科教材与职业教育教材、研究生教材、毕业后教育教材的知识范畴,认真总结、详细讨论现阶段中医药本科各课程的知识和理论框架,使其在教材中得以凸显,既要相互联系,又要在编写思路、框架设计、内容取舍等方面有一定的区分度。

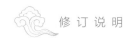

5. **体现传承,突出特色** 本套教材是培养复合型、创新型中医药人才的重要工具,是中医药文明传承的重要载体。传统的中医药文化是国家软实力的重要体现。因此,教材必须遵循中医药传承发展规律,既要反映原汁原味的中医药知识,培养学生的中医思维,又要使学生中西医学融会贯通,既要传承经典,又要创新发挥,体现新版教材"传承精华、守正创新"的特点。

6. **与时俱进,纸数融合** 本套教材新增中医抗疫知识,培养学生的探索精神、创新精神,强化中医药防疫人才培养。同时,教材编写充分体现与时代融合、与现代科技融合、与现代医学融合的特色和理念,将移动互联、网络增值、慕课、翻转课堂等新的教学理念和教学技术、学习方式融入教材建设之中。书中设有随文二维码,通过扫码,学生可对教材的数字增值服务内容进行自主学习。

7. **创新形式,提高效用** 教材在形式上仍将传承上版模块化编写的设计思路,图文并茂、版式精美;内容方面注重提高效用,同时应用问题导入、案例教学、探究教学等教材编写理念,以提高学生的学习兴趣和学习效果。

8. **突出实用,注重技能** 增设技能教材、实验实训内容及相关栏目,适当增加实践教学学时数,增强学生综合运用所学知识的能力和动手能力,体现医学生早临床、多临床、反复临床的特点,使学生好学、临床好用、教师好教。

9. **立足精品,树立标准** 始终坚持具有中国特色的教材建设机制和模式,编委会精心编写,出版社精心审校,全程全员坚持质量控制体系,把打造精品教材作为崇高的历史使命,严把各个环节质量关,力保教材的精品属性,使精品和金课互相促进,通过教材建设推动和深化高等中医药教育教学改革,力争打造国内外高等中医药教育标准化教材。

10. **三点兼顾,有机结合** 以基本知识点作为主体内容,适度增加新进展、新技术、新方法,并与相关部门制订的职业技能鉴定规范和国家执业医师(药师)资格考试有效衔接,使知识点、创新点、执业点三点结合;紧密联系临床和科研实际情况,避免理论与实践脱节、教学与临床脱节。

本轮教材的修订编写,教育部、国家卫生健康委员会、国家中医药管理局有关领导和教育部高等学校中医学类专业教学指导委员会、中药学类专业教学指导委员会等相关专家给予了大力支持和指导,得到了全国各医药卫生院校和部分医院、科研机构领导、专家和教师的积极支持和参与,在此,对有关单位和个人表示衷心的感谢! 希望各院校在教学使用中,以及在探索课程体系、课程标准和教材建设与改革的进程中,及时提出宝贵意见或建议,以便不断修订和完善,为下一轮教材的修订工作奠定坚实的基础。

人民卫生出版社

2021 年 3 月

前　言

　　针灸医籍选读是以培养高等中医药院校针灸推拿学等专业学生阅读针灸古籍能力,训练学生中医思维,提高针灸理论水平为主要目的的课程。本教材分上篇医经选读,中篇医论选读,下篇针灸歌赋、医案选读三篇。《黄帝内经》《难经》是针灸医学奠基的理论基石,《针灸甲乙经》是以《素问》《灵枢》和《明堂孔穴针灸治要》三书之中有关针灸学内容分类合编而成,故也列在医经之中。历代各家的医论是对针灸理论领悟和临床应用的表述,从各家的医著中可以看到古代名家必定有扎实的针灸理论基础。医案是医家诊疗过程的体现,充分反映了他们的思想和智慧,歌赋是医家对不同针灸重点知识的凝练,反映出他们的临证经验和学术思想。为帮助和促进学生整合知识,提高分析问题和解决问题的能力,我们在2版教材的基础上进行了修订,以适应新时代培养高素质人才的需求。

　　教材选取《黄帝内经》《难经》《针灸甲乙经》《备急千金要方》《针灸资生经》《针灸问对》《针灸大成》等医籍中有较大学术价值的文章段落,文笔流畅,诵读朗朗上口,既是对医理和古代名家针灸学术思想的学习,又是对其文采的欣赏。在继承古代学术精华的基础上,培养学生创新与发展的意识。编写形式上,每章前有学习目标,介绍各章内容的学习重点、难点,各章后均有知识拓展补充相关知识,帮助学生理解学习。各节有原文选读、学习小结、阅读练习、复习思考题四部分内容。原文选读中标出"★"号的为重点学习篇章,注释帮助学生理解疑难字、句,按语帮助其理解该段中的学术思想。学习小结是对本节内容的重点总结。阅读练习是对原文的补充,帮助学生全面理解该节的内容。复习思考题是帮助学生把握该节的核心内容,以强调学习重点,提高自学能力和阅读水平。教材中的PPT课件、复习思考题答案要点、模拟试卷均收录在数字增值服务内容里,扫描二维码即可观看。

　　教材第一章由高希言、王健、周艳丽、诸毅晖、侯玉铎、姜云武、刘迈兰、王耀帅、陈丽编写,第二章由杨丽美、刘刚、郑雪峰、刘延祥编写,第三章由张全爱编写,第四章由樊旭编写,第五章、第六章由冯麟、艾霞编写,第七章由赵彩娇编写,第八章由张选平、余情编写,第九章由李瑞、奥晓静编写,第十章由虎力、洪嘉婧编写。

　　由于全国各高校的教学特色不同,在内容选择、讲授重点等方面各有所侧重,恳请兄弟院校在使用教材中提出宝贵意见,以便修订提高。

编者
2021年3月

❖❖❖ 目　　录 ❖❖❖

上篇　医　经　选　读

中篇　医论选读

下篇　针灸歌赋、医案选读

上　篇

医 经 选 读

思政元素

医经里的健康养生理念

中国医学经典(简称医经)思想是以古代自然科学为基础和核心,在广泛吸收天文学、历法学、气象学、地理学及物候学等研究成果的基础上,形成了天、地、人三才整体医学模式,蕴藏了人类的生命观、健康观、疾病观、治疗观与养生观,具有鲜明的东方人文属性。数千年来指导着人们的医疗实践活动,为中华民族的繁衍昌盛做出了贡献。

在天、地、人医学模式当中,人的健康是最根本的因素。医经倡导的健康养生是强调以"人"为本、"莫贵于人"的重生理念,"不治已病治未病"的预防思想及健康生活方式及具体的生活方式和生活态度,生活方式如"食饮有节,起居有常,不妄作劳",生活态度如调畅情志,"恬淡虚无"。其健康养生思想不仅可以增强"人"在健康活动中的主体和责任意识,同时以特有的文化载体助力于社会健康生活方式的普及、健康服务的优化、健康保障的完善及健康环境的建设等。

《素问·上古天真论》提出健康养生总原则,即"上古之人,其知道者,法于阴阳,和于术数,食饮有节,起居有常,不妄作劳,故能形与神俱,而尽终其天年,度百岁乃去",具体为内养精神("恬淡虚无,真气从之,精神内守,病安从来")、中调身形("形劳而不倦")、外御邪气("虚邪贼风,避之有时")等。

随着社会的不断发展,人类基本生存得到保证后,开始向往高质量、高水平的美好生活,健康长寿则成为人们追求的更高目标。从世界卫生组织对健康的定义可以看出,健康状态不再等同于单纯的无疾病状态,而是个人身体、心理的完满状态以及对社会良好适应性的统一,中医早在《黄帝内经》时期就有了"喜怒不节……生乃不固"的心理状态影响健康的重要论述,同时要求人们采取豁达的生活态度,使个体获得心灵的宁静,提高幸福感。

《"健康中国2030"规划纲要》指出:"全民健康是建设健康中国的根本目的。立足全人群和全生命周期两个着力点,提供公平可及、系统连续的健康服务,实现更高水平的全民健康。"中国梦的实现离不开全民健康。这正是源于《黄帝内经》所蕴涵的健康养生理念,一方面为社会提供了一个立足于全生命周期的科学健康生活方式,另一方面因其简单易行而适用于所有人群,从而为中国梦的践行打下坚实的健康基础。

第一章

《灵枢》选读

学习目标

　　1. 掌握有关迎随、疾徐、开阖补泻,导气、得气、候气、辨气、治神,刺血等原文的含义与操作技术;

　　2. 熟悉针刺的作用,脉象、四时、人体肥瘦等与针刺的关系;偏枯、痱、不寐、欠、哕、噫、腰痛、周痹、寒热病、厥证以及邪在五脏,脏腑经气紊乱导致的相关病症的针灸治疗;"荥输治外经,合治内腑""用针之要,在于知调阴阳""用针之要,气调而止""徐而疾则实,疾而徐则虚""刺有三变""气至而有效"等名词名句的含义。

01章01节PPT

PPT 课件

第一节　九针十二原第一*(节选)

　　本篇是《灵枢》中论述针灸理论和临床的重要篇章之一,介绍了九针的名称、形状和作用,阐述了十二原穴治病的道理,故名为"九针十二原"。现节选其中有关著述《针经》的目的、针刺治疗基本原则、针刺操作要求、误治造成的后果、强调脉诊和十二原穴的重要性、针刺不但治新病,而且可治久病等经文。

一、原文选读

　　黄帝問於岐伯曰:余子萬民,養百姓而收其租稅,余哀其不給而屬有疾病。余欲勿使被毒藥[1],無用砭石,欲以微針[2]通其經脈,調其血氣,營其逆順出入之會[3],令可傳於後世,必明為之法。令終而不滅,久而不絕,易用難忘;為之經紀[4],異其章[5],別其表裏,為之終始[6],令各有形[7],先立針經[8],顧聞其情。

　　岐伯答曰:臣請推而次之,令有綱紀,始於一,終於九焉。

【注释】

　　[1] 毒药:古代对一般药物的统称。《素问·五常政大论》将药物分为大毒、常毒、小毒、无毒四类。汪机:"以能攻病,皆谓之毒。"

　　[2] 微针:毫针。《灵枢识》注:"微针小针,盖谓九针中之毫针。"《灵枢集注》:"微针,九针之外,又立小针也。"

　　[3] 营其逆顺出入之会:营,管理、调节。《诗·小雅·黍苗》:"召伯营之。"郑玄笺:"营,治也。"逆顺,经脉的不同走向。出入,经气由外入内或由内出外。

　　[4] 经纪:秩序,引申为条理。

　　[5] 异其章:分别篇章。《太素》补遗本作"异其篇章",为四言句,前后文则一致。

［6］别其表里,为之终始:使它(《针经》)内容层次清晰,有始有终。

［7］令各有形:使(九针)各有不同的形态。形,指针具的形状。

［8］针经:即《灵枢》。《类经·针刺类·九针之要》注:"《灵枢》即名《针经》,义本诸此。"

【按语】本文指出编纂《灵枢》的主要目的是阐述九针使用的原则、方法,以更好地解除百姓的疾苦,并确立为《针经》,传于后世,使后世学有所依,不致湮灭。提出这个理论的实质内容应该是将脏腑经络气血循行规律全面表达出来,也就是要确定针刺治疗的基础,这是全书的重点,可以说是全书的引言。

重点说明针刺有别于药物,不同于砭石,具有疏通经脉、调节血气的治疗作用,"通其经脉,调其血气"这句话概括了针灸治病的作用原理。金元时期窦汉卿在《标幽赋》中总结为"决凝开滞""蠲邪扶正""可平五脏之寒热,能调六腑之虚实",是对通经脉、调血气的发挥。

小針之要,易陳而難入[1],粗守形[2],上守神[3],神乎神客在門。未覩其疾,惡知其原? 刺之微,在速遲[4]。粗守關,上守機[5]。機之動,不離其空,空中之機,清靜而微[6]。其來不可逢,其往不可追[7]。知機之道者,不可掛以髮[8];不知機道,叩之不發。知其往來,要與之期。粗之闇[9]乎,妙哉工獨有之。往者為逆,來者為順,明知逆順,正行無問。逆而奪之,惡得無虛? 追而濟之,惡得無實? 迎之隨之,以意和之,針道畢矣。

【注释】

［1］易陈而难入:陈,陈述;入,深入。《类经·针刺类·九针之要》注:"易陈者,常法易言也。难入者,精微难及也。"

［2］粗守形:粗,指技术低劣的医生。形,指所能看到的皮、肉、关节、腧穴及医生施术时的操作形式。《类经·针刺类·九针之要》注:"粗工守形迹之见在也。"《灵枢注证发微》注:"下工拟于形迹,徒守刺法。"

［3］上守神:上,指技术高明的医生。神,精神气血的内在变化。《灵枢注证发微》注:"所谓神者,人之正气也。"《类经·针刺类·九针之要》注:"上工察神气于冥冥也。"

［4］刺之微,在速迟:速迟,运针快慢,此指手法而言。《灵枢注证发微》注:"刺之微妙,在于速迟,速迟者,即用针有徐疾之意也。"

［5］粗守关,上守机:关,四肢关节的腧穴。机,经气至的动静时机。《类经·针刺类·九针之要》注:"粗守关,守四肢之关节也。上守机,察气至之动静也。"

［6］空中之机,清静而微:空,指腧穴。清静而微,经气活动变化是微妙而不易觉察的。《类经·针刺类·九针之要》注:"言察宜详慎也。"

［7］其来不可逢,其往不可追:其来,指邪气方盛;逢,补法。其往,指邪气渐衰;追,泻法。《灵枢集注》注:"如其气方来,乃邪气正盛,邪气盛则正气大虚。不可乘其气来即迎而补之,当避其邪气之来⋯⋯不可乘其气往,追而泻之,恐伤其正气。"

［8］不可挂以发:挂,差错。不可有丝毫的差错。指应当及时施行补泻。《灵枢集注》注:"静守于来往之间而补泻之,少差毫发之间则失矣。"

［9］暗:"闇"为其异体字,愚昧不明之意。

【按语】本文提出了针刺操作的关键是"守神""守机",根据"神""机"的变化决定用针的"迟速"(补泻),原则是"迎之随之,以意和之",也就是迎随。对于迎随,后世大多宗《难经》,发展为深浅迎随、针向迎随、流注盛衰时间迎随、补母泻子迎随等。现代虽多以针向补泻释迎释随,但在临床上很少单独使用,从本篇来看,迎随不是某一具体的针刺补泻手法,而是针刺补泻的代称。

"守神""守机"是通过对局部症候、针下感应等征象的观察,了解机体内部气血的变化、把握针刺治疗时气至的时机,依据正邪盛衰的不同,采用恰当的补泻方法。上工与下工的区别在于"粗守形,上守神""粗守关,上守机"。

原文"神乎神客在门",前一"神"字为形容词,意思是神奇的,微妙的;后一"神"字是名词,指神气(即人体精神气血)。客,有客居、寄居的含义;门,神气出入的门户,即腧穴。形容神妙莫测的神气出入、客居在腧穴门户,比喻神气游行聚集于门户的状态。

"未睹其疾,恶知其原",关键是对"疾"的理解,有敏捷、急剧、迅速之意。早在《左传·襄公五年》中,有"而疾讨陈"的用法,不能作"疾病"解释,原文是"不明白神气迅捷的变化,又怎么能把握疾病的本原呢?怎能了解其发生、发展的规律呢?"全段重点讨论神气与腧穴的关系,神气的变化特征和把握气机的重要。只有上工才能体会、觉察到经气的变化迅速、微妙。

凡用針者,虛則實之,滿則泄之,宛陳則除之,邪勝則虛之。《大要》[1]曰:徐而疾則實,疾而徐則虛。言實與虛,若有若無[2]。察後與先[3],若存若亡[4]。為虛與實,若得若失[5]。

虛實之要,九針最妙,補寫之時,以針為之。寫曰(迎之,迎之意)必持內之,放而出之[6],排陽得針[7],邪氣得泄。按而引針,是謂內溫[8],血不得散,氣不得出也。補曰隨之,隨之意若妄之[9],若行若按,如蚊虻止[10],如留如還,去如弦絕,令左屬右[11],其氣故止,外門已閉,中氣乃實,必無留血,急取誅之[12]。

【注释】

[1]《大要》:古医经名。

[2]言实与虚,若有若无:针下有气的为实,针下无气的为虚。《灵枢·小针解》说:"言实者有气,虚者无气也。"《类经·针刺类·用针虚实补泻》注:"实之与虚,在有气无气耳。气本无形,故若有若无,善察之者,神悟与有无之间也。"

[3]察后与先:分清疾病的缓急而决定治疗的先后次序。《类经·针刺类·用针虚实补泻》注:"求病所急而治分先后也。"

[4]若存若亡:根据气之虚实,而决定是否留针及留针的久暂。若,或;若存若亡,即或去或留。

[5]若得若失:实证,泻而去之,使患者若有所失。虚证,补而实之,使患者若有所得。

[6]放而出之:摇大针孔,使邪气得出之意。

[7]排阳得针:阳,表阳。排阳,排开表阳,以去邪气。

[8]内温:指气血蕴蓄于内。

[9]意若妄之:是随意而为之的意思。

[10]如蚊虻止:针处犹如蚊虻叮咬皮肤的感觉。

[11]令左属右:指左右手配合协调,右手出针,左手随即快速按闭针孔,使针孔闭合,经气留止。

[12]急取诛之:指补法不应留有瘀血。若留有瘀血,应迅速去除。

【按语】本段经文针对虚证、实证、郁阻提出"虚则实之,满则泄之,宛陈则除之"的原则和徐疾补泻方法,并具体指出补泻的要求。泻法的操作要领在于快进针、慢出针、摇大针孔,使"邪气得泄";补法的操作要领在于慢进针、快出针、按闭针孔,令"中气乃实"。这就是针刺补泻的依据。同时提出判断虚实的依据为若有若无,补泻后的治疗标准是若得若失。

对徐疾补泻操作的解释,《灵枢·小针解》和《素问·针解》在表述上有所不同,《灵枢·小针解》说:"徐而疾则实者,言徐内而疾出也;疾而徐则虚者,言疾内而徐出也。"《素问·针解》说:"徐而疾则实者,徐出针而疾按之。疾而徐则虚者,疾出针而徐按之。"明代杨继洲认为:"此经有两解:所谓徐而疾者,一作徐纳而疾出,一作徐出针而疾按之。所谓疾而徐者,一作疾内而徐出,一作疾出针而徐按之。盖徐疾二字,一解作缓急之义,一解作久速之义。"

持針之道,堅者為寶[1],正指直刺[2],無針左右,神在秋毫[3],屬意病者[4]。審視血脈者,刺之無殆[5]。方刺之時,必在懸陽及與兩衛[6],神屬勿去,知病存亡。血脈者,在腧橫居[7],視之獨澄,切之獨堅[8]。

【注释】

[1]坚者为宝:针刺时,持针一定要紧固有力。《类经·针刺类·用针虚实补泻》注:"坚而有力,则直达病所。"

[2]正指直刺:手指持针端正,对准穴位准确刺入。《类经·针刺类·用针虚实补泻》注:"正而不斜,则必中气穴。"

[3]神在秋毫:神,指医生的神志。秋毫,鸟兽在秋天新生的细毛,比喻极纤细之事物。指医生必须聚精会神,明察细微的变化。《类经·针刺类·用针虚实补泻》注:"医之神见,在悉秋毫,必精必确。"

[4]属意病者:属(zhǔ),专注,指精神集中于病人。王冰:"目绝妄视,心专一务,则用之必中,无惑误也。"

[5]殆:危险。

[6]必在悬阳及与两卫:悬阳,指目;两卫,指眉上的部位。针刺时,医生要注意观察患者的两目、眉间及面部的神色变化。

[7]在腧横居:腧,腧穴。血络由于经脉痹阻不通而显现在腧穴的现象。《灵枢集注》注:"经上实下虚而不通者,此必有横络盛加于大经,令之不通。"

[8]视之独澄,切之独坚:澄,清澈。痹阻之血脉显露,观之清晰,按之坚硬。《灵枢集注》注:"故有血络横于经腧者,当视之独澄,切之独确而去之也。"

【按语】本段经文提出了"持针之道",强调医者在进行针刺治疗时,必须精力集中、持针有力、正指直刺,并密切关注患者气血、脉象的变化,面目间的神色变化。这些原则临床上对于预防针刺意外都有实际意义。此外,还提出痹阻血络横结于腧穴的现象,审视血脉色泽、按切经腧坚实的诊断方法,也有很大的临床价值。

凡將用針必先診脈,視氣之劇易[1],乃可以治也。五藏之氣已絕於內,而用針者反實其外[2]是謂重竭[3],重竭必死,其死也靜[4],治之者,輒反其氣,取腋與膺[5]。五藏之氣已絕於外,而用針者反實其內是謂逆厥[6]。逆厥則必死,其死也躁[7],治之者,反取四末[8]。刺之害中而不去則精泄[9],害中而去則致氣[10]。精泄則病益甚而恇[11],致氣則生為癰瘍。

【注释】

[1]剧易:剧,甚,繁多;易,轻慢。引申为脏气病情的虚实盛衰。

[2]实其外:实,补也。外,阳也。即补阳。

[3]重竭:严重衰竭,虚上加虚的征象。《类经·针刺类·用针先诊反治为害》注:"脏气已绝于内,阴虚也,反实其外,误益阳也。益阳则愈损其阴,是重竭也。"

[4]其死也静:由于阴竭造成的危重症候,病人表现得比较安静。《类经·针刺类·用针先诊反治为害》注:"阴竭必死,死则静也。"

[5]辄反其气,取腋与膺:辄,则。反其气,指与补脏阴的方法相反。取腋与膺,即选取腋部及胸前和脏气转输有关的腧穴。《类经·针刺类·用针先诊反治为害》注:"腋与膺,皆脏脉所出。气绝于内,而复取之,则致气于外,而阴愈竭矣。"

[6]逆厥:《类经·针刺类·用针先诊反治为害》注:"脏气已绝于外,阳虚也;反实其内,误补阴也;取阴则阳气愈竭,故致四逆而厥,逆厥必死,死必躁也。"

[7]其死也躁:《灵枢集注》注:"其死也,阴气有余,故躁。"

[8]反取四末:四末,指手足之端腧穴。《灵枢集注》注:"反取其四末之输,有留针以致其阴气,阴气至则阳气反入,入则逆。"

笔记栏

[9]刺之害中而不去则精泄:刺中病邪当即出针,若留针时间过长则反伤其气,气由精气化生,故曰精泄。害,病邪。《灵枢集注》注:"刺之害中病而不去其针。"

[10]致气:致,聚结。邪气未除而出针,致邪气滞留结聚。

[11]惟:怯弱。

【按语】本段经文论述了"诊脉"对于"用针"的重要意义。通过脉诊明辨机体虚实状态,是正确用针治疗疾病的前提。如果辨证不当,就可能造成虚虚实实,失治误治,甚至导致重竭、逆厥等严重的后果。四诊合参、辨证施治,是针灸临床的诊治原则。

此外,经文还提及因留针时间过短或过长所引起的某些后遗症。尽管其中包含了古人认识上的局限,如痈疡可能是针具感染所致,与留针长短不一定有直接关系。但是,恰当掌握留针时间,对提高针灸疗效还是有一定意义的。

五藏有六府,六府有十二原,十二原出於四關[1],四關主治五藏。五藏有疾,當取之十二原。十二原者,五藏之所以稟[2]三百六十五節氣味[3]也。五藏有疾也,應出十二原,十二原各有所出,明知其原覩其應[4],而知五藏之害矣。陽中之少陰肺也,其原出於太淵,太淵二。陽中之太陽心也,其原出於大陵,大陵二。陰中之少陽肝也,其原出於太衝,太衝二。陰中之至陰脾也,其原出於太白,太白二。陰中之太陰腎也,其原出於太溪,太溪二。膏之原出於鳩尾,鳩尾一。肓之原出於脖胦,脖胦一。凡此十二原者,主治五藏六府之有疾者也。脹取三陽,飧泄取三陰。

【注释】

[1]四关:两膝和两肘关节的合称。《类经·经络类·十二原》注:"四关者即两肘两膝,乃周身骨节之大关也。"

[2]稟:给予。《尔雅·释诂三下》"稟,予也。"《类经·卷八·第十五》张介宾注:"此十二原者,乃五脏之气所注,三百六十五节气味之所生也。"

[3]气味:水谷之气味。

[4]覩其应:应,反应。观察脏腑病变在腧穴上的反应。

【按语】本段经文表达得很有层次,以五脏为主,兼及六腑,其外部有原穴,五脏化生精气注于365穴。本篇所举的十二原,是指五脏之原在四肢左右侧各一,再加腹部的膏之原鸠尾、肓之原脖胦(气海),没有提阳经之原。原穴与五脏沟通,五脏有病可反映到各原穴,并取用原穴施治;对于腑病似乎是取用膏、肓之原为主。

《灵枢·本输》十一经之原。阴经之原,同是五输穴中的"输"穴,而阳经则在"输"穴之后另设一原穴。《难经》增加心经原穴(少阴之原)。提出原穴是原气留止的部位,《难经》称之为"气之所留止"。既能反映脏腑病候,又能治疗脏腑疾病。

今夫五藏之有疾也,譬猶刺也,猶污也,猶結也,猶閉也[1]。刺雖久猶可拔也,污雖久猶可雪[2]也,結雖久猶可解也,閉雖久猶可決也。或言久疾之不可取者,非其說也。

夫善用針者取其疾也,猶拔刺也,猶雪污也,猶解結也,猶決閉也。疾雖久猶可畢[3]也。言不可治者,未得其術也。

【注释】

[1]犹刺也,犹污也,犹结也,犹闭也:比喻人体患了病,就好似肌肉扎了刺、物体染上污点、绳索打了

结、河道淤阻不通一样。《灵枢集注》注："夫风雨寒暑,大惊卒恐,犹刺犹污,病从外入者;阴阳喜怒,饮食居处,犹结犹闭,病由内生也。"《灵枢集注》注："污在皮毛,刺在肤肉,结在血脉,闭在筋骨。"

[2] 雪:洗涤。《灵枢识》注;"雪,洗也。"

[3] 毕:结束。引申为疾病治愈。

【按语】本文通过形象的比喻来说明针刺治疗的显著疗效。不仅对病程短的疾患取效迅速,而且对一些病程较长的疾患,同样也有良效。《类经·针刺类·久病可治》曾做过如下阐释:"此详言疾病久而血气未败者,犹可以针刺之。故善用针者,犹拔刺也,去刺于肤,贵轻捷也;犹雪污也,污染营卫,贵净涤也;犹解结也,结留关节,贵释散也;犹决闭也,闭塞道路,贵开通也。四者之用各有精妙,要在轻摘其邪,而勿使略伤其正气耳,故特举此为喻。若能效而用之则疾虽久,未有不愈者也。"

二、学习小结

本节主要介绍了编撰《针经》的目的是确立针灸大法,并使之"可传于后世,必明为之法,令终而不灭,久而不绝,易用难忘"。

提出针刺的作用是"通其经脉,调其血气,营其逆顺出入之会"。

提出用针时要"守神""守机",重点突出针刺时要注意观察,认真体会病人的气血变化,以此来决定针刺补泻的时机,要做到"迎之随之,以意和之"。提出得气是针刺之要,强调针刺的要领,治神、守神及针刺过程中注意病人面部、目部的反应等"持针之道",这就是对上工的要求。

提出用针之时"虚则实之,满则泄之,宛陈则除之,邪胜则虚之"的用针原则。详述补法的操作是"徐而疾则实",令"中气乃实";泻法的操作是"疾而徐则虚",令"邪气得泄"。

提出"凡将用针,必先诊脉,视气之剧易,乃可以治也"。指出"诊脉"对于"用针"的重要性;提出十二原穴的名称和作用,以及五输穴的名称。并指出疾病是可治的,"言不可治者"是"不得其术也"。

三、阅读练习(对下列原文加标点,并注释或翻译加点的词、句)

九针之名各不同形一曰镵针长一寸六分二曰员针长一寸六分三曰鍉针长三寸半四曰锋针长一寸六分五曰铍针长四寸广二分半六曰员利针长一寸六分七曰毫针长三寸六分八曰长针长七寸九曰大针长四寸镵针者头大末锐主泻阳气员针者针如卵形揩摩分间不得伤肌肉以泻分气鍉针者锋如黍粟之锐主按脉勿陷以致其气锋针者刃三隅以发痼疾铍针者末如剑锋以取大脓员利针者大如氂且员且锐中身微大以取暴气毫针者尖如蚊虻喙静以徐往微以久留正气因之真邪俱往出针而养以痛痹长针者锋利身薄可以取远痹大针者尖如梃其锋微员以泻机关之水也九针毕矣夫气之在脉也邪气在上浊气在中清气在下故针陷脉则邪气出针中脉则浊气出针太深则邪气反沉病益故曰皮肉筋脉各有所处病各有所宜各不同形各以任其所宜无实实无虚虚损不足而益有余是谓甚病病益甚取五脉者死取三脉者恇夺阴者死夺阳者狂针害毕矣刺之而气不至无问其数刺之而气至乃去之勿复针针各有所宜各不同形各任其所为刺之要气至而有效效之信若风之吹云明乎若见苍天刺之道毕矣(《灵枢·九针十二原》)

复习思考题

1. "持针之道"的要求是什么?

2. "迎随""疾徐"的含义是什么? 对泻法、补法的要求是什么?

3. "五脏有疾当取之十二原"与《难经》的十二原有何不同?

PPT 课件

第二节　邪气脏腑病形第四*（节选）

本篇详细讨论了邪气侵袭人体时所伤及的不同部位,以及中阴、中阳的区别,列举了邪气中人的不同原因,阐述了察色、诊脉和察尺肤等在诊断上的意义。因本篇主要论述了邪气中人的原因和五脏六腑受邪后出现的病形,故称为"邪气脏腑病形"。现节选有关邪中经络而传脏腑所表现的证候、脉象及治疗等有关方面的经文。

一、原文选读

黄帝問於岐伯曰:邪氣之中人也奈何? 岐伯答曰:邪氣之中人高也。

黄帝曰:高下有度乎? 岐伯曰:身半已[1]上者,邪中之也;身半已下者,濕[2]中之也。故曰邪之中人也無有常,中於陰則溜於府[3],中於陽則溜於經。

【注释】

[1] 已:同"以"。

[2] 湿:湿邪。《灵枢集注》注:"湿乃水土之气,故中于身半以下。"

[3] 中于阴则溜于腑:阴,指阴经。溜,溜同留。

【按语】本段论述外邪伤人的易感部位及外邪侵袭人体后的传变过程,认为病邪性质不同,其侵犯人体部位有上下之别,风雨寒暑伤人体上部,水湿之邪伤人体下部。并进一步指出,由于经脉的传导作用,外邪侵入人体后,其发病部位并不一定在侵入部位,如邪侵犯阴经,就传入脏腑,外邪侵犯了阳经,可能就在本经脉的通路上发病。

黄帝曰:陰之與陽也異名同類,上下相會[1],經絡之相貫如環無端。邪之中人或中於陰、或中於陽,上下左右,無有恒常,其故何也? 岐伯曰:諸陽之會[2]皆在於面。中人也方乘虚時及新用力[3],若飲食汗出腠理開而中於邪,中於面則下陽明[4],中於項則下太陽[5],中於頰則下少陽[6],其中於膺背兩脅[7],亦中其經[8]。

黄帝曰:其中於陰奈何? 岐伯答曰:中於陰者常從臂胻[9]始。夫臂與胻,其陰皮[10]薄,其肉淖澤[11],故俱受於風,獨傷其陰。

【注释】

[1] 上下相会:指经络系统在人体上下各部相交会。《灵枢集注》注:"上下相会者,标本之出入也。"

[2] 诸阳之会:诸阳,指督脉及手足三阳经。会,会聚。《类经·疾病类·邪之中人阴阳有异》注:"手足六阳,俱会于头面,故为诸阳之会。"

[3] 新用力:刚刚用力劳累之后。

[4] 阳明:指足阳明胃经。

[5] 太阳:指足太阳膀胱经。

[6] 少阳:指足少阳胆经。

[7] 膺背两胁:膺,胸部,为足阳明胃经所过。背,为足太阳膀胱经所过。两胁,为足少阳胆经所过。

[8] 亦中其经:指外邪如不从头面部侵袭,亦可通过胸部两胁,进入足三阳经。《类经·疾病类·邪之中人阴阳有异》注:"膺在前,阳明经也,背在后,太阳经也,两胁在侧,少阳经也,中此三阳经。"

[9] 臂胻(héng):胻,指人的小腿,即足胫。臂、胻的内侧为手、足三阴经分部的部位。《类经·疾病类·邪之中人阴阳有异》注:"臂胻内廉曰阴,手足三阴之所行也。"《灵枢集注》注:"中于阴者……始者,始于三阴之皮部,而入于三阴之络脉也。"

笔记栏

[10] 阴皮：阴，指内侧，指系臂和足胫内侧的皮肤。

[11] 淖(nào)泽：柔顺，润泽。指肌肉润泽。

【按语】本段论述人体经脉的循行特点以及邪气侵入足三阳经的途径。风寒等外邪中于阳，首先与患者机体抵抗力的强弱有关，在劳倦、汗出腠理开时，邪气乘虚侵入，部位多从头面开始，亦可在胸背两胁等部位入侵。通过手足阳经，主要是足三阳经传导到全身。邪中于阴从手臂或足胫内侧开始进入三阴经，此处皮肤薄嫩，肌肉柔润，最易感受风邪。

黄帝曰：邪之中人藏奈何？岐伯曰：愁忧恐惧则伤心。形寒寒飲则傷肺，以其兩寒相感[1]，中外皆傷，故氣逆而上行。有所墮墜[2]，惡血[3]留內，若有所大怒，氣上而不下，積於脅下則傷肝。有所擊仆[4]，若醉入房，汗出當風則傷脾。有所用力舉重，若入房過度，汗出浴水則傷腎。

【注释】

[1] 两寒相感：两寒，指形寒、饮冷。相感，相互感受。《类经·疾病类·邪之中人阴阳有异》注："其脏畏寒，形寒饮冷，故伤肺也。"

[2] 堕坠：落下。

[3] 恶血：瘀血。

[4] 击仆：受打击而跌倒。

【按语】本段论述五脏受邪发病的病因特点。包括精神神志失调伤心神，外寒、寒饮伤肺，跌仆损伤瘀血内留，房事不节则伤肾等，实开后世致病三因学说之先导。通过对肺、肝等脏的病机分析，进而指出疾病的发生，多见于机体正气本虚或有伏邪时，再感受了外邪。这一思想对后世有十分重要的影响。

黄帝曰：病之六變[1]者，刺之奈何？岐伯答曰：諸急者[2]多寒，緩者[3]多熱，大者[4]多氣少血，小者血氣皆少，滑者陽氣盛微有熱，濇者多血少氣微有寒。是故刺急者，深內而久留之。刺緩者，淺內而疾發針[5]，以去其熱。刺大者，微寫其氣，無出其血。刺滑者，疾發針而淺內之，以寫其陽氣而去其熱。刺濇者，必中其脈，隨其逆順而久留之，必先按而循之[6]，已發針，疾按其痏[7]，無令其血出以和其脈。諸小者陰陽形氣俱不足，勿取以針而調以甘藥[8]也。

【注释】

[1] 六变：指脏腑病变反映在脉象上所出现的缓急大小滑涩这六种变化。《灵枢集注》注："六变者，五脏之所生，变化之病形，有缓急大小滑涩之六脉，此缘阴阳血气寒热之不和，而变见于脉也。"

[2] 急者：弦紧的脉象。《类经·脉色类·脏脉六变病刺不同》注："急者，弦紧之谓。"《灵枢集注》注："寒气收劲，故脉急。"

[3] 缓者：缓纵的脉象。《类经·脉色类·脏脉六变病刺不同》注："缓者，纵缓之状，非后世迟缓之谓。"

[4] 大者：浮大的脉象。《类经·脉色类·脏脉六变病刺不同》注："大为阳有余，阳盛则阴衰，故多气少血。"《灵枢集注》注："宗气荣(营)气行于脉中，卫气行于脉外，故大主多气。"

[5] 发针：发，放出，射出。意为拔针。

[6] 按而循之：以手指顺经脉循行通路来回按压，令其气血通畅。促使得气的手法。

[7] 痏(wěi)：针刺所留下的瘢痕，在此代指针孔。

[8] 甘药：是指性味甘温的药物，脾属土而喜甘，用甘药可补益脾气，脾旺则五脏之气俱盛，所以适宜于阴阳形气俱不足的病人。

【按语】本段就六种脉象所反映的不同疾病变化，提出相应的刺法。病有虚实寒热之异，脉则有急缓滑涩之分，故针刺应有深刺、浅刺、久留、疾出之别。经文指出小脉不宜用针刺，

笔记栏

指出针刺适应证,体现了针、药各有所长的辨证论治思想。

黄帝曰:余聞五藏六府之氣,滎輸所入爲合[1],令何道從入,入安連過[2],願聞其故。岐伯答曰:此陽脈之別[3]入於内,屬於府者也。黄帝曰:滎輸與合,各有名[4]乎? 岐伯答曰:滎輸治外經,合治内府。

黄帝曰:治内府奈何? 岐伯曰:取之於合。黄帝曰:合各有名乎? 岐伯答曰:胃合於三里,大腸合入於巨虚上廉,小腸合入於巨虚下廉,三焦合入於委陽,膀胱合入於委中央,膽合入於陽陵泉。

黄帝曰:取之奈何? 岐伯答曰:取之三里者,低跗取之;巨虚者,舉足取之;委陽者,屈伸而索之;委中者,屈而取之;陽陵泉者,正豎膝予之齊,下至委陽之陽取之;取諸外經者揄申而從之。

【注释】
[1] 荥输所入为合:荥输,五输穴中的荥穴和输穴。合,合穴。此专指下合穴。
[2] 入安连过:《针灸甲乙经》作"入安通道"。意为进入合穴之后,又从何处经过且与哪些脏器连属。《灵枢集注》注:"谓从荥输所入为合之气血,从何道而入,入安所连而为合,安所行过而相连。"
[3] 别:指经别或别络。
[4] 名:功也,引申为作用。

【按语】本段论述手足阳经之荥穴、输穴与合穴的治疗作用,及六腑下合穴的名称,提出"荥输治外经,合治内腑"的针刺原则,下合穴与六腑的关系最为密切,故能治腑病,这是针灸临床所遵循的重要针治原则之一。

黄帝曰:願聞六府之病。岐伯答曰:面熱者足陽明病[1];魚絡血者[2]手陽明病;兩跗之上脈堅陷[3]者足陽明病,此胃脈也。

大腸病者,腸中切痛[4]而鳴濯濯[5],冬日重感[6]於寒即泄,當臍而痛,不能久立,與胃同候,取巨虚上廉。

胃病者腹䐜脹[7],胃脘當心而痛,上支[8]兩脅,膈咽不通,食飲不下,取之三里也。

小腸病者小腹痛,腰脊控睪而痛,時窘之後[9],當耳前熱,若寒甚,若獨肩上熱甚及手小指次指之間熱,若脈陷[10]者,此其候也,手太陽病也,取之巨虚下廉。

三焦病者腹氣滿,小腹尤堅,不得小便,窘急,溢則水[11],留即爲脹,候在足太陽之外大絡,大絡在太陽少陽[12]之間,亦見於脈[13],取委陽。

膀胱病者小腹偏腫而痛,以手按之即欲小便而不得,肩上熱,若脈陷及足小指外廉及脛踝後皆熱,若脈陷,取委中央。

膽病者善太息,口苦,嘔宿汁[14],心下澹澹[15],恐人將捕之,嗌中阶阶然數唾[16],在足少陽之本末,亦視其脈之陷下者灸之,其寒熱者取陽陵泉。

【注释】
[1] 足阳明病:指足阳明胃经经病。下句手阳明病亦指经病。
[2] 鱼络血者:手大鱼际部血脉郁滞或有瘀血。《类经·针刺类·六腑之病取之于合》注:"手阳明之脉,行于手鱼之表。"

[3]坚陷:《针灸甲乙经》及《太素》均作"竖若陷"。竖,高起,隆起。陷,陷下,指两足背之冲阳脉按之有隆起或陷下现象,均属阳明证。亦有注家主张竖作坚,如《类经·针刺类·六腑之病取之于合》注:"两跗之上脉,即冲阳也,坚者坚而实,陷者弱而虚,皆足阳明胃脉之病。"

[4]切痛:切,急也。急剧的疼痛。《灵枢注证发微》注:"切痛者,痛之紧也。"

[5]濯濯(zhuó):肠中水气冲激发出的响声。《灵枢注证发微》注:"肠中有水而往来气冲,则有声也。"

[6]重感:此系指内本有寒,又复感受外寒。

[7]䐜(chēn)胀:䐜,胀起。此指上腹部胀满。

[8]支:支撑。此指气机不舒,撑胀两胁。

[9]时窘之后:窘,窘迫,急迫。这里指小便急迫、大便里急后重等大小便不利的情况。《灵枢注证发微》马元台注:"痛时窘甚,而欲往去后也。"《类经·针刺类·六腑之病取之于合》注:"不得大小便,而时窘之后,盖即疝之属也。"

[10]脉陷:指络脉下陷。

[11]窘急,溢则水:小便窘急,而尿不得出,水溢于肌肤之间而为水气。

[12]太阳少阳:指足太阳膀胱经和足少阳胆经。

[13]脉:指经脉。《灵枢注证发微》注:"三焦有病则脉必下陷。"

[14]宿汁:混有胆汁的苦水。《灵枢识》注:"即呕胆。"

[15]澹澹:亦作憺憺,丹波元简:"澹、憺同……并是跳动貌。"心中跳动不安的样子。

[16]嗌中吩吩(jiè)然数唾:嗌,咽喉。吩吩,欲吐不出之声。《类经·针刺类·六腑之病取之于合》注:"吩吩然,有声也。"本句意指喉中有物作梗,咯吐不舒,时时欲将其吐出。

【按语】本段经文讨论六腑病候的针刺治疗。腑病包括腑本身的功能障碍和所属经脉病候。以小肠病为例,既有小腹痛、腰脊控睾而痛等腑的症状,也有耳前热、肩上热甚、手小指次指热等经的症状。经文还强调腑病的外候在脉,通过切脉可获知病的虚实,并以此决定或灸或针。取穴遵照"合治内腑"的原则。

黄帝曰:刺之有道乎? 岐伯答曰:刺此者必中气穴[1],无中肉节[2]。中气穴则针游于巷[3],中肉节则皮肤痛,补写反则病益篤[4],中筋则筋缓,邪气不出,与其真[5]相搏,乱而不去,反还内著[6],用针不审,以顺为逆也。

【注释】

[1]气穴:泛指全身的穴位。腧穴与脏腑经络之气相通,故名气穴。

[2]肉节:指皮肉之间骨节相连之处。《类经·针刺类·六腑之病取之于合》注:"肉有节界,是谓肉节。"

[3]针游于巷:巷,通路。指针刺中穴位,即沿着经脉循行路线出现针感如游于巷道中。《类经·针刺类·六腑之病取之于合》注:"巷,道也。中其气穴,则针着脉道而经络通。"

[4]篤(dǔ):病重。

[5]真:真气,正气。

[6]反还内著:著,同"着",附着,留而不去。指针刺不当,不仅未能祛邪外出,反致邪气内陷于里。《灵枢注证发微》注:"与真气相搏而乱,邪反内著。"

【按语】本段提出刺法的法度以及误刺的后果,要求刺必中穴,针刺深度适宜,补泻手法恰当,最好能激发感应循经传导。否则,就有可能以顺为逆,使病邪留而不去,导致"病益笃"的后果。

二、学习小结

本节提出邪气伤人的传变规律:风雨寒暑等邪多伤人体的上部,湿邪多伤及下部。邪气从阴经侵入,可传至内脏;邪从体表侵入,可传至阳经;邪伤头面部,可传至阳明经;邪伤头项部,可传至太阳经;邪侵面颊部,可传至少阳经;邪伤躯干,同样可传三阳经;邪伤阴经多从手臂、足胫开始,传至诸阴经。并提出邪伤五脏的特点。

论述急、缓、大、小、滑、涩六种脉象的主病和针刺方法,提出针刺"必中气穴,无中肉节"等针刺要点。阐发"荥输治外经,合治内腑"的腧穴主治规律,详细论述六腑下合穴治疗六腑病的方法。

三、阅读练习(对下列原文加标点,并注释或翻译加点的词、句)

黄帝问于岐伯曰首面与身形也属骨连筋同血合于气耳天寒则裂地凌冰其卒寒或手足懈惰然而其面不衣何也岐伯答曰十二经脉三百六十五络其血气皆上于面而走空窍其精阳气上走于目而为睛其别气走于耳而为听其宗气上出于鼻而为臭其浊气出于胃走唇舌而为味其气之津液皆上熏于面而皮又厚其肉坚故天气甚寒不能胜之也黄帝曰邪之中人其病形何如岐伯曰虚邪之中身也洒淅动形正邪之中人也微先见于色不知于身若有若无若亡若存有形无形莫知其情黄帝曰善哉黄帝问于岐伯曰余闻之见其色知其病命曰明按其脉知其病命曰神问其病知其处命曰工余愿闻见而知之按而得之问而极之为之奈何岐伯答曰夫色脉与尺之相应也如桴鼓影响之相应也不得相失也此亦本末根叶之出候也故根死则叶枯矣色脉形肉不得相失也故知一则为工知二则为神知三则神且明矣(《灵枢·邪气脏腑病形》)

复习思考题

1. 何谓"病之六变"? 如何针刺治疗?
2. 如何理解"荥输治外经,合治内腑"?
3. 如何理解"必中气穴,无中肉节"?

01章03节PPT

PPT 课件

第三节　根结第五(节选)

根,是经脉之气始生之处;结,是经脉之气归结之地。本篇详述了足三阴、足三阳经根结的部位和穴名,对应于开、阖、枢的不同作用及其所主病症,又列举了手足三阳经根、溜、注、入等部位的腧穴。因重点在于论述根结本末与治疗的关系,所以篇名为"根结"。现节选了有关论述形气与病气关系的经文。

一、原文选读

黄帝曰:形氣[1]之逆順奈何? 岐伯曰:形氣不足,病氣[2]有餘是邪勝也,急寫之[3]。形氣有餘,病氣不足,急補之[4]。形氣不足,病氣不足,此陰陽氣俱不足[5]也,不可刺之,刺之則重不足[6],重不足則陰陽俱竭,血氣皆盡,五藏空虛,筋骨髓枯,老者絕滅,壯者不復矣。形氣有餘,病氣有餘,此謂陰陽俱有餘也,急寫其邪,調其虛實。故曰有餘者寫之,不足者補之,此之謂也。

故曰刺不知逆順,真邪相搏,滿而補之則陰陽四溢[7],腸胃充郭[8],肝肺內䐜[9],陰陽相錯。虛而寫之則經脈空虛,血氣竭枯,腸胃㒵辟[10],皮膚薄著[11],毛腠夭膲[12],予之死期。

故曰用針之要,在於知調陰與陽。調陰與陽,精氣乃光[13];合形與氣,使神內藏。故曰上工平氣[14],中工亂脈[15],下工絕氣危生[16]。故曰下工不可不慎也。

必审五藏变化之病，五脉[17]之应，经络之实虚，皮之柔粗而后取之也。

【注释】

[1]形气：形，形体外貌。气，功能表现。即形体与神气。

[2]病气：指邪气。

[3]急泻之：形气不足，病气有余，属外虚内实，故用泻法。《类经·针刺类·贵贱逆顺》注："貌虽不足，而神气病气皆有余，此外似虚而内则实，邪气盛也，当急泻之。"

[4]急补之：形气有余，病气不足，属外实内虚，故用补法。《类经·针刺类·贵贱逆顺》注："形虽壮伟，而病气神气则不足，此外似实而内则虚，正气衰也，当急补之。"

[5]阴阳气俱不足：指在外形体不足，在内正气虚弱。《类经·针刺类·贵贱逆顺》注："阳主外，阴主内，若形气病气俱不足，此表里阴阳俱虚也。"

[6]重不足：指阴阳本虚，再以针刺致虚，使虚上加虚。

[7]阴阳四溢：四，《针灸甲乙经》作"皆"。指阴阳各经之气血满溢于外。《灵枢集注》注："阴阳四溢，溢于外也。"

[8]充郭：郭同"廓"，指胸腹腔。充郭，意为肠胃之气壅塞不通，充塞胸腹之腔。

[9]内膜：膜，《针灸甲乙经》作"胀"。内膜，充胀于内，指肝肺二脏之气而言。《灵枢集注》注："溢于内也。"

[10]僻(shè)辟(pì)：僻，同"慑"，作畏怯、恐惧讲。辟，作邪气、淫邪讲。形容胃肠正气不足，运化无力的状态。

[11]薄著：著，附着。指肌肉消瘦，皮肤枯涩附着于骨，俗称"皮包骨"。

[12]毛腠夭膲(jiāo)：夭，短折，不荣。膲，通"焦"。指毛短发折，皮腠憔悴枯槁。

[13]光：《针灸甲乙经》作"充"。充沛之意。

[14]平气：平复失调的阴阳气血功能。

[15]乱脉：脉，《针灸甲乙经》作"经"。为脉象所惑乱。

[16]绝气危生：耗竭气血，危及生命。

[17]五脉：五脏之脉。

二、学习小结

本节以足六经的肢端处为根，足三阳经的头面、足三阴经的胸腹及颈部为结，阐述足三阴经、足三阳经之间，以关、阖、枢的理论说明其主病特点。提出手足三阳经由肢端到肘膝，并有"根、溜、注、入"四穴，在颈部各有一"入"穴。根据经气一昼夜在人体运行50周次的原理，讨论从脉搏搏动歇止次数的多少测定脏气亏损的情况。提出刺法补泻等操作要根据患者的体质及外邪情况区分针刺疾、徐、浅、深、多、少的不同。

本节所选内容论述形气与病气有余不足的意义及其相应的治法和误治的后果。外在形证表现和内在病理变化，有时相一致，有时则不一致，针灸治疗时要详辨，提出以邪气（病气）的虚实作为补泻的指标。即外似虚而内实者，当泻；外似实而内虚者，当补；体格壮实，病气有余，急泻为宜；阴阳俱虚，病属危重，当用甘药调和。针灸治疗的关键在于"知调阴与阳"，维持机体平衡。

三、阅读练习（对下列原文加标点，并注释或翻译加点的词、句）

岐伯曰天地相感寒暖相移阴阳之道孰少孰多阴道偶阳道奇发于春夏阴气少阳气多阴阳不调何补何泻发于秋冬阳气少阴气多阴气盛而阳气衰故茎叶枯槁湿雨下归阴阳相移何泻何补奇邪离经不可胜数不知根结五脏六腑折关败枢开阖而走阴阳大失不可复取九针之玄要在终始故能知终始一言而毕不知终始针道咸绝（《灵枢·根结》）

太阳根于至阴结于命门命门者目也阳明根于厉兑结于颡大颡大者钳大钳大者耳也少阳根于窍阴结于窗笼窗笼者耳中也太阳为开阳明为阖少阳为枢故开折则肉节渎而暴病起矣故

暴病者取之太阳视有余不足渍者皮肉宛膲而弱也阖折则气无所止息而痿疾起矣故痿疾者取之阳明视有余不足无所止息者真气稽留邪气居之也枢折即骨繇而不安于地故骨繇者取之少阳视有余不足骨繇者节缓而不收也所谓骨繇者摇故也当穷其本也（《灵枢·根结》）

复习思考题

1. 如何理解形气逆顺与针刺的关系？
2. 为什么说"用针之要，在于知调阴与阳"？
3. 如何区别上工、中工、下工的不同？

第四节　寿夭刚柔第六（节选）

本篇主要论述人体阴阳刚柔的不同体质类型，其中包括形体的缓急、元气的盛衰、皮肤的厚薄、骨骼的大小、肌肉的坚脆、脉气的坚大弱小等方面的内容。因主要从体质形态刚柔来阐述辨别生死寿夭的方法，故篇名为"寿夭刚柔"。现选的是有关针刺治疗部分的经文。

一、原文选读

黄帝问于少师曰：余闻人之生也，有刚有柔[1]，有弱有强，有短有长，有阴有阳[2]，愿闻其方[3]。

少师答曰：阴中有阴，阳中有阳，审知阴阳，刺之有方。得病所始，刺之有理[4]，谨度病端，与时相应[5]，内合于五藏六府，外合于筋骨皮肤。是故内有阴阳，外亦有阴阳。在内者五藏爲阴，六府爲阳；在外者筋骨爲阴，皮膚爲阳。故曰病在阴之阴[6]者，刺阴之荣输；病在阳之阳者，刺阳之合[7]；病在阳之阴者，刺阴之经；病在阴之阳者，刺络脉。故曰病在阳者命曰风，病在阴者命曰痹，阴阳俱病命曰风痹。病有形而不痛者[8]，阳之类也；無形而痛[9]者，阴之类也。無形而痛者，其阳完[10]而阴伤之也，急治其阴無攻其阳；有形而不痛者，其阴完而阳伤之也，急治其阳無攻其阴。阴阳俱動[11]，乍有形乍無形，加以烦心，命曰阴勝其阳，此謂不表不裏，其形不久[12]。

【注释】

[1]有刚有柔：指性格的刚强柔弱。

[2]有阴有阳：指病人的体质，有偏于阴，有偏于阳。

[3]方：针治的方法。

[4]得病所始，刺之有理：了解疾病始发的情况，针刺治疗才有理可循。《类经·针刺类·阴阳形气外内易难》注："谓知其或始于阴，或始于阳，故刺之有理也。"

[5]谨度（duó）病端，与时相应：度，推测、衡量。端，有"本""始"的含义。谨度病端，指认真地推测发病的原因。与时相应，指与四季气候变化的关系。《类经·针刺类·阴阳形气外内易难》注："谓察其风因木化，热因火化，湿因土化，燥因金化，寒因水化，故与时相应也。"

[6]阴之阴：指病在脏。因体内为阴，五脏属体内之阴，故称阴之阴。下文六腑为阴之阳。因体表为阳，皮肤为体表之阳，故称阳之阳，筋骨为阳之阴。

[7]刺阳之合：针刺阳经的合穴。

[8]病有形而不痛：病变在体表有可见的形征，但无疼痛者，如斑疹之类。《类经·针刺类·阴阳形气外内易难》注："有形而不痛者，病浅在外也。"《灵枢集注》张志聪注："有形者，皮肉筋骨之有形……病有形

而不痛者,病在外之阳也。"

[9] 无形而痛:因气血痹阻引起体内疼痛而无形征可见的患者。《类经·针刺类·阴阳形气外内易难》注:"无形而痛者,病深在内也。"《灵枢集注》张志聪注:"无形者,五脏六腑之气也……病无形而痛者,气伤痛也。"

[10] 完:完整,无损伤。此指未病。

[11] 阴阳俱动:阴阳都发生病变。《类经·针刺类·阴阳形气外内易难》注:"阴阳俱动,表里皆病也。"

[12] 其形不久:有两种解释,一种认为系指病在半表半里,因阴病偏胜,病渐入里,故在外之形征,不会长久存在,随病邪入里而消失,产生无形而痛的阴之类病变。另一种解释为此时表里俱伤,病情严重,预后不良。《类经·针刺类·阴阳形气外内易难》注:"故曰不表不里,治之为难,形将不久矣。"似前说为妥。

【按语】 本段经文阐述人体内外的阴阳属性,相应的病候及其治法。提出从体质之阴阳、性格之刚柔、身材之短长、体力之强弱等方面详审疾病的阴阳。将皮肤、筋骨、六腑、五脏分为阳之阳,阳之阴,阴之阳,阴之阴不同病位层次。并将病邪区分为风属阳,易犯上部、外部;寒湿等邪致气血痹阻在体内者,属内属阴。以病证分阴阳:有形而不痛属阳,无形而疼痛者属阴。提出病在脏,取阴经的荥穴、输穴;病在腑,刺阳经的络穴;病在皮肤,刺阳经的合穴;病在筋骨,刺阴经的经穴。

黄帝曰:余聞刺有三變[1],何謂三變?伯高答曰:有刺營者,有刺衛者,有刺寒痹之留經者。黄帝曰:刺三變者奈何?伯高答曰:刺營者出血[2],刺衛者出氣[3],刺寒痹者内熱[4]。

黄帝曰:營衛寒痹之爲病,奈何?伯高答曰:營之生病也,寒熱少氣,血上下行。衛之生病也,氣痛時來時去,怫愾賁響[5],風寒客於腸胃之中。寒痹之爲病也,留而不去,時痛而皮不仁。

黄帝曰:刺寒痹内熱奈何?伯高答曰:刺布衣者,以火焠[6]之;刺大人者,以藥熨[7]之。

【注释】

[1] 刺有三变:指三种不同的刺法。《灵枢注证发微》注:"法有不同,谓之变也。"

[2] 刺营者出血:刺营分的病变,应放散其瘀血。《灵枢注证发微》注:"正以血者营气之所化。"

[3] 刺卫者出气:刺卫分的病变,应疏泄其卫气。《素问·调经论》注:"取气于卫。"

[4] 刺寒痹者内热:刺寒痹病变,须使针下热,热入内散寒,从而温通痹阻的气血。《灵枢集注》注:"寒之痹,使之热散于内。"《灵枢识》张璐注:"内,同纳,谓温其经。使热气内入,血脉流通也。"

[5] 怫愾(fú kài)贲响:怫,郁闷不舒。愾,气满。怫愾,气满郁塞。贲响,指腹鸣。怫愾贲响,指气郁满闷而腹中窜动作响。《太素·三变刺》注:"怫愾,气盛满貌。贲响,腹胀貌也。"

[6] 火焠(cuì):焠,烧灼。火焠,泛指各种性质较猛的烧针和灸法。《类经·针刺类·刺有三变营卫寒痹》注:"以火焠之,即近世所用雷火针及芥、蒜、蒸、灸之类。"

[7] 药熨:指将药物粗末炒热,布包外熨病痛之所,以治疗风寒湿痹、脘腹冷痛等病症。

【按语】 本段论述"三变"的含义及营分病、卫气病、寒痹的临床表现和针刺方法。指出治病要因人而异,病症不同而刺法应变。

营分病以寒热并作,呼吸急迫,血上下妄行为主,故祛其瘀血;卫分病以气郁作痛,气无定处,鼓动作响为主,则重在疏理气机;寒痹以肢体时常作痛,肌肤麻木不仁为主,多用药熨。同时还指出体质有别则治法也要适宜,"布衣"肌肉坚厚,应用火焠,"大人"肉嫩皮薄宜于药熨。

二、学习小结

本节提出以阴阳划分人体内外和脏腑组织的阴阳属性,根据病邪的性质及侵袭人体部位,提出相应针刺治疗方法,要求临证时"审知阴阳,刺之有方"。通过分析人的形体、气血等特点,推算寿命的长短,提出形气内外相称者长寿,不相称者短寿。具体介绍了寒痹熨法的方剂组成、制法和功效。提出对"布衣"用火针,对"大人"用药熨的因人而异的治法。

刺营刺卫的病情刺法适合于病在卫宜浅刺其表,调卫止病;在营宜刺络脉出血,活血调营,对临床疾病的治疗有指导意义。

三、阅读练习(对下列原文加标点,并注释或翻译加点的词、句)

黄帝问于伯高曰余闻形有缓急气有盛衰骨有大小肉有坚脆皮有厚薄其以立寿夭奈何伯高答曰形与气相任则寿不相任则夭皮与肉相果则寿不相果则夭血气经络胜形则寿不胜形则夭黄帝曰何谓形之缓急伯高答曰形充而皮肤缓者则寿形充而皮肤急者则夭形充而脉坚大者顺也形充而脉小以弱者气衰衰则危矣若形充而颧不起者骨小骨小则夭矣形充而大肉䐃坚而有分者肉坚肉坚则寿矣形充而大肉无分理不坚者肉脆肉脆则夭矣此天之生命所以立形定气而视寿夭者必明乎此立形定气而后以临病人决生死黄帝曰余闻寿夭无以度之伯高答曰墙基卑高不及其地者不满三十而死其有因加疾者不及二十而死也黄帝曰形气之相胜以立寿夭奈何伯高答曰平人而气胜形者寿病而形肉脱气胜形者死形胜气者危矣(《灵枢·寿夭刚柔》)

复习思考题

1. 为什么说"审知阴阳,刺之有方"?
2. 阐述"无形而痛""有形而不痛"的道理与治疗方法。
3. 何谓"刺有三变"? 临床如何应用?

01章05节PPT

PPT 课件

第五节 终始第九*(节选)

本篇阐发《终始》这篇古代文献有关经脉病候证治的论述,内容涉及三阴三阳经,人迎寸口脉证,补泻及循经近刺远刺的原则,十二种针刺禁忌与十二经气终绝症状等。因为经文强调医者针刺治疗时,必须掌握脏腑阴阳变化,经脉气血运行等自始至终的变化规律,故篇名曰"终始"。

一、原文选读

凡刺之道,畢於終始[1],明知終始,五藏爲紀[2],陰陽定矣。陰者主藏,陽者主府,陽受氣於四末,陰受氣於五藏。故寫者迎之,補者隨之,知迎知隨,氣可令和。和氣之方,必通陰陽。五藏爲陰,六府爲陽,傳之後世,以血爲盟[3],敬之者昌,慢之者亡,無道行私[4],必得夭殃。

謹奉天道,請言終始。終始者經脈爲紀,持其脈口人迎[5],以知陰陽有餘不足,平與不平,天道畢矣。所謂平人者不病。不病者,脈口人迎應四時也,上下相應而俱往來也,六經之脈不結動[6]也,本末之寒溫之相守司[7]也,形肉血氣必相稱也,是謂平人。少氣者,脈口人迎俱少而不稱尺寸也。如是者則陰陽俱不足,補陽則陰竭,寫陰則陽脫。如是者可將以甘藥,不可飲以至劑[8]。如此者弗灸,不已[9]者,因而寫之則五藏氣壞矣。

【注释】

[1] 终始:比《黄帝内经》更早的古代文献篇名。《灵枢注证发微》注:"终始,本古经篇名。"《类经·针刺类·四盛关格之刺》注:"终始,本篇名,详载阴阳针刺之道,今散见各章。"

[2] 明知终始,五脏为纪:终始,指人体的一切生命活动都是有始有终的,要了解这一点应以五脏为纲纪。《灵枢集注》注:"论人之脏腑阴阳、经脉、气血,本于天地之所生,有始而有终也。"

[3] 以血为盟:也称歃(shà)血为盟。歃血,是古代最郑重的一种定立法则的仪式,以口含血,或血涂口旁表示决不背信弃约。

[4] 无道行私:不循客观规律,一味按个人意志行事。

[5] 脉口人迎:脉口,也称气口、寸口,属手太阴经,候阴气。人迎,属足阳明胃经,候阳气。

[6] 结动:两类不正常的脉象。结,指脉象结涩不利,属虚。动,脉象动疾滑数,属实。《类经·针刺类·四盛关格之刺》注:"结涩则不足,动疾则有余,皆非平脉也。"

[7] 本末之寒温之相守司:相守司,相约束管理或互相协调。本句意为:在内脏气与外在肌表在寒温变化时能保持正常的活动功能。《类经·针刺类·四盛关格之刺》注:"脏气为本,肌体为末,表里寒温司守不致相失,故必外之形肉,内之血气皆相称者,谓之平人。"

[8] 至剂:药力猛而剂量大的药剂。《灵枢注证发微》注:"不可饮以至补至泻之剂。"

[9] 不已:指病未愈。

【按语】 终始是指气血终而复始的活动规律。对它的认识要建立在天地阴阳的基础上,以脏腑经脉为纲纪,以脉象变化为依据,对人体全面考察。只有掌握"终始",才能明白"阴阳有余不足""平与不平"等功能状态,在治疗中采用或补或泻,或针或药等不同的方法。

"平人"就是正常人,其脉口、人迎的脉象都是和四季的阴阳盛衰相适应;脉气上下呼应而往来不息;手足六经的脉搏既没有结涩不足,也没有动疾有余等病象,脏气与肌表在寒温之性上保持协调一致。对少气患者,用甘药调和,"不可饮以至剂",也不能用灸法,误用灸法就会耗竭真阴,若因病日久不愈而改用泻法,就会损伤五脏精气。

凡刺之道,氣調而止,補陰寫陽[1],音氣益彰[2],耳目聰明,反此者血氣不行。所謂氣至而有效者,寫則益虛[3],虛者脈大如其故而不堅也;堅如其故者,適雖言故[4],病未去也。補則益實,實者脈大如其故而益堅也;夫如其故而不堅者,適雖言快[5],病未去也。故補則實寫則虛,痛雖不隨針[6],病必衰去。必先通十二經脈之所生病,而後可得傳於終始矣。故陰陽不相移[7],虛實不相傾[8],取之其經。

【注释】

[1] 补阴泻阳:指补其在内的正气,泻其外来的邪气。《灵枢集注》注:"补阴者,补五脏之里阴;泻阳者,导六气之外出。"

[2] 音气益彰:《针灸甲乙经》作"声音益彰"。音气,声音。本句指声音更为洪亮。《灵枢集注》注:"音主长夏,是补其脏阴,则心肺脾脏之气和,而音声益彰矣。"

[3] 泻则益虚:用泻法,使亢进的脉象,由实转虚。益,逐渐。《灵枢集注》注:"泻者泻其盛而益其虚也。"

[4] 适虽言故:适,此作"当时"解。故,旧,恢复,复原。《灵枢注证发微》注:"苟坚如其初,则适才虽言病去复旧,其病尚未去也。"

[5] 快:舒适,轻快。病减轻之意。

[6] 痛虽不随针:痛,《针灸甲乙经》作"病"。病痛虽然不随着针刺而立即减轻。《灵枢注证发微》注:"痛者虽不随针而即去,然亦必以渐而衰矣。"

[7] 阴阳不相移:移作"易"讲,变动。指阴经与阳经所属关系不会互相改变。

[8] 虚实不相倾:倾,作"乱"讲,是不错乱之意。

【按语】本段经文论述"凡刺之道,气调而止"的道理。针刺治病的作用即调气,补虚泻实调节气机以调阴阳,达到补虚泻实的标志是气至。提出判断气至的方法是针刺前后脉象的变化。

陰盛而陽虛,先補其陽後寫其陰而和之。陰虛而陽盛,先補其陰後寫其陽而和之。三脈[1]動於足大指之間,必審其實虛。虛而寫之是謂重虛,重虛病益甚。凡刺此者,以指按之,脈動而實且疾者疾寫之,虛而徐者則補之,反此者病益甚。其動也,陽明在上,厥陰在中,少陰在下[2]。

膺腧中膺,背腧中背[3]。肩膊虛者取之上。重舌,刺舌柱[4]以鈹針也。手屈而不伸者,其病在筋;伸而不屈者,其病在骨。在骨守骨,在筋守筋。

【注释】

[1]三脉:指足阳明经、足厥阴经、足少阴经。

[2]阳明在上,厥阴在中,少阴在下:指三经切脉的部位。足阳明在足跗之上(冲阳脉),足厥阴在足跗之内(太冲脉),足少阴在足跗之下(太溪脉)。

[3]膺腧中膺,背腧中背:膺腧,胸部腧穴。背腧,背部腧穴。指阴经病变,表现为胸部不适的,可取胸部腧穴治疗;阳经病变表现为背部不舒的,可取背部腧穴治疗。

[4]舌柱:指舌下之筋。

【按语】本段经文论述阴盛阳虚、阳盛阴虚的治疗原则和胃、肝、肾经虚实病变的诊断、治疗以及误治的后果。强调治疗虚实夹杂的经脉病证时,要遵循先补其虚,后泻其实的治疗原则。

判断虚实所采用的是遍诊法,即诊察多处脉动,诊足脉是其中的一部分。提出"膺腧中膺,背腧中背""在骨守骨,在筋守筋",选病变所在部位的腧穴治疗,强调局部取穴的治疗作用。

補[1]須一方實,深取之,稀[2]按其痏以極[3]出其邪氣;一方虛,淺刺之以養其脈,疾按其痏,無使邪氣得入。邪氣來也緊而疾,谷氣來也徐而和[4]。脈實者深刺之以泄其氣;脈虛者淺刺之,使精氣無得出以養其脈,獨出其邪氣。刺諸痛者,其脈皆實[5]。

【注释】

[1]补:后世医家多作"刺"解,在此指的是补泻方法。如《类经·针刺类·阴阳虚实补泻先后》注:"补,当作刺。刺法虽多,其要惟二,则补泻而已。一者因其方实,故当深取之,勿按其痏,欲以出其邪气,此泻法也……一者因其方虚,故当浅刺之。以养其血脉,疾按其穴,以拒其邪气,此补法也。"

[2]稀:少,指少按针孔。

[3]极:引申为"尽"。

[4]谷气来也徐而和:指针下得气感应。《灵枢注证发微》注:"盖邪气之来,其针下必紧而疾;谷气之来,其针下必徐而和,可得而验者也。"谷气,指正气。《类经·针刺类·阴阳虚实补泻先后》注:"谷气,元气也,即胃气也。"此指缓而和的一种针下得气感应。

[5]刺诸痛者,其脉皆实:《针灸甲乙经》"者"下还有"深刺之,诸痛者"。意为属于实证的各种疼痛疾患,其脉皆实,可用泻法。《类经·针刺类·刺诸病诸痛》注:"此言痛而可刺者,脉必皆实者也。然则脉虚者,其不宜刺可知矣。"

【按语】本段经文具体论述针刺补泻操作和适应证的脉象。深刺,出针后少按针孔,或不按穴孔为泻;浅刺,出针后急速按压针孔为补。后世称开阖补泻。经文还提出如何辨别针下所得之气,主要区别点是:邪气之来,针下多感紧涩而疾速;正气之来,针下感多徐缓而平和。

　　故曰:從腰以上者,手太陰、陽明皆主之;從腰以下者,足太陰、陽明皆主之。病在上者下取之,病在下者高取之,病在頭者取之足,病在足[1]者取之膕。病生於頭者頭重,生於手者臂重,生於足者足重。治病者先刺其病所從生[2]者也。

　　病痛者陰也,痛而以手按之不得者陰也,深刺之。病在上者陽也,病在下者陰也,癢者陽也[3],淺刺之。病先起陰者[4],先治其陰而後治其陽;病先起陽者,先治其陽而後治其陰。

【注释】

　　[1]病在足:《针灸甲乙经》《太素》作"病在腰"。

　　[2]从生:从,由。从生,产生的本源。

　　[3]痒者阳也:瘙痒之证多在表,属风,故为阳病。《类经·针刺类·刺诸病诸痛》注:"痒者散动于肤腠,故为阳。"

　　[4]病先起阴者:病先从阴经和阴分发生的。"阴"及下句之"阳",均指经脉和部位而言。《类经·针刺类·刺诸病诸痛》注:"此以经络部位言阴阳也。病之在阴在阳,起有先后,先者病之本,后者病之标,治必先其本。"

【按语】本段经文阐述病在上、在下、在头、在腰时的取穴原则,包括局部取穴和循经远道取穴。张介宾《类经·针刺类·刺诸病诸痛》对此阐发颇精:"腰以上者……当取肺与大肠二经,盖肺经自胸行手,大肠经自手上头也。腰以下者……故当取脾胃二经,盖脾经自足入腹,胃经自头下足也……有病在上而脉通于下者当取于下,病在下而脉通于上者当取于上……盖疏其源而流自通。"经脉行于四肢和头身,手脉分布于上半身,足脉以下半身为主,这是远道选穴上病下取,下病上取的理论依据。这种选穴方法临床多结合应用,但不论何种取法,须先刺其原发病处以治其本,故称"治病者先刺其病所从生者也"。

　　对病起阴阳先后之不同,痛、痒应采用不同治法,区分病情,合理施治。痒证搔之可及,病位浅,属阳;痛证按之不得,病位深,属阴。因此,痒证浅刺,痛证深刺。对病情复杂者,无论病变初在阴而变化及阳,还是初在阳而变化及阴,总以先治病之所起为原则。

　　凡刺之法必察其形氣,形肉未脫,少氣而脈又躁[1],躁厥[2]者必為繆刺之,散氣可收,聚氣可布[3]。深居靜處,占神往來,閉戶塞牖,魂魄不散,專意一神;精氣之分,毋聞人聲,以收其精,必一其神,令志在針,淺而留之,微而浮之以移神,氣至乃休。男內女外,堅拒勿出,謹守勿內[4],是謂得氣[5]。

【注释】

　　[1]躁:脉象急促而又躁动不安。《类经·针刺类·得气失气在十二禁》注:"病少气而形肉未脱,其脉躁急。"

　　[2]躁厥:患者躁动不安而呈厥逆的征象。《类经·针刺类·得气失气在十二禁》注:"其病躁而厥逆者,气虚于内,邪实于经也。"《灵枢集注》注:"躁者阴之动象,厥逆也。"

　　[3]散气可收,聚气可布:散气,耗散的精气。聚气,积聚的邪气。布,布散之意。《类经·针刺类·得气失气在十二禁》注:"精气之散者可收,邪气之聚者可散也。"

　　[4]男内女外,坚拒勿出,谨守勿内:为男子忌入内室,女子忌入外室,意指避免房室。《类经·针刺类·得气失气在十二禁》注:"既刺之后,尤当戒慎,男子忌内,女子忌外。忌外者,坚拒勿出;忌内者,谨守勿内。"

[5] 得气:此指正气得以恢复而言,与一般所指针刺感应的得气含义不同,应加以区别。《类经·针刺类·得气失气在十二禁》注:"则其邪气必去,正气必复,是谓得气。"

【按语】本段经文提出针刺治疗对医生的基本要求,要专心致志,细审病人精神形气,注重刺法和得气,这是取得疗效的前提和保证。通过细察形体征象,借以判断内部气血变化,在针刺时用一定手法激发经气至针下或到达病所,并告诉患者有关注意事项,这样才能达到预期效果。

二、学习小结

本节强调脉诊对针刺治疗的意义,提出"平人"脉象的标准,寸口、人迎脉判断所病经脉阴阳之气的盛衰,决定针刺补泻。提出上病下取,下病上取的循经取穴原则和"治病者先刺其病所从生者"的取穴原则,并说明针刺深浅、先后,要根据病人体质,时令气候,发病先后,针刺部位等具体情况灵活运用。

阐述开阖补泻的操作与针下得气的辨别方法。还叙述了针刺十二禁和各经气血将绝时的表现,解释了"气至而有效"的含义和治神在针刺中的重要作用。

三、阅读练习(对下列原文加标点,并注释或翻译加点的词、句)

凡刺之属三刺至谷气邪僻妄合阴阳易居逆顺相反沉浮异处四时不得稽留淫泆须针而去故一刺则阳邪出再刺则阴邪出三刺则谷气至谷气至而止所谓谷气至者已补而实已泻而虚故以知谷气至也邪气独去者阴与阳未能调而病知愈也故曰补则实泻则虚痛虽不随针病必衰去矣(《灵枢·终始》)

凡刺之禁新内勿刺新刺勿内已醉勿刺已刺勿醉新怒勿刺已刺勿怒新劳勿刺已刺勿劳已饱勿刺已刺勿饱已饥勿刺已刺勿饥已渴勿刺已刺勿渴大惊大恐必定其气乃刺之乘车来者卧而休之如食顷乃刺之出行来者坐而休之如行十里顷乃刺之凡此十二禁者其脉乱气散逆其营卫经气不次因而刺之则阳病入于阴阴病出为阳则邪气复生粗工勿察是谓伐身形体淫泆乃消脑髓津液不化脱其五味是谓失气也(《灵枢·终始》)

复习思考题

1. 本篇所论脉诊与针刺的关系是什么?
2. 本篇对"气至"有何论述?有何意义?
3. 本篇所论选穴原则是什么?
4. 请阐述本篇对治神的论述。
5. 临床如何运用本篇论述的补泻针法?

第六节 经别第十一(节选)

经别是十二经脉别道而行的部分,因为本篇主要介绍了十二经别的离、入、出、合及其走行路线,所以篇名为"经别",本篇节选了天人相应和足六经经别分布的经文。

一、原文选读

余闻人之合於天道也,内有五藏以應五音、五色、五時、五味、五位[1]也;外有六府以應六律[2]。六律建陰陽諸經而合之十二月、十二辰、十二節[3]、十二經

01章06节PPT

PPT 课件

水[4]、十二時[5]。十二經脈者,此五藏六府之所以應天道。夫十二經脈者,人之所以生,病之所以成,人之所以治,病之所以起。學之所始,工之所止也;粗之所易,上之所難也。請問其離合出入奈何?岐伯稽首再拜曰:明乎哉問也! 此粗之所過[6],上之所息[7]也,請卒言之。

【注释】

[1] 五位:指东、南、中央、西、北五方。

[2] 六律:古代音乐的律制。相传黄帝时,截竹为筒,用12个长度不同的竹筒,分辨12种音调,以此校定各种乐器,分阳律六、阴律六。阳律是黄钟、太簇、姑洗、蕤宾、夷则、无射,此为六律;阴律为林钟、南吕、应钟、大吕、夹钟、仲吕,此为六吕。六律六吕,简称十二律吕。

[3] 十二节:指立春、惊蛰、清明、立夏、芒种、小暑、立秋、白露、寒露、立冬、大雪、小寒。

[4] 十二经水:指古代版图上的清水、渭水、海水、湖水、汝水、渑水、淮水、漯水、江水、河水、济水、漳水十二条大河流。

[5] 十二时:一昼夜中所划分的十二个时段,夜半、鸡鸣、平旦、日出、食时、隅中、日中、日昳、晡时、日入、黄昏、人定。

[6] 过:指忽略不加详察之意。

[7] 息:留心的意思。

【按语】 本段经文强调十二经脉的重要性,《灵枢·经脉》曰:"经脉者所以能决死生,处百病,调虚实,不可不通。"金代窦汉卿《标幽赋》中"不穷经络阴阳,多逢刺禁,既论脏腑虚实,须向经寻"都是说明经络在临床上的重要意义。

足太陽之正,別[1]入於膕中,其一道下尻五寸,別入於肛,屬於膀胱,散之腎,循膂,當心入散;直者,從膂上出於項,復屬於太陽,此爲一經也。足少陰之正,至膕中,別走太陽而合,上至腎,當十四椎,出屬帶脈;直者,繫舌本,復出於項,合於太陽。此爲一合。成[2]以諸陰之別,皆爲正也。

足少陽之正,繞髀入毛際,合於厥陰;別者,入季脅之間,循胸裏屬膽,散之,上肝貫心,以上挾咽,出頤頷中,散於面,繫目系,合少陽於外眥也。足厥陰之正,別跗上,上至毛際,合於少陽,與別俱行,此爲二合也。

足陽明之正,上至髀,入於腹裏,屬胃,散之脾,上通於心,上循咽出於口,上頞顀,還繫目系,合於陽明也。足太陰之正,上至髀,合於陽明,與別俱行,上結於咽,貫舌中。此爲三合也。

【注释】

[1] 正,别:正,正经。别,分道而行。指经别是十二经脉循行路径之外,别道而行的部分,虽与本经脉循行路线不同,但仍属正经,并非支络。

[2] 成:《针灸甲乙经》《太素》均作"或"。

二、学习小结

十二经别是十二经脉别道而行的部分,仍属正经范围,也是人体气血运行的通路,其作用是加强表里经之间的联系,即所谓"六合"。每一相合的阴经和阳经并行出入,自四肢末端正经别出,深入内脏,然后上走头颈。其中阳经别出,行过与其相表里的脏腑,又合于本经;阴经别出,只循行所连属的本脏,合于相表里的阳经。

十二经别的循行,其路线部位深且距离长,由四肢深入内脏,再由内脏出于头颈。本篇没有记载病候,实际已概括在十二经脉的病候之中。在治疗上,经别具有某些特殊的治疗作用,如六阴经多不至头面,但头面部疾病可以取治于阴经。

本节指出"十二经脉者,人之所以生,病之所以成;人之所以治,病之所以起;学之所始,工之所止也;粗之所易,上之所难也",阐述学习经脉理论的重要性。

三、阅读练习(对下列原文加标点,并注释或翻译加点的词、句)

手太阳之正指地别于肩解入腋走心系小肠也手少阴之正别入于渊腋两筋之间属于心上走喉咙出于面合目内眦此为四合也手少阳之正指天别于巅入缺盆下走三焦散于胸中也手心主之正别入渊腋三寸入胸中别属三焦出循喉咙出耳后合少阳完骨之下此为五合也手阳明之正从手循膺乳别于肩髃入柱骨下走大肠属于肺上循喉咙出缺盆合于阳明也手太阴之正别入渊腋少阴之前入走肺散之太阳上出缺盆循喉咙复合阳明此六合也(《灵枢·经别》)

黄帝曰愿闻五脏六腑所出之处岐伯曰五脏五腧五五二十五腧六腑六腧六六三十六腧经脉十二络脉十五凡二十七气以上下所出为井所溜为荥所注为腧所行为经所入为合二十七气所行皆在五腧也节之交三百六十五会知其要者一言而终不知其要流散无穷所言节者神气之所游行出入也,非皮肉筋骨也睹其色察其目知其散复一其形听其动静知其邪正右主推之左持而御之气至而去之(《灵枢·九针十二原》)

复习思考题

1. 请简要论述经别循行与经脉循行的不同之处。
2. 经别的价值有哪些?

第七节　四时气第十九*(全篇)

01章07节PPT

PPT 课件

本篇强调人体疾病的发生及针刺治疗均与四时变化密切相关,故名为"四时气"。

一、原文选读

黄帝问于岐伯曰:夫四时之气各不同形[1],百病之起,皆有所生[2],灸刺之道,何者为定[3]?岐伯答曰:四时之气,各有所在,灸刺之道,得气穴为定。故春取经、血脉、分肉[4]之间,甚者深刺之,间者[5]浅刺之;夏取盛经[6]孙络,取分间,绝皮肤[7];秋取经腧,邪在府,取之合;冬取井荥,必深以留之。

【注释】
[1] 各不同形:各有不同的表现。
[2] 皆有所生:疾病的发生都有一定的致病因素。
[3] 定:《针灸甲乙经》《太素》均作"宝"。
[4] 经、血脉、分肉:指经脉、络脉和分肉。《太素·杂刺》注:"春时人气在脉,谓在经络之脉,分肉之间。"
[5] 间者:指病轻。《论语集解·子罕》引孔注:"病少差曰间也。"与上句"甚者"相对应。
[6] 盛经:指阳经。《素问·水热穴论》:"盛经者,阳脉也。"
[7] 绝皮肤:绝,过也,有穿过之意。绝皮肤,指透过皮肤的浅刺法,与《灵枢·官针》所言"先浅刺绝皮,以出阳邪"相类。

【按语】本段经文论述四时的灸刺方法,四时气候变化对人体气血有不同影响,针灸治疗应根据不同季节,选取适当穴位,运用不同刺法。春季宜取络脉,病轻浅刺,病重深刺;夏季多用阳经穴位、刺孙络;秋季多取五输穴中的经穴、输穴,如邪在腑取合穴;冬季因病邪易于深伏,除取井穴、荥穴外,还应深刺留针。

温瘧汗不出,爲五十九痏[1]。風痤膚脹[2],爲五十七痏,取皮膚之血者,盡取之。飧泄,補三陰之上[3],補陰陵泉,皆久留之,熱行乃止。轉筋於陽治其陽,轉筋於陰治其陰,皆卒刺之。

徒痤[4],先取環谷下三寸[5],以鈹針針之,已刺而筩[6]之,而内之,入而復之[7],以盡其痤。必堅束之[8],束緩則煩悗,束急則安靜[9],間日一刺之,痤盡乃止。飲閉藥[10],方刺之時徒飲之,方飲無食[11],方食無飲,無食他食,百三十五日。

著痹不去,久寒不已,卒取其三里。骨爲幹。腸中不便,取三里,盛寫之,虛補之。癘風[12]者,素[13]刺其腫上,已刺,以鋭針針其處,按出其惡氣,腫盡乃止,常食方食[14],無食他食。

【注释】

[1] 五十九痏(wěi):痏,指针孔,此指穴位。五十九痏,指治疗热病的五十九个穴位。详见《灵枢·热病》。

[2] 风痤肤胀:痤,通水。《灵枢注证发微》注:"痤,即水。"风痤,是指外感风邪引起的水气病。肤胀,皮肤肿胀,风水的主症之一。

[3] 三阴之上:之,《针灸甲乙经》作"支"。此指三阴交穴。《灵枢注证发微》注:"补三阴之上者,补三阴交。"

[4] 徒痤:指单纯的水肿病,与风水相比较,只有水气,没有风邪。《类经·针刺类·肾主水水俞五十七穴》注:"徒,但也。有水无风,故曰徒水。"

[5] 环谷下三寸:全身无此经穴,各注家解释不一,有以为是风市穴,见《类经》;有以为是关元穴,见《太素》。《类经·针刺类·肾主水水俞五十七穴》注:"环谷,义无所考,或即足少阳之环跳穴。其下三寸许,垂手着股中指尽处,惟奇穴中有风市一穴,或者即此。"《太素·杂刺》注:"环谷,当是齐中也,齐下三寸,关元之穴也。"

[6] 筩(tǒng):《说文解字·竹部》:指中空如筒的针具。"筩,断竹也。"

[7] 入而复之:指进针后调整患者体位,使患者身体倾斜,有益于腹水排出。"复"通"覆",《周易·复》:"反复其道。"《释文》:"复本又作覆。"在此为倾覆之意。

[8] 必坚束之:指用筒针放腹水时,必须用布带束紧腹部。"束之"原脱,据《针灸甲乙经》卷八第四及《太素》卷二十三杂刺补。

[9] 束缓则烦悗,束急则安静:悗,音义同"闷"。"束"原作"来",据《针灸甲乙经》卷八第四改。缓,松缓。指布带束腹部松缓,放腹水时可引起病人闷满烦躁;若布带束得很紧,放腹水时,病人则舒适安静。

[10] 闭药:启闭药,指化气利水通小便的药物。《灵枢注证发微》注:"必饮通闭之药,以利其水,防其再肿。"

[11] 方饮无食:刚饮了药,不要进食。《类经·针刺类·肾主水水俞五十七穴》注:"药食不宜相混,混则难以取效。水肿既消,当忌伤脾发湿等物。"

[12] 疠风:指麻风病。

[13] 素:《太素》卷二十三杂刺及《针灸甲乙经》卷十一第九下作"索"。《说文通训定声·豫部》:"索,假借为素。"《广韵·药韵》:"索,散也。"此指多次针刺肿物上。

[14] 方食:符合调理方法的食物。《类经·针刺类·刺诸风》注:"食得其法,谓之方食。"

【按语】本段经文介绍温疟汗不出、风痤肤胀、飧泄、转筋、徒痤、著痹、肠中不便和疠风等八种病证的治法。从这些治法中归纳出四个要点:①病要辨虚实,治要分补泻。如"肠中不便,取三里,盛泻之,虚补之。"②疾病不同,针治选用的方法不同,如治"徒痤",宜用鈹针结合筒针的方法;治"久寒不已"的著痹宜用燔针;治"疠风"用锐针以"出其恶气"。③针刺要重视"针感",如治"飧泄,补三阴之上,补阴陵泉,皆久留之,热行乃止。"④对重大疾病宜采取综合治疗方法。如治"徒㽷"宜应用铍针针刺结合筒针放腹水、束缚、饮启闭药、注意饮食宜忌等综合治疗方法。体现了《黄帝内经》中灵活的治法以及对重大疾病综合治疗的思想。

腹中常鳴,氣上衝胸,喘不能久立,邪在大腸,刺肓之原[1]、巨虛上廉、三里。小腹控睪[2],引腰脊,上衝心,邪在小腸者,連睪系,屬於脊,貫肝肺,絡心系,氣盛則厥逆,上衝腸胃,熏肝,散於肓,結於臍。故取之肓原以散之[3],刺太陰以予之[4],取厥陰以下之,取巨虛下廉以去之,按其所過之經以調之。

善嘔,嘔有苦,長太息,心中憺憺,恐人將捕之,邪在膽,逆在胃,膽液泄則口苦,胃氣逆則嘔苦,故曰嘔膽。取三里以下胃氣逆,則刺少陽血絡以閉膽逆,卻調其虛實以去其邪。

飲食不下,膈塞不通,邪在胃脘,在上脘則刺抑而下之,在下脘則散而去之。小腹痛腫,不得小便,邪在三焦約[5],取之太陽大絡[6],視其絡脈與厥陰小絡結而血[7]者,腫上及胃脘,取三里。

覩其色,察其目,知其散復者,視其目色以知病之存亡也。一其形,聽其動靜者,持氣口人迎以視其脈堅且盛且滑者病日進,脈軟者病將下,諸經實者病三日已。氣口候陰,人迎候陽也。

【注释】

[1] 肓之原:《灵枢·九针十二原》:"肓之原出于脖胦。"脖胦,即气海穴。

[2] 控睪:控,牵引之意。控睪,指牵引睪丸。

[3] 散之:消散脐部的结聚,《类经·针刺类·刺胸背腹病》注:"散脐腹之结也。"

[4] 予之:补益肺虚。《类经·针刺类·刺胸背腹病》注:"补肺经之虚也。"

[5] 邪在三焦约:约,约束。三焦约,这里指膀胱而言,因膀胱能约束三焦水道。本句意为病邪在膀胱而导致癃闭之证。《灵枢集注》注:"此邪在膀胱而为病者,三焦下俞出于委阳,并太阳之正,入膀胱约下焦。实则闭癃,虚则遗溺,小腹肿痛,不得小便,邪在三焦约也。"

[6] 太阳大络:指委阳穴。

[7] 结而血:瘀结有血。

【按语】本段经文论述邪在六腑的病机、证候特点和针刺治疗方法。邪气在腑的病机为气机升降失司,闭阻逆乱,多表现为实证。在针刺取穴上,以"合治内腑"这一原则为前提,再根据病为邪实和病变复杂的特点,随证选取不同穴位,或散之、或予之、或下之、或取之,发挥多穴的协同功能。同时强调针灸治疗过程中必须注意察色按脉,准确判断疾病的进退和阴阳盛衰变化。本段经文提出"按其所过之经以调之"的观点,是循经取穴的理论依据。

二、学习小结

本节论述灸刺之法,须合四时。提出"四时之气各不同形,百病之起,皆有所生……灸刺之道,得气穴为定"的针刺大法。论述了温疟汗不出、风㽷肤胀、飧泄、转筋、徒㽷、著痹、肠中不便和疠风等病证的治法。论述邪在大肠、小肠、胃、胆、膀胱的病机、证候特点和针刺治疗,还提出了察色按脉判断疾病预后、人体阴阳盛衰变化的方法。

三、阅读练习(对下列原文加标点,并注释或翻译加点的词、句)

黄帝曰愿闻脉度岐伯答曰手之六阳从手至头长五尺五六三丈手之六阴从手至胸中三尺

五寸三六一丈八尺五六三尺合二丈一尺足之六阳从足上至头八尺六八四丈八尺足之六阴从足至胸中六尺五寸六六三丈六尺五六三尺合三丈九尺跷脉从足至目七尺五寸二七一丈四尺二五一尺合一丈五尺督脉任脉各四尺五寸二四八尺二五一尺合九尺凡都合一十六丈二尺此气之大经隧也经脉为里支而横者为络络之别者为孙络孙络之盛而血者疾诛之盛者泻之虚者饮药以补之五脏常内阅于上七窍也故肺气通于鼻肺和则鼻能知臭香矣心气通于舌心和则舌能知五味矣肝气通于目肝和则目能辨五色矣脾气通于口脾和则口能知五谷矣肾气通于耳肾和则耳能闻五音矣五脏不和则七窍不通六腑不和则留结为痈故邪在腑则阳脉不和阳脉不和则气留之气留之则阳气盛矣阳气太盛则阴脉不和阴脉不和则血留之血留之则阴气盛矣阴气太盛则阳气不能荣也故曰关阳气太盛则阴气弗能荣也故曰格阴阳俱盛不得相荣故曰关格关格者不得尽期而死也（《灵枢·脉度》）

复习思考题

1. 如何理解"灸刺之道,得气穴为定"？
2. "四时之气各不同形"在针灸治疗选穴原则上有哪些价值？
3. 阐述"呕胆"的临床表现、病机及治疗。

01章08节PPT

PPT课件

第八节 五邪第二十（全篇）

本篇讨论邪气侵入五脏后出现的病证及针刺治疗方法。故篇名"五邪"。

一、原文选读

邪在肺则病皮膚痛,寒熱,上氣,喘,汗出,咳動肩背。取之膺中外腧[1],背三節五藏之傍[2],以手疾按之快然乃刺之,取之缺盆中[3]以越之。

邪在肝則兩脅中痛,寒中,惡血在內,行善掣節,時腳腫[4],取之行間以引脅下,補三里以溫胃中,取血脈以散惡血,取耳間青脈[5]以去其掣。

邪在脾胃,則病肌肉痛。陽氣有餘,陰氣不足,則熱中善飢。陽氣不足,陰氣有餘,則寒中腸鳴腹痛;陰陽俱有餘,若俱不足,則有寒有熱,皆調於三里。

邪在腎則病骨痛,陰痹[6]。陰痹者,按之而不得,腹脹腰痛,大便難,肩背頸項痛,時眩,取之涌泉、昆侖,視有血者盡取之。

邪在心則病心痛,喜悲,時眩仆,視有餘不足而調之其輸也。

【注释】

[1]膺中外腧:膺中,指侧胸部。外腧,指中府、云门等穴。

[2]背三节五脏之傍:《针灸甲乙经》作"背三椎之旁"。指肺俞穴。

[3]缺盆中:指两缺盆之间的天突穴。如《灵枢·本输》:"缺盆之中任脉也,名曰天突。"

[4]行善掣节,时脚肿:行,《脉经》《千金方》作"胻",指小腿。掣,有痉挛之意。节,指关节。以上各书中无"脚"字。《针灸甲乙经》作"胻节时肿善瘛"。行走时关节牵掣不利,时有脚肿。

[5]耳间青脉:指耳轮后青络上的瘛脉穴。

[6]阴痹:马莳:"阴痹者,痛无定所,按之而不可得。即痹论之所谓以寒胜者为痛痹也。"

二、学习小结

本文论述五脏感邪时的临床表现和针刺方法,所述五邪伤及五脏的病证主要表现为五脏所主组织器官发病后的症状。如邪在肺则病皮肤痛,邪在肝则病胁痛,邪在脾胃则病肌肉痛,邪在肾则病骨痛等。同时,对各脏发病的兼症也做了说明。针刺治疗多取相应的特定穴,并提出"以手疾按之快然乃刺之"的取穴方法。

对不同部位提出不同的治疗方法,如邪在肺"取之膺中外腧,背三节五脏之傍"刺之;邪在肝,"取血脉以散恶血,取耳间青脉以去其掣";邪在脾胃,"皆调于三里"等。对于邪在心的治疗,只是指出了"调之其输",即随症取穴的观点,由于心为五脏六腑之大主,而心的病变一般都认为表现在心包上,故很少论及具体的治疗方法。

三、阅读练习(对下列原文加标点,并注释或翻译加点的词、句)

黄帝曰愿闻营卫之所行皆何道从来岐伯答曰营出于中焦卫出于下焦黄帝曰愿闻三焦之所出岐伯答曰上焦出于胃上口并咽以上贯膈而布胸中走腋循太阴之分而行还至阳明上至舌下足阳明常与营俱行于阳二十五度行于阴亦二十五度一周也故五十度而复大会于手太阴矣黄帝曰人有热饮食下胃其气未定汗则出或出于面或出于背或出于身半其不循卫气之道而出何也岐伯曰此外伤于风内开腠理毛蒸理泄卫气走之固不得循其道此气慓悍滑疾见开而出故不得从其道故命曰漏泄黄帝曰愿闻中焦之所出岐伯答曰中焦亦并胃中出上焦之后此所受气者泌糟粕蒸津液化其精微上注于肺脉乃化而为血以奉生身莫贵于此故独得行于经隧命曰营气黄帝曰夫血之与气异名同类何谓也岐伯答曰营卫者精气也血者神气也故血之与气异名同类焉故夺血者无汗夺汗者无血故人生有两死而无两生黄帝曰愿闻下焦之所出岐伯答曰下焦者别回肠注于膀胱而渗入焉故水谷者常并居于胃中成糟粕而俱下于大肠而成下焦渗而俱下济泌别汁循下焦而渗入膀胱焉黄帝曰人饮酒酒亦入胃谷未熟而小便独先下何也岐伯答曰酒者熟谷之液也其气悍以清故后谷而入先谷而液出焉黄帝曰善余闻上焦如雾中焦如沤下焦如渎此之谓也(《灵枢·营卫生会》)

复习思考题

1. 何谓"膺中外腧"? 何谓"背三节五脏之傍"?
2. "邪在肾则病骨痛,阴痹",何为"阴痹",应如何针刺治疗?
3. "邪在心则病心痛,喜悲",应如何针刺治疗?

第九节　寒热病第二十一*(节选)

01章09节PPT

PPT 课件

本篇阐述了皮寒热、肌寒热、骨寒热等多种杂病的证候和针刺方法,以及天牖五部的部位和主治等。由于本篇的论述主要围绕各种寒热病的症状和治疗等,故名为"寒热病"。现节选其中有关论述皮寒热、肌寒热、骨寒热、骨痹、体惰以及阳迎头痛、暴瘖、暴聋、暴挛、暴瘅的症候及针刺治疗的经文。

一、原文选读

皮寒热者不可附席,毛髮焦,鼻槁腊[1]不得汗,取三阳之络[2]以补手太阴[3]。肌寒热者肌痛,毛髮焦而唇槁腊,不得汗,取三阳於下[4]以去其血者,补足太阴[5]以出其汗。

【注释】

[1] 槁腊(xī):槁,枯干;腊,干肉,引申为干燥。《灵枢注证发微》注:"鼻孔枯腊。腊者,干也。"

[2]三阳之络:指飞扬穴。《灵枢注证发微》注:"当取足太阳膀胱经之络穴飞扬以泻之。盖太阳为三阳也。"

　　[3]补手太阴:手太阴,指肺经。《灵枢集注》注:"此邪在表而病太阴、太阳之气,当从汗解,汗,宜取足太阳之络以发汗,补手太阴以资其津液。"至于补肺经何穴,诸注家说法不一。如《灵枢注证发微》注:"当取列缺。"《类经·针刺类·刺寒热》注:"补手太阴之鱼际,太渊。"其实此三穴都可治邪在表的皮寒热痛。

　　[4]取三阳于下:亦指取飞扬穴。《灵枢注证发微》注:"不言穴者,必俱是络穴。"

　　[5]补足太阴:指脾经荥穴大都、原穴太白。

　　【按语】本段经文讨论邪犯肌表的皮寒热和肌寒热的证治。皮寒热为邪在表,足太阳膀胱经主一身之表,手太阴肺经外合皮毛,所以治本病当取此二经。在表之热当从汗解,故先泻飞扬以发汗,补鱼际、太渊等以疏肺气。

　　肌寒热,邪在脾胃。《灵枢·五邪》:"邪在脾胃,则病肌肉痛。"脾主肌肉,邪伤脾胃,则肌失所养而疼痛。治疗上,通过刺络祛除瘀血后,再针补足太阴脾经大都、太白穴,既资水谷之运化,又有退热发汗、祛邪外出之功。

　　骨寒熱者病無所安,汗注不休。齒未槁,取其少陰于陰股之絡;齒已槁,死不治。骨厥亦然。骨痹,舉節不用而痛,汗注[1]、煩心,取三陰之經[2]補之。

　　身有所傷,血出多及中風寒,若有所墮墜,四支懈惰不收,名曰體惰[3],取其小腹臍下三結交。三結交[4]者陽明、太陰也,臍下三寸關元也。厥痹者厥氣上及腹,取陰陽之絡,視主病也,寫陽補陰經也。

　　【注释】

　　[1]汗注:注,流入。这里形容汗多。

　　[2]三阴之经:指足三阴经。《类经·针刺类·刺厥痹》注:"真阴不足,则邪气得留于其间,故当取三阴之经,察病所在而补之也。"

　　[3]体惰:指由于外伤出血较多,复感风寒后所出现的四肢无力,身困疲乏现象。《灵枢集注》注:"身有所伤,出血多,伤其血矣;及中风寒,伤其营卫矣。夫人之形体,籍气煦而血濡,血气受伤,故若有所堕坠,四肢懈惰不收。"

　　[4]三结交:马元台:"盖本经为任脉,而足阳明胃之穴亦结于此,故谓之三结交也。"

　　【按语】本段经文论述骨寒热、骨痹、体惰、厥痹的证治。骨寒热表现为患者焦虑不安,汗大出而不止。如果牙齿未枯槁,说明阴气尚存,取少阴经的络脉治疗。肾属少阴而主骨,故骨痹因邪在肾而病,表现为全身关节疼痛,活动受限,汗出如注,心烦。《灵枢·五邪》:"邪在肾则病骨痛,阴痹。"治疗上因属真阴不足,所以补足三阴经。

　　体惰是因受到外伤,出血较多,又受风寒而致,为气血营卫受损,表现为心中有一种像从高处堕下的感觉,且四肢松散无力。可取关元以助生化之源。厥痹是厥逆之气由下上行至腹部,应以补阴泻阳为原则。

　　頸側之動脈人迎,人迎,足陽明也,在嬰筋[1]之前。嬰筋之後,手陽明也,名曰扶突。次脈,足少陽脈也,名曰天牖。次脈,足太陽也,名曰天柱。腋下動脈,臂太陰也,名曰天府。

　　陽迎頭痛,胸滿不得息,取之人迎。暴瘖氣鞕[2],取扶突與舌本出血。暴聾氣蒙[3],耳目不明,取天牖。暴攣癇眩[4],足不任身,取天柱。暴癉[5]內逆,肝肺相搏,血溢鼻口,取天府。此為天牖五部。

【注释】

[1]婴筋:指颈项两侧的筋脉。《说文解字》:"婴,颈也。"

[2]暴瘖气鞕:鞕同"硬",坚也,强直之意。此指突然失语,舌强硬。《类经·针刺类·刺头项七窍病》注:"瘖,声哑不能言也。气鞕,喉舌强鞕也。暴者,皆一时之气逆,非宿病也。"

[3]气蒙:眼目不明,如雾所阻。《类经·针刺类·刺头项七窍病》注:"经气蒙蔽,而耳目暴有不明者。"

[4]暴挛痫眩:指突然发作的拘挛、癫痫或眩晕。《灵枢注证发微》注:"暴挛者,拘挛也。暴痫者,癫痫也,暴眩者,眩晕也。"合三证而足不任身,皆当取天柱穴。

[5]暴瘅:瘅,热的意思。《类经·针刺类·刺头项七窍病》注:"瘅,热病也。"《灵枢注证发微》注:"暴时大热,而在内气逆,乃肝肺两经之火邪,相为搏击,以致血溢于鼻口。"

【按语】本段经文论述天牖五部穴的位置和阳迎头痛、暴瘖气硬、暴聋气蒙、暴挛痫眩、暴瘅内逆的证治。这些病证是有关经脉暴厥气逆之病,治疗选取所属经在颈项部的腧穴以降气除逆。阳迎头痛为阳邪逆于阳经而头痛胸满。暴瘖气硬为阳明经气逆,暴聋气蒙为手少阳经气逆,暴挛痫眩为足太阳经气逆,暴瘅内逆为手太阴经气逆。天牖五部穴主治五种头面部暴病,属近端选穴,即《灵枢·终始》"治病者先刺其病所从生者也"。

二、学习小结

本节主要讨论皮寒热、肌寒热、骨寒热以及骨痹、厥痹等病的症状和治疗方法,邪在表用汗法,邪入肌用刺络法。还指出四时针刺取穴的原则,即春取络脉间穴,夏取分肉腠理间穴,秋取气口部穴,冬取经穴。

介绍天牖五部的五个腧穴的部位和证治,天牖五部指位于颈部的人迎、扶突、天牖、天柱、天府五穴,古人认为三阳之气由下而生,从上而出,故用天牖五部穴治疗气逆于上的气厥证。

三、阅读练习（对下列原文加标点,并注释或翻译加点的词、句）

黄帝曰顺之奈何岐伯曰入国间俗入家问讳上堂问礼临病人间所便黄帝曰便病人奈何岐伯曰夫中热消瘅则便寒寒中之属则便热胃中热则消谷令人县心善饥脐以上皮热肠中热则出黄如糜脐以下皮寒胃中寒则腹胀肠中寒则肠鸣飧泄胃中寒肠中热则胀而且泄胃中热肠中寒则疾饥小腹痛胀（《灵枢·师传》）

黄帝曰胃欲寒饮肠欲热饮两者相逆便之奈何且夫王公大人血食之君骄恣纵欲轻人而无能禁之禁之则逆其志顺之则加其病便之奈何治之何先岐伯曰人之情莫不恶死而乐生告之以其败语之以其善导之以其所便开之以其所苦虽有无道之人恶有不听者乎黄帝曰治之奈何岐伯曰春夏先治其标后治其本秋冬先治其本后治其标黄帝曰便其相逆者奈何岐伯曰便此者食饮衣服亦欲适寒温寒无凄怆暑无出汗食饮者热无灼灼寒无沧沧寒温中适故气将持乃不致邪僻也（《灵枢·师传》）

复习思考题

1. 试述皮寒热、肌寒热、骨寒热的证候及治疗方法。
2. 试述体惰、厥痹的证候及治疗方法。
3. 阐述天牖五部的含义与应用。

第十节 热病第二十三（节选）

本篇主要论述热病的症状、诊断、预后和针刺治疗等,并涉及治疗热病的禁忌及五十九

PPT课件

要穴,故篇名"热病"。现节选了论述偏枯、痱、热病头痛、肠中热、胸胁满、汗出等病证的治疗以及热病脉象特征、治法及预后的经文。

一、原文选读

偏枯[1],身偏不用而痛,言不變,志不亂,病在分腠[2]之間,巨針[3]取之,益其不足,損其有餘,可復也。痱[4]之為病也,身無痛者,四肢不收,智亂不甚,其言微知[5],可治;甚則不能言,不可治也。病先起于陽後入于陰者,先取其陽後取其陰,浮而取之[6]。

【注释】

[1]偏枯:指以一侧肢体不能运动为主的病证,又称半身不遂。因病久可致患侧肢体逐渐发生失用性萎缩,故名偏枯。《类经·针刺类·刺诸风》注:"偏枯者,半身不遂,风之类也。"

[2]分腠:分肉腠理。《类经·针刺类·刺诸风》注:"若言不变,志不乱,则病不在脏而在于分肉腠理之间。"

[3]巨针:指九针中的大针。《灵枢识》注:"巨针,大针也。取大气不出关节。大气,虚风也,巨针取之。"

[4]痱(fèi):同"废"。亦称风痱,是与偏枯同属肢体瘫痪的一种疾病。《医学纲目》:"痱,废也。痱即偏枯之邪气深者,痱与偏枯是二疾,以其半身无气荣运,故名偏枯。以其手足废而不收,故名痱。或偏废或气废,皆曰痱也。"

[5]其言微知:患者语音低微,但言语中有少数仍能辨晰清楚。《类经·针刺类·刺诸风》:"智乱不甚,其言微有知者,神气未为全去,犹可治也。"

[6]先取其阳后取其阴,浮而取之:指针刺治疗之法。阴、阳分别指阴分、阳分,亦即深浅而言。浮而取之,病起于阳分,针刺宜表浅。《类经·针刺类·刺诸风》:"此治必先本也。病先起于阳分,故当先刺其表,浮而取之,而后取其阴。此下不言先起于阴者,然病始于阴,直中脏也,多不可治,故不复言之。"

【按语】本段经文论述了偏枯和痱这两类同属瘫痪病证的症状、鉴别诊断、预后及针刺方法。偏枯主要证候为半身不遂而痛、神志清楚,病位在分腠,针刺用大针"益其不足,损其有余",预后较好。痱的主要证候为四肢不能收引、身体不痛,但有意识障碍,针刺则据病入先后而定深浅,病先起于阳者先浅刺以治其本,使外受之邪从表而出。

本段经文还指出治疗"偏枯",要"益其不足,损其有余";治疗"痱",宜"病先起于阳后入于阴者,先取其阳后取其阴,浮而取之",从针刺的补泻和针刺的深浅方面体现了中医学辨证论治的思想,此为本篇的重点经文。

熱病三日,而氣口靜、人迎躁[1]者,取之諸陽[2]五十九刺,以寫其熱而出其汗,實其陰以補其不足者。身熱甚,陰陽皆靜者勿刺也[3];其可刺者急取之,不汗出則泄。所謂勿刺者,有死徵也。

熱病七日八日,脈口動,喘而短[4]者,急刺之,汗且自出,淺刺手大指間[5]。

熱病七日八日,脈微小,病者溲血,口中幹,一日半而死。脈代[6]者,一日死。熱病已得汗出,而脈尚躁,喘且復熱,勿刺膚,喘甚者死。

熱病七日八日,脈不躁,躁不散數,後三日中有汗;三日不汗,四日死。未曾汗者,勿腠刺[7]之。

【注释】

[1]气口静、人迎躁:指气口脉象和缓、人迎脉象疾数。

[2]诸阳:各条阳经。《类经·针刺类·诸热病死生刺法》注:"正病在三阳而未入阴分,故当取诸阳经为五十九刺。"

［3］阴阳皆静者勿刺也：指气口、人迎之脉象都显沉静，这是阳证得阴脉的现象，不可针刺。《灵枢集注》注："如身热而阴阳之脉皆静者，此邪热甚而阴阳之正气皆虚，有死征而勿刺也。"

　　［4］脉口动，喘而短：短，《针灸甲乙经》作"弦"，本条有不同解释，可参阅诸家注释。此从《灵枢注证发微》注："其脉口之脉甚动，证则喘而短气。"指脉象动数，并有气喘、呼吸急迫之症。

　　［5］手大指间：一般指少商，亦有认为是前谷，如《太素·热病说》作"手指间"，注："刺手指外侧前谷之穴。"

　　［6］脉代：指代脉，多为内脏衰败之象。

　　［7］腠刺：腠理之刺，刺法之一，用于浅刺肌表使其发汗。

　　【按语】本段经文论述热病三日和热病七日八日的证候特点、治法和预后。

　　热病三日，邪在阳分，证候以身热为主，若气口静，人迎躁，证脉相应，邪在阳分未入阴分，一般预后较好。针治宜急取诸阳经，用治疗热病的五十九穴，浅刺发汗以泻热，同时取三阴经以补其阴，即"实其阴而补其不足"。若身热甚而阴阳脉皆显沉静，是正气已衰、证脉不相应的凶险之候，预后较差。

　　热病七八日，病情较重，若脉动而喘，邪仍在表阳，急取井穴（少商）使之从汗而解；若邪盛正虚，脉微小或代，邪已伤阴分，预后差；热病已得汗而脉仍躁，证脉不相应，表明阳热不从汗解，邪盛在里，预后亦差；若呈现各种死候，则不宜单用针刺治疗。

　　本段经文"脉气变化"判断疗效和预后。在针刺治疗时应注意证、脉的变化，治疗后脉证相应、脉气转好则疗效较佳，如治疗后证脉不符，脉气不佳则疗效较差。

　　熱病頭痛，顳顬目瘛脈痛[1]，善衄，厥熱病也，取之以第三針[2]，視有餘不足，寒熱痔[3]。

　　熱病體重[4]，腸中熱，取之以第四針[5]，於其腧及下諸指間[6]，索氣於胃胳[7]，得氣也。熱病挾臍急痛，胸脅滿，取之湧泉與陰陵泉，取以第四針，針嗌里[8]。

　　熱病而汗且出及脈順可汗者，取之魚際、太淵、大都、太白，寫之則熱去，補之則汗出，汗出太甚，取內踝上橫脈[9]以止之。

　　熱病已得汗而脈尚躁盛，此陰脈之極[10]也，死；其得汗而脈靜者，生。熱病者，脈尚盛躁而不得汗者，此陽脈之極[11]也，死；脈盛躁得汗靜者，生。

　　【注释】

　　［1］顳顬目瘛脉痛：顳顬，指鬓骨，在头侧面，耳前上方，眉后方。瘛，通作"瘲"，顳顬目瘛脉痛，眼区的脉抽掣而痛。《类经·针刺类·诸热病死生刺法》注："目瘛脉痛，目脉抽掣而痛也。"

　　［2］第三针：鍉针。

　　［3］寒热痔：疑为衍文。《类经·针刺类·诸热病死生刺法》注："寒热痔三字，于上下文义不相续，似为衍文。"

　　［4］体重：肢体沉重。《类经·针刺类·诸热病死生刺法》注："脾主肌肉四肢，邪在脾，故体重。"

　　［5］第四针：锋针。

　　［6］于其腧及下诸指间：腧指太白、陷谷二穴；下诸指间，指各足趾缝间穴位，如内庭、厉兑等。

　　［7］胃胳：胳，《针灸甲乙经》《太素》均作"络"。胳通络。胃络指足阳明经之络穴丰隆。《类经·针刺类·诸热病死生刺法》注："阳明之络曰丰隆，别走太阴，故取此可以得脾气。胳当作络。"

　　［8］嗌里：指廉泉穴。《类经·针刺类·诸热病死生刺法》注："针嗌里者，以少阴太阴之脉，俱上络咽嗌，即下文所谓廉泉也。"

　　［9］横脉：指三阴交，《类经·针刺类·诸热病死生刺法》注："内踝上横脉，即脾经之三阴交也。"

　　［10］阴脉之极：指阴脉虚弱已极，为有阳无阴之候。

　　［11］阳脉之极：指热病，脉象躁盛，但已不能出汗者，这是阳气欲绝的死证。

【按语】本段经文提出热病头痛、热病体重肠中热、热病夹脐痛、热病汗出四种情况的辨证和针刺治疗。除了因病证不同而治法取穴各异外，还特别强调在针具的选择上也有所不同，这是辨证论治的具体体现。并对阴极之脉、阳极之脉的脉象和证候特点及其预后作了重点说明。

熱病不可刺者有九，一曰汗不出，大顴發赤，噦者[1]，死；二曰泄而腹滿甚者[2]，死；三曰目不明，熱不已[3]者，死；四曰老人嬰兒熱而腹滿者[4]，死；五曰汗不出，嘔下血者[5]，死；六曰舌本爛，熱不已者[6]，死；七曰咳而衄，汗不出，出不至足者[7]死；八曰髓熱者[8]，死；九曰熱而痙者[9]，死。腰折[10]，瘛瘲[11]，齒噤齘[12]也。凡此九者，不可刺也。

【注释】

[1]大顴发赤，哕者：大顴，指颧骨部。哕，呃逆，属热病伤阴，胃气虚败之证。《类经·针刺类·诸热病死生刺法》注："汗不得出，阴无力也，大颧发赤，谓之戴阳，面戴阳者阴不足也。哕者，邪犯阳明，胃虚甚也。本原亏极，难乎免复。"

[2]泄而腹满甚者：泄泻而腹部胀满，为脾虚失运。《类经·针刺类·诸热病死生刺法》注："以邪伤太阴，脾气败也。"

[3]目不明，热不已：《类经·针刺类·诸热病死生刺法》注："目不明者，脏腑之精气竭也，热不退者，表里之阴气竭也。"

[4]老人婴儿热而腹满者：《灵枢集注》注："夫老人者，外内之血气已衰；婴儿者，表里之阴阳未足。腹满者，热逆于中，不得从外内散也。"

[5]汗不出，呕下血者：《类经·针刺类·诸热病死生刺法》注："汗不出者，阴之亏也，再或呕而下血，阴伤尤甚。"

[6]舌本烂，热不已者：《类经·针刺类·诸热病死生刺法》注："心肝脾肾之脉皆系于舌本。舌本烂，加之热不已者，三阴俱损也。"

[7]咳而衄，汗不出，出不至足者：《类经·针刺类·诸热病死生刺法》注："邪在肺经，动阴血也，汗不出或出不至足，尤为其阴溃竭。"

[8]髓热者：《类经·针刺类·诸热病死生刺法》注："邪入最深，乃为髓热，肾气败竭。"

[9]热而痉者：痉，指项背强急、口噤、四肢抽搐、角弓反张等，分虚实两型，此为实证。《类经·针刺类·诸热病死生刺法》注："此以热极生风，大伤阴血而然。"

[10]腰折：角弓反张。《类经·针刺类·诸热病死生刺法》注："凡脊背反张曰腰折。"

[11]瘛瘲：瘛，筋脉拘急而缩；瘲，筋脉缓瘲而伸。瘛瘲指手足伸缩交替抽动不已。

[12]齿噤齘：指牙关不开，咬牙切齿。《类经·针刺类·诸热病死生刺法》注："牙关不开口噤，切齿曰齘。"

【按语】本文指出九类不可刺的热病。其中经文所提死证是指疾病危重而言，此时正气已衰，应谨慎施治，并非不可救药。这是由于古人当时条件所限，在现代针灸临床中，其中的一些病证如腰折瘛瘲，噤齘之类都可用针。

所謂五十九刺者，兩手外內側各三，凡十二痏[1]；五指間各一，凡八痏[2]，足亦如是[3]；頭入髮一寸傍三分各三，凡六痏[4]；更入髮三寸邊五，凡十痏[5]；耳前後、口下者各一[6]，項中一[7]，凡六痏；巔上一[8]，顖會一，髮際一[9]，廉泉一，風池二，天柱二。

【注释】

[1]十二痏：指两手外侧各三穴（少泽、关冲、商阳），两手内侧各三穴（少商、少冲、中冲）。

[2]八痏：指两手五指间各有一穴，即后溪、中渚、三间、少府，左右共八穴。

［3］足亦如是：指足五趾间的束骨、足临泣、陷谷、太白,左右共八穴。

［4］六痏：指两侧之五处、承光、通天,左右共六穴。

［5］十痏：指左右的头临泣、目窗、正营、承灵、脑空,共十穴。

［6］耳前后、口下者各一：听会、完骨及唇下承浆。

［7］项中一：哑门。

［8］巅上一：百会。

［9］发际一：神庭(前发际)和风府(后发际)。

【按语】本文所述五十九穴,古人认为均有清泻邪热之功,故经文将其归在一起,合称五十九刺。《素问·水热穴论》亦提到"热病五十九穴",但所指腧穴,除百会等头部18穴外,余皆不同。本篇的腧穴多见于四肢,而《素问·水热穴论》则多依据病邪所在处而设。其作用虽都是泻热,但本篇远道取穴以泻热之本,《素问·水热穴论》强调局部用穴,意为泻热之标。正如《类经·针刺类·诸热病死生刺法》所说:"然观本篇所言者多在四肢,盖以泻热之本也,《水热穴论》所言者多随邪之所在,盖以泻热之标也。义自不同,各有取用。"

还有医家指出本篇所言五十九穴治热病,《素问·水热穴论》所言五十九穴治水病,如《灵枢注证发微》:"按,此与《素问·水热穴论》中五十九穴不同,要知彼之五十九穴所以刺水病,而此则不同,故穴因以异。"可见治疗热病应依病的不同而取相应穴位,不必局限于上述59穴。

氣滿胸中喘息,取足太陰大指之端[1],去爪甲如薤葉[2],寒則留之,熱則疾之,氣下乃止。

心疝暴痛[3],取足太陰、厥陰,盡刺去其血絡。

喉痹[4]舌卷,口中乾,煩心,心痛,臂內廉痛,不可及頭,取手小指次指爪甲下[5],去端如韭葉。目中赤痛,從內眥始,取之陰蹻[6]。

風痓身反折[7],先取足太陽及膕中及血絡出血。中有寒,取三里。

【注释】

［1］足太阴大指之端:指隐白穴。《灵枢注证发微》注:"凡气满于胸中而其息喘促者,则病在上者取之下,当刺足太阴脾经之隐白穴。"

［2］薤(xiè)叶:如薤叶样宽的距离,约一分。指隐白穴的距离。薤,植物名,俗名小蒜。

［3］心疝暴痛:是由心气寒郁积引起的一种疝病,其症为小腹部疼痛有积块。《素问·脉要精微论》:"诊得心脉而急,病名心疝,少腹当有形也。"

［4］喉痹:邪犯手厥阴心包经和手少阳三焦经所产生之病证,故归之一起。《灵枢注证发微》注:"喉痹明系手厥阴心包络,手少阳三焦经也,其病舌卷而短,口中作干,心烦且痛,臂之内廉亦痛,不能举之。"

［5］手小指次指爪甲下:指关冲穴。

［6］目中赤痛……取之阴蹻:目中赤痛,为阴蹻脉之病变。阴蹻,照海穴。《类经·针刺类·刺头项七窍病》注:"阴蹻之脉属于目内眦,足少阴之照海,即阴蹻之所生也,故当刺之。"

［7］风痓身反折:角弓反张,属膀胱经病变。《类经·针刺类·刺诸风》注:"痓,强直也,身反折,反张向后也,此风证之在膀胱经者。"

【按语】本文论述了喘息、心疝、喉痹、目中赤痛、风痓等病证的表现、取穴及刺法。就病因病机而言,此类病证均系邪犯有关经脉所致,如喘息气满是脾经受邪,心疝暴痛为邪留足太阴、厥阴,喉痹则病在手厥阴、手少阳等。此类病证在取穴时,应按循经取穴的原则,取肘、膝以下的特定穴为主,刺法则根据邪犯深浅及病邪性质,或深或浅,或疾或留。

二、学习小结

本节主要论述偏枯、痱等病的症状、诊治与鉴别,其意义在于把握预后。论述热病头痛、肠中热、胸胁满、汗出等多种病证的证候与针刺治疗;论述阴极之脉、阳极之脉的特征及预后。

指出热病禁刺的九种危重证候,提出证脉是否相符是针刺治疗的判断标准。分述热病三日与七八日的脉证特征、治法和预后,论述邪热侵犯经脉的各类证候和针治方法。提出治疗热病的五十九穴均在头面部(标)和四肢部(本),体现标本取穴在热病治疗中的作用。

三、阅读练习(对下列原文加标点,并注释或翻译加点的词、句)

疟发身方热刺跗上动脉开其空出其血立寒疟方欲寒刺手阳明太阴足阳明太阴疟脉满大急刺背俞用中针傍伍胠俞各一适肥瘦出其血也疟脉小实急灸胫少阴刺指井疟脉满大急刺背俞用五胠俞背俞各一适行至于血也疟脉缓大虚便宜用药不宜用针凡治疟先发如食顷乃可以治过之则失时也诸疟而脉不见刺十指间出血血去必已先视身之赤如小豆者尽取之十二疟者其发各不同时察其病形以知其何脉之病也先其发时如食顷而刺之一刺则衰二刺则知三刺则已不已刺舌下两脉出血不已刺郄中盛经出血又刺项已下侠脊者必已舌下两脉者廉泉也刺疟者必先问其病之所先发者先刺之先头痛及重者先刺头上及两额两眉间出血先项背痛者先刺之先腰脊痛者先刺郄中出血先手臂痛者先刺手少阴阳明十指间先足胫酸痛者先刺足阳明十指间出血风疟疟则汗出恶风刺三阳经背俞之血者(《素问·刺疟》)

复习思考题

1. 浅述对"热病不可刺者有九"的理解。
2. 本篇"五十九刺"与《素问·水热穴论》的"热病五十九穴"有何不同?
3. 总结本篇热病的治疗原则。

PPT 课件

第十一节　厥病第二十四(节选)

厥病是指经气上逆引起的疾病,本篇主要论述因经气上逆而引起的九种头痛和六种心痛的症状、治疗和预后,但和《素问·厥论》略有不同,故名"厥病"。现节选厥逆所致心痛部分的经文。

一、原文选读

厥心痛[1]与背相控,善瘛[2],如从后触其心[3],伛偻[4]者肾心痛[5]也,先取京骨、昆仑,发狂不已,取然谷[6]。

厥心痛腹胀胸满,心尤痛甚,胃心痛[7]也,取之大都、太白。

厥心痛痛如以锥针刺其心,心痛甚者脾心痛[8]也,取之然谷、太溪[9]。

厥心痛色苍苍[10]如死状,终日不得太息,肝心痛也,取之行间、太冲。

厥心痛卧若徒居[11],心痛间,动作痛益甚,色不变,肺心痛[12]也,取之鱼际、太渊。

真心痛手足清至节[13],心痛甚,旦发夕死,夕发旦死。心痛不可刺者,中有盛聚[14]，不可取於腧。

【注释】

[1] 厥心痛：五脏气机逆乱犯心导致的心痛。《难经·六十难》："其五脏气相干，名厥心痛。"《难经集注》杨玄操注："诸经络皆属于心，若一经有病，其脉逆行，逆则乘心，乘心则心痛，故曰厥心痛，是五脏气冲逆致痛，非心家自痛也。"

[2] 善瘛：抽掣。《类经·针刺类·刺心痛并虫瘕蛟蛕》注："善瘛，拘急如风也。"

[3] 如从后触其心：好像从背后触其心脏，形容心痛特点。

[4] 伛偻：因疼痛而腰背弯曲。《类经·针刺类·刺心痛并虫瘕蛟蛕》注："伛偻，背曲不伸也。"

[5] 肾心痛：《类经·针刺类·刺心痛并虫瘕蛟蛕》注："凡疼痛如从背后触其心而伛偻者，以肾邪干心，是为肾心痛。"《灵枢集注》张志聪注："肾附于脊，肾气从背而上注于心也，心痛故伛偻而不能仰，此肾脏之气逆于心下而为痛也。"

[6] 发狂不已，取然谷：《针灸甲乙经》作"发针立已，不已取然谷"。

[7] 胃心痛：因胃失和降而致腹胀胃满等症状，称胃心痛。《类经·针刺类·刺心痛并虫瘕蛟蛕》注："足阳明之经……其支者，下循腹里，凡腹胀胸满而为痛者，以胃邪干心，是为胃心痛也。"《灵枢集注》张志聪注："胃气上逆，故腹胀胸满；胃气上通于心，故心痛尤甚。"

[8] 脾心痛：脾气不展，逆于心所致的心痛。《类经·针刺类·刺心痛并虫瘕蛟蛕》注："脾之支脉，注于心中。若脾不能运，而逆气攻心，其痛必甚，有如锥刺者，是为脾心痛也。"

[9] 然谷、太溪：《灵枢集注》张志聪注："然谷当作漏谷，太溪当作天溪，盖上古之文，不无鲁鱼之误。"

[10] 色苍苍：指面色苍青。《类经·针刺类·刺心痛并虫瘕蛟蛕》注："苍苍，肝色也；如死状，肝气逆也；终日不得太息，肝系急，气道约而不利也。是皆肝邪上逆，所谓肝心痛。"

[11] 卧若徒居：若，作"或"解。徒居，指闲居、休息。意指卧床或闲居休息。

[12] 肺心痛：肺气逆于心所致的心痛。《灵枢集注》张志聪注："夫肺主周身之气……气逆于内而不运用形身也，动作则逆气内动，故痛，或少间，而动则益甚也。"

[13] 手足清至节：清，寒冷。节，关节。此指冷至膝、肘关节。

[14] 盛聚：指瘀血积块之类。《类经·针刺类·刺心痛并虫瘕蛟蛕》注："谓有形之症，或积或血，停聚于中，病在脏而不在经。"

二、学习小结

本节论述厥心痛和真心痛的证治，真心痛与厥心痛的区别及真心痛的预后。

厥心痛由五脏气机逆乱，上干于心，致心脉不通所引起。气机逆乱因于不同的经脉、脏腑而有不同的证候特点和治法，故有肾心痛、胃心痛、脾心痛、肝心痛、肺心痛数种。厥心痛的发作特点为心痛牵引背部，呈抽痛、刺痛、弯腰屈背，可伴腹胀胸满。严重时，面色苍白，不敢呼长气，休息后多能缓解，劳动或活动后加剧。治疗可循经取穴，以五输穴为主。

真心痛为邪气直犯于心，内有瘀血积块闭塞心脉，表现为手足厥冷，心痛剧烈，病势危急，后果严重，针刺治疗效果不理想。

三、阅读练习（对下列原文加标点，并注释或翻译加点的词、句）

帝曰厥或令人腹满或令人暴不知人或至半日远至一日乃知人者何也岐伯曰阴气盛于上则下虚下虚则腹胀满阳气盛于上则下气重上而邪气逆逆则阳气乱阳气乱则不知人也帝曰善愿闻六经脉之厥状病能也岐伯曰巨阳之厥则肿首头重足不能行发为眴仆阳明之厥则癫疾欲走呼腹满不得卧面赤而热妄见而妄言少阳之厥则暴聋颊肿而热胁痛䯒不可以运太阴之厥则腹满䐜胀后不利不欲食食则呕不得卧少阴之厥则口干溺赤腹满心痛厥阴之厥则少腹肿痛腹胀泾溲不利好卧屈膝阴缩肿䯒内热盛则泻之虚则补之不盛不虚以经取之太阴厥逆䯒急挛心痛引腹治主病者少阴厥逆虚满呕变下泄清治主病者厥阴厥逆挛腰痛虚满前闭谵言治主病者

三阴俱逆不得前后使人手足寒三日死太阳厥逆僵仆呕血善衄治主病者少阳厥逆机关不利机关不利者腰不可以行项不可以顾发肠痈不可治惊者死阳明厥逆喘咳身热善惊衄呕血手太阴厥逆虚满而咳善呕沫治主病者手心主少阴厥逆心痛引喉身热死不可治手太阳厥逆耳聋泣出项不可以顾腰不可以俯仰治主病者手阳明少阳厥逆发喉痹嗌肿痓治主病者(《素问·厥论》)

复习思考题

1. 简述厥心痛的主症及针灸治疗方法。
2. 简述厥心痛和真心痛的区别。
3. 简述真心痛的表现与预后。

PPT 课件

第十二节　杂病第二十六(全篇)

本篇介绍了多种疾病的症状和治疗方法。对病因同而病证不同、主症同而兼症不同者都应分经取治,体现了处理杂病必须掌握辨证论治的原则。论述范围广泛内容杂而不乱,故名"杂病"。

一、原文选读

厥,挟脊而痛者至顶,头沉沉然[1],目䀮䀮然[2],腰脊强,取足太阳腘中血络。

厥,胸满,面肿,唇漯漯然[3],暴言难,甚则不能言,取足阳明。

厥气走喉而不能言,手足清,大便不利,取足少阴。

厥而腹嚮嚮然[4],多寒气,腹中穀穀[5],便溲难,取足太阴。

【注释】

[1] 沉沉然:沉重之意。《灵枢注证发微》注:"头则昏沉而不能举。"

[2] 目䀮䀮然:视物不清的样子。

[3] 唇漯漯(tà)然:口唇肿起,口涎不收之意。《类经·针刺类·刺厥痹》注:"肿起貌。"

[4] 嚮嚮然:腹膨而弹之有声,腹中肠鸣作响。《针灸甲乙经》作膨膨然。《灵枢注证发微》注:"腹中嚮嚮然而气善走布,且多有寒气。"

[5] 穀穀(hú):水流的声音,肠鸣声。《类经·针刺类·刺厥痹》:"穀穀然,水谷不分之声也。"

【按语】本段经文论述厥气逆于足太阳、足阳明、足少阴、足太阴的四种证治。其中太阳之气厥逆以疼痛夹脊至头顶,头沉目昏为主症;阳明之气厥逆则以面唇肿胀,难言或不能言,胸部满闷为主症;少阴之气厥逆以厥气走喉不能言,手足清冷,大便不利为主症;太阴之气厥逆,多有寒气,以腹响肠鸣,大小便不利为主症。针刺治疗宜取本经腧穴,疏调经气,以散厥逆。

嗌乾,口中热如膠[1],取足少阴。

膝中痛,取犊鼻以员利针,發而间之[2]。针大如氂,刺膝无疑。

喉痹[3]不能言,取足阳明;能言,取手阳明。

瘧不渴,间日而作,取足阳明;渴而日作,取手阳明。齿痛,不恶清饮[4],取足阳明;恶清饮,取手阳明。

聋而不痛者,取足少阳;聋而痛者,取手阳明。

衄而不止,衃血流[5],取足太陽;衃血,取手太陽,不已,刺宛骨下[6],不已,刺膕中出血。

腰痛,痛上寒,取足太陽、陽明;痛上熱,取足厥陰;不可以俛仰,取足少陽;中熱而喘,取足少陰、膕中血絡。喜怒而不欲食,言益小[7],刺足太陰;怒而多言,刺足少陽。

顱痛,刺手陽明與顱之盛脈[8]出血。

項痛不可俛仰,刺足太陽;不可以顧,刺手太陽也。小腹滿大,上走胃,至心,淅淅[9]身時寒熱,小便不利,取足厥陰。

腹滿,大便不利,腹大,亦上走胸嗌,喘息喝喝然[10],取足少陰。

腹滿食不化,腹嚮嚮然,不能大便,取足太陰。

【注释】

[1] 胶:此指口中津液黏稠而言。《灵枢注证发微》注:"口中甚热,其津液如胶之稠。"

[2] 发而间之:刺后稍隔片刻再刺。《灵枢注证发微》注:"必发其针而又间刺之,非止一次而已也。"

[3] 喉痹:病名。因痰火等所致之咽喉肿痛,阻塞不利。

[4] 清饮:冷饮。

[5] 衃(pǐ)血流:衃血,紫黑色的瘀血。《灵枢注证发微》注:"血至败恶疑聚,其色赤黑者曰衃。"此指鼻中流出凝血块。

[6] 宛骨下:《类经·针刺类·刺头项七窍病》注:"宛骨下,即手太阳之腕骨穴。"《灵枢注证发微》注:"其腕骨下,即手少阴心经之通里穴。"前说较妥。

[7] 言益小:小,《针灸甲乙经》作少,此作"说话越来越小"解释。

[8] 顱(kàn)之盛脉:顱,《中国医学大辞典》:"口旁颊前肉之空软处,当牙车之间,俗称为腮。"顱之盛脉,指腮部充盛而暴露明显的血脉。《灵枢注证发微》注:"顱之盛脉,是胃经颊车穴。"

[9] 淅淅(xī):怕冷的样子。《类经·针刺类·刺胸背腹病》注:"淅淅,寒肃貌。"

[10] 喝喝然:形容喘息的声音。

【按语】本段经文叙述了嗌干、膝痛、喉痹等15种杂病的证治,通过辨别与经脉的关系,体现出辨证论治的原则。例如,咽喉干、口中津液黏稠是肾阴虚而致,应取足少阴肾经的穴位。喉痹是邪气阻闭于喉而造成的肿痛,以能言、不能言辨所病之经脉,足阳明经脉循喉咙夹于结喉之旁,邪闭则不能言;手阳明之脉循于喉旁之次,故邪闭能言,两者针治有别。齿痛是阳明经病,以喜恶冷热饮辨所病在胃经或大肠经。足阳明胃经主悍热之气,恶热不恶寒;而手阳明大肠经主清秋之气,恶寒饮,针治以脉论气,因气取脉。

心痛引腰脊,欲嘔,取足少陰。心痛,腹脹嗇嗇然[1],大便不利,取足太陰。

心痛引背不得息,刺足少陰;不已,取手少陽[2]。

心痛引小腹滿,上下無常處,便溲難,刺足厥陰。心痛,但短氣不足以息,刺手太陰。

心痛,當九節[3]刺之,按已,刺,按之立已。不已,上下求之,得之立已。

顱痛,刺足陽明曲周動脈[4]見血,立已;不已,按人迎於經,立已。氣逆上,刺膺中陷者與下胸動脈[5]。

腹痛,刺臍左右動脈[6],已刺按之,立已;不已,刺氣街,已刺按之,立已。痿厥為四末束悗[7],乃疾解之,日二,不仁者,十日而知,無休,病已止。

噦[8],以草刺鼻嚏,嚏而已;無息[9]而疾迎引之,立已;大驚之,亦可已。

笔记栏

【注释】

〔1〕啬啬(sè)然:形容肠中涩滞不通。《灵枢注证发微》注:"啬,吝啬,便难犹是也。"

〔2〕阳:《针灸甲乙经》作阴。

〔3〕九节:第九胸椎下之筋缩穴。《灵枢注证发微》注:"其痛当背第九节以刺之,乃督脉经筋缩穴之处也。"

〔4〕曲周动脉:指颊车穴。《灵枢注证发微》注:"此穴在耳下曲颊端动脉,环绕一周,故曰曲周也。"

〔5〕膺中陷者与下胸动脉:诸家说法不一,泛指胸膺部及下胸部腧穴。《类经·针刺类·刺胸背病》注:"膺中陷者,足阳明之屋翳也。下胸动脉,手太阴之中府也。"《灵枢注证发微》注:"上刺膺中陷者中,即足阳明胃经膺窗穴也,及下胸前之动脉,当是任脉经之膻中穴也。"诸说可参。

〔6〕脐左右动脉:指天枢穴。《灵枢注证发微》注:"此言腹痛者,当刺足阳明胃经天枢穴。"

〔7〕四末束悗:四末,四肢。束,束缚。悗,音意同闷。束缚患者的四肢,使其觉得满闷,然后解开,可以帮助气血的流通。《灵枢集注》张志聪注:"此复论阳明之气不能分布于四末,而为痿厥也。痿者,手足痿弃而不为我所用;厥者,手足清冷也……朱永年曰:悗,闷也。为四末束悗者,束缚其手足,使满闷而疾解之,导其气之通达也。夫按之束之,皆导引之法,犹尺蠖之欲伸而先屈也。"

〔8〕哕:呃逆。《类经·针刺类·刺诸病诸痛》注:"哕,呃逆也。"

〔9〕无息:暂时闭住口鼻,不作呼吸。

【按语】本段经文论述心痛及颠痛、气逆、腹痛、痿厥、哕五种杂病的证治。本篇心痛当与《灵枢·厥病》所论厥心痛互参。在《黄帝内经》中论及心痛大致有两大类,一类为邪直犯于心而发生的真心痛,多属危重证候,《灵枢·厥病》所言:"真心痛手足清至节,心痛甚,旦发夕死,夕发旦死。"一类则为邪犯于本脏,因脏气通于心,故皆可从其经脉上乘于心而发为心痛,此类证候相对为轻,《灵枢集注》沈良辰认为"此病在本脏而应于心也,四脏皆然,故无真心痛之死症",本节所论心痛,即指此类而言。取穴要遵循审证求经,辨经选穴的原则,治疗方法上要注意按压与针刺的配合,对提高疗效有指导意义。

文内所述用导引法治疗痿厥,目前鲜见报道。本篇提出的治呃三法,方法简单实用,源自生活经验,对功能性呃逆有应用价值。

二、学习小结

本节主要论述厥气逆于足太阳、足阳明、足少阴、足太阴的不同证治。论述喉痹、疟、齿痛、耳聋、鼻衄、腰痛、项痛等病因、兼症不同,应分经取治。论述各型心痛及颠痛、腹痛、痿厥、哕等杂病的症状和治疗方法。

三、阅读练习(对下列原文加标点,并注释或翻译加点的词、句)

黄帝问曰五脏使人痿何也岐伯对曰肺主身之皮毛心主身之血脉肝主身之筋膜脾主身之肌肉肾主身之骨髓故肺热叶焦则皮毛虚弱急薄著则生痿躄也心气热则下脉厥而上上则下脉虚虚则生脉痿枢折挈胫纵而不任地也肝气热则胆泄口苦筋膜干筋膜干则筋急而挛发为筋痿脾气热则胃干而渴肌肉不仁发为肉痿肾气热则腰脊不举骨枯而髓减发为骨痿帝曰何以得之岐伯曰肺者脏之长也为心之盖也有所失亡所求不得则发肺鸣鸣则肺热叶焦故曰五脏因肺热叶焦发为痿躄此之谓也悲哀太甚则胞络绝胞络绝则阳气内动发则心下崩数溲血也故本病曰大经空虚发为脉痹传为脉痿思想无穷所愿不得意淫于外入房太甚宗筋弛纵发为筋痿及为白淫故下经曰筋痿者生于肝使内也有渐于湿以水为事若有所留居处相湿肌肉濡渍痹而不仁发为肉痿故下经曰肉痿者得之湿地也有所远行劳倦逢大热而渴渴则阳气内伐内伐则热舍于肾肾者水脏也今水不胜火则骨枯而髓虚故足不任身发为骨痿故下经曰骨痿者生于大热也帝曰何以别之岐伯曰肺热者色白而毛败心热者色赤而络脉溢肝热者色苍而爪枯脾热者色黄而肉蠕动肾热者色黑而齿槁帝曰如夫子言可矣论言治痿者独取阳明何也岐伯曰阳明者五脏六腑

笔记栏

之海主润宗筋宗筋主束骨而利机关也冲脉者经脉之海也主渗灌溪谷与阳明合于宗筋阴阳总宗筋之会会于气街而阳明为之长皆属于带脉而络于督脉故阳明虚则宗筋纵带脉不引故足痿不用也帝曰治之奈何岐伯曰各补其荣而通其俞调其虚实和其逆顺筋脉骨肉各以其时受月则病已矣(《素问·痿论》)

复习思考题

1. 试述厥气逆于经的症状及治疗。
2. 本篇心痛诸症与《灵枢·厥病》的厥心痛有何区别?
3. 归纳杂病的针灸治疗规律。

第十三节　周痹第二十七*(全篇)

01章13节PPT

PPT 课件

周痹是由于邪气侵袭停留于经脉分肉之中,使气血不能正常运行而病邪随经脉上下流动的病证。本篇以周痹为主,并提出与众痹相区别,故名"周痹"。

一、原文选读

黄帝问于岐伯曰:周痹之在身也,上下移徙[1]随脉,其上下左右相應,間不容空[2],願聞此痛在血脉之中邪? 將[3]在分肉之間乎? 何以致是? 其痛之移也間不及下針,其慉痛[4]之時不及定治[5]而痛已止矣,何道使然? 願聞其故。岐伯答曰:此眾痹也,非周痹也。

黄帝曰:願聞眾痹。岐伯對曰:此各在其處,更發更止,更居更起[6],以右應左,以左應右[7],非能周也,更發更休也。黄帝曰:善。刺之奈何? 岐伯對曰:刺此者,痛雖已止,必刺其處[8],勿令復起。

【注释】

[1] 移徙(xǐ):移动,迁移。"移""徙"属同义复词。《广韵·支韵》:"移,徙也。"指病邪在血脉中移动。

[2] 间不容空:间,间隙。此句为不留空隙之意。

[3] 将:抑或,还是,选择连词。

[4] 慉痛:慉,通蓄,积聚之意。慉痛,积聚而痛,形容疼痛集中在某一处。《灵枢识》注:"盖慉痛谓聚痛也。"

[5] 不及定治:来不及决定治疗,说明病证发作快,消失也快。

[6] 更发更止,更居更起:更,更迭、变更。《尔雅·释诂》:"更,易也。"《太素·痹论》注:"居起,动静也。"众痹可随时很快地在某部或起或止的发作。

[7] 以右应左,以左应右:应,反应,影响。症状左右先后相应,左侧会影响到右侧,右侧会影响到左侧。《灵枢集注》注:"邪溢于大络,与经脉缪处也……右盛则左病也。"

[8] 其处:原有疼痛部位。《太素·痹论》注:"众痹在身,所居不移。但痛有休发,故其痛虽止,必须刺其痛休之处,令不起也。"

【按语】 本段经文论述众痹的症状及治疗。本文以周痹设问,以众痹回答,意在提示这两种痹证的区别,并说明众痹的疼痛各有一定的部位,交互发作和停止,交互留居和起止,左右可以相应,但不周及全身。治疗方法是以针刺疼痛原发部位为主。即使疼痛已止,但还要刺其病处,防止邪气流窜,疼痛复作。

帝曰:善,願聞周痹何如? 岐伯對曰:周痹者在於血脈之中,隨脈以上,隨脈以下,不能左右[1],各當其所。黄帝曰:刺之奈何? 岐伯對曰:痛從上下者,先刺其下以過[2]之,後刺其上以脫[3]之;痛從下上者,先刺其上以過之,後刺其下以脫之。

黄帝曰:善。此痛安生? 何因而有名? 岐伯對曰:風寒濕氣客於外分肉之間,迫切而為沫[4],沫得寒則聚,聚則排分肉而分裂也,分裂則痛,痛則神歸之,神歸之則熱[5],熱則痛解,痛解則厥[6],厥則他痹[7]發,發則如是。

【注释】

[1] 不能左右:指周痹不像众痹那样疼痛可以左右移易。《灵枢集注》注:"周痹在于血脉之中,随脉气上下,而不能左之右而右之左也。"

[2] 过:解除、消除之意。《太素·痹论》作"遏"。指阻遏邪气。《类经·疾病类·周痹众痹之刺》注:"过者,去之之谓。"

[3] 脱:去掉,此作根除解。《类经·疾病类·周痹众痹之刺》注:"脱者,拔绝之谓。先刺以过之,去其标也;后刺以脱之,拔其本也。"

[4] 迫切而为沫:迫切,指压迫,挤压。沫,津液被邪所迫而产生的异物。即压迫分肉而使津液聚积形成的病理分泌物。

[5] 痛则神归之,神归之则热:神,心神活动。心神集中于疼痛处,心神能够驾驭人的阳气,所以心神归集的地方也会使病痛处发热而散寒。《灵枢注证发微》注:"痛则心专在痛处,而神亦归之,神归即气归也,所以痛处作热。"

[6] 痛解则厥:厥,气血逆乱。因周痹病邪有游走性,一处的疼痛暂时缓解了,他处又产生了厥乱。

[7] 他痹:其他部位痹阻不通。

【按语】 本段经文论述周痹的病因病机、临床特点及针刺治疗。周痹为风寒湿邪侵入肌表腠理,渐入分肉,化津液为涎沫,又因寒而聚,排裂肌腠而出现疼痛。表现为发有定处,随脉或上或下,此起彼伏。治疗应遵循"急则治其标"的原则,根据疼痛游走情况,疼痛从上部向下部蔓延者,先刺下部后刺上部;疼痛从下部向上部蔓延者,先刺上部后刺下部。重在先祛其邪。

众痹、周痹是由风、寒、湿邪的侵袭而成,都有全身性疼痛。但因邪气所聚的部位深浅不同,以及经络之异,发病后的症状也就各不相同,周痹随脉上下移动,遍及全身,众痹游走不定、时发时止、左右相应。治疗周痹,先刺疼痛的蔓延部位,后刺疼痛的原发部位;众痹重在针刺疼痛的原发部位。《黄帝内经》对痹证的分类,按病邪性质分为风痹、湿痹、热痹;按部位又分为皮痹、肌痹、筋痹、脉痹、骨痹和五脏痹。

帝曰:善。余已得其意矣。此内不在藏,而外未發於皮,獨居分肉之間,真氣不能周,故命曰周痹。故刺痹者,必先切循其下之六經[1],視其虛實及大絡之血結[2]而不通,及虛而脈陷空[3]者而調之,熨而通之,其瘛堅[4],轉引而行之。黄帝曰:善。余已得其意矣,亦得其事也。九者,經巽[5]之理,十二經脈陰陽之病也。

【注释】

[1] 六经:指足六经。

[2] 血结:血脉结而不通。《灵枢集注》注:"大络之血,结而不通。"

[3] 脉陷空:络脉气虚,下陷于内。《灵枢集注》注:"虚而脉陷空者,络气虚而陷于内也。"

[4] 瘛(chì)坚:指筋脉拘急坚硬。瘛,筋急引缩。《素问·玉机真脏论》:"病筋脉相引而急,病名曰瘛。"坚,坚紧,意为筋肉拘急。

［5］经巽(xùn):巽,顺应,顺达。《灵枢集注》注:"经常巽顺之理。"

【按语】本段经文概括说明痹证的治疗大法。先应用切循等法观察经脉和络脉的虚实状况,一般用九针治疗,但脉虚下陷者要用熨法以温通。经脉拘急者则以按摩导引为主。

二、学习小结

本节主要提出周痹的特点是疼痛随脉上下移动,不能左右;其病位"独居分肉之间",说明内不在脏,外不在皮,其气不能周;病因病机为"风寒湿气客于外分肉之间,迫切而为沫,沫得寒则聚,聚则排分肉而分裂也,分裂则痛";治疗为"痛从上下者,先刺其下以过之,后刺其上以脱之,痛从下上者,先刺其上以过之,后刺其下以脱之"。

提出众痹的发病特点是起病快、时发时止、左右交替,治疗以针刺发病之处为主。提出了诊治痹证的一般规律,"必先切循其下之六经,视其虚实及大络之血结而不通,及虚而脉陷空者而调之,熨而通之,其瘛坚,转引而行之。"

三、阅读练习(对下列原文加标点,并注释或翻译加点的词、句)

黄帝问曰痹之安生岐伯对曰风寒湿三气杂至合而为痹也其风气胜者为行痹寒气胜者为痛痹湿气胜者为著痹也(《素问·痹论》)

帝曰痹其时有死者或疼久者或易已者其故何也岐伯曰其入脏者死其留连筋骨间者疼久其留皮肤间者易已(《素问·痹论》)

帝曰以针治之奈何岐伯曰五脏有俞六腑有合循脉之分各有所发各随其过则病瘳也帝曰荣卫之气亦令人痹乎岐伯曰荣者水谷之精气也和调于五脏洒陈于六腑乃能入于脉也故循脉上下贯五脏络六腑也卫者水谷之悍气也其气慓疾滑利不能入于脉也故循皮肤之中分肉之间熏于肓膜散于胸腹逆其气则病从其气则愈不与风寒湿气合故不为痹帝曰善痹或痛或不痛或不仁或寒或热或燥或湿其故何也岐伯曰痛者寒气多也有寒故痛也其不痛不仁者病久入深荣卫之行涩经络时疏故不痛皮肤不营故为不仁其寒者阳气少阴气多与病相益故寒也其热者阳气多阴气少病气胜阳遭阴故为痹热其多汗而濡者此其逢湿甚也阳气少阴气盛两气相感故汗出而濡也帝曰夫痹之为病不痛何也岐伯曰痹在于骨则重在于脉则血凝而不流在于筋则屈不伸在于肉则不仁在于皮则寒故具此五者则不痛也凡痹之类逢寒则急逢热则纵帝曰善(《素问·痹论》)

复习思考题

1. 周痹的病因病机是怎样的?
2. 周痹和众痹在证治上如何区别?
3. 阐述众痹、周痹的治疗。

第十四节 口问第二十八(节选)

本篇主要论述十二种奇邪上走空窍所致十二种病证的病机和治疗,这些病证既非由外感六淫所致,又非情志内伤、饮食居处规律失常所起,均是日常生活中常见,古医经书中很少提及,是岐伯在与先师的问答中,从先师口授而得来的内容,故名"口问",现节选欠、哕、唏、振寒、噫等病证治疗的经文。

PPT 课件

一、原文选读

黄帝曰：人之欠[1]者何氣使然？岐伯答曰：衛氣晝日行于陽，夜半則行于陰。陰者主夜，夜者臥。陽者主上，陰者主下[2]，故陰氣積于下，陽氣未盡，陽引而上，陰引而下，陰陽相引，故數欠[3]。陽氣盡陰氣盛則目瞑，陰氣盡而陽氣盛則寤矣。寫足少陰，補足太陽[4]。

【注释】

[1]欠：呵欠。《释名·释姿容》："欠，钦也。开张其口，唇钦钦然也。"《类经·疾病类·口问十二邪之刺》注："今人有神疲劳倦而为欠者，即阳不胜阴之候。"

[2]阳者主上，阴者主下：阳有升的作用，故主上；阴有降的作用，故主下。《类经·疾病类·口问十二邪之刺》注："阳主升，阴主降。"

[3]数欠：频频呵欠。《类经·疾病类·口问十二邪之刺》注："人之瘛瘲，由于卫气。卫气者，昼行于阳则动而为瘛，夜行于阴则静而为瘲。故人于欲卧未卧之际，欠必先之者，正以阳气将入阴分，阴积于下，阳犹未静，故阳欲引而升，阴欲引而降，上下相引而欠由生也。"

[4]泻足少阴，补足太阳：指泻肾经之穴，补膀胱经之穴。《灵枢集注》注："补足太阳以助阳引而上，泻足少阴以引阴气而下。"《类经·疾病类·口问十二邪之刺》注："卫气之行于阳者自足太阳始，行于阴者自足少阴始。阴盛阳衰，所以为欠。故当泻少阴之照海，阴跷所出也；补太阳之申脉，阳跷所出也。"

【按语】本段经文论述欠的病因病机及针刺之法。欠，为阴阳相引所致，生理性的呵欠多见于睡前，为阴阳交接之时失调所致。病理性的呵欠主要为阳不胜阴，阴盛阳虚引起，系神疲劳倦所致。治疗上要以补阳泻阴为主，故补足太阳膀胱经，泻足少阴肾经。

黄帝曰：人之噦者何氣使然？岐伯曰：谷入於胃，胃氣上注於肺。今有故寒氣[1]與新谷氣[2]俱還入於胃，新故相亂，真邪[3]相攻，氣並相逆，復出於胃[4]，故為噦。補手太陰，寫足少陰[5]。

【注释】

[1]故寒气：故，久，旧。指原有的寒气。但对故寒气所在部位，有不同看法。《灵枢集注》注："如肺有故寒气，而不能输布，寒气与新谷气，俱还入胃。"认为在肺；《灵枢注证发微》注："今有寒气之故者，在于胃中，而又有谷气之新者，以入于胃。"以为在胃。以后者之说较妥。

[2]新谷气：新入的饮食精微。

[3]真邪：《灵枢注证发微》注："真气即胃气，邪气即寒气。"

[4]气并相逆，复出于胃：寒气和新谷气相冲激而上逆，从胃上出，而上入胸膈而为哕，成为呃逆。《灵枢集注》注："胃之水谷，借肺气转输于皮毛，行于脏腑。如肺有故寒气而不能输布，寒气与新谷气俱还入于胃。新故相乱，真邪相攻，气并相逆于胃，而胃府不受，复出于胃，故呃逆也。"

[5]补手太阴，泻足少阴：补肺经之穴，泻肾经之穴。《类经·疾病类·口问十二邪之刺》注："寒气自下而升逆则为哕。故当补肺于上以壮其气，泻肾于下以引其寒。盖寒从水化，哕之标在胃，哕之本在肾也。"

【按语】本段经文论述哕的病因病机和针刺方法。哕，即呃逆，主要因胃中原有的寒邪与胃中新的水谷之气相搏结，两气合并上逆，出胃入胸膈而成。治疗上，补手太阴肺经以壮肺胃之气，泻足少阴肾经以引寒邪外出，胃气得复，寒气得去，则呃逆自平。

黄帝曰：人之唏[1]者何氣使然？岐伯曰：此陰氣盛而陽氣虛，陰氣疾而陽氣徐[2]，陰氣盛而陽氣絕，故為唏。補足太陽，寫足少陰。

黄帝曰：人之振寒者何氣使然？岐伯曰：寒氣客于皮膚，陰氣盛，陽氣虛，故為振寒寒慄[3]，補諸陽。

黄帝曰：人之噫者何氣使然？岐伯曰：寒氣客於胃，厥逆從下上散，復出於胃，故為噫[4]。補足太陰、陽明[5]。

【注释】

[1] 唏(xī)：人在悲泣时的抽泣声。《方言·第一》："唏，痛也，凡哀而不泣曰唏。"《辞海》："哀叹。"

[2] 阴气疾而阳气徐：阴气流行迅速，阳气活动徐缓。

[3] 振寒寒栗：振寒，畏冷发抖。栗，战栗，发抖。《类经·疾病类·口问十二邪之刺》注："身袪寒而振栗也。"

[4] 复出于胃，故为噫：指厥逆之气是从胃中出来，再向上下扩散，而为噫气。噫，嗳气。《古今医统大全·嗳气》注："《内经》名噫气，俗作嗳气，今从之，即饱食有声出是也。"《灵枢集注》注："是厥气出于胃，从脾气而上下散。"

[5] 补足太阴、阳明：补脾经和胃经。《类经·疾病类·口问十二邪之刺》注："补足太阴阳明二经，使脾胃气温，则客寒自散，而噫可除。"

【按语】唏，是悲伤忧愁引起的病证，病机为阴盛阳衰，阴气行速，阳气行缓而致阳不附阴。《类经·疾病类·口问十二邪之刺》说："悲忧之气生于阴惨，故为阴盛阳虚之候"。在针刺治疗上，以补阳泻阴为主。

振寒，指由于肌表本虚，加之寒邪侵袭而造成体表阴盛阳虚，畏冷战抖。治疗重在补益阳气，阳气复，腠理皮肤致密，阴寒消散，病可得愈。《类经·疾病类·口问十二邪之刺》提出："补诸阳者，凡手足三阳之原合及阳跷等穴，皆可酌而用之。"

噫为寒邪侵入胃，与胃气相搏而产生厥逆之气从下上散所致。与哕相比，有浅深之别。张介宾《类经·疾病类·口问十二邪之刺》认为哕和噫"皆以寒气在胃而然。但彼云故寒气者，以久寒在胃，言其深也，此云寒客于胃者，如客之寄，言其浅也。"治疗上，应仔细鉴别，因寒客脾胃，可补足太阴脾经和足阳明胃经，使脾胃气温而客寒消散，噫气可平。

二、学习小结

本节阐述发病的原因包括外感六淫、内伤七情和生活规律失常三方面。分析了上部空窍的某些病变和其他病证的原因、治疗，包括欠、哕、唏、振寒、噫等病的证治。

三、阅读练习（对下列原文加标点，并注释或翻译加点的词、句）

黄帝问曰余闻皮有分部脉有经纪筋有结络骨有度量其所生病各异别其分部左右上下阴阳所在病之始终愿闻其道岐伯对曰欲知皮部以经脉为纪者诸经皆然阳明之阳名曰害蜚上下同法视其部中有浮络者皆阳明之络也其色多青则痛多黑则痹黄赤则热多白则寒五色皆见则寒热也络盛则入客于经阳主外阴主内少阳之阳名曰枢持上下同法视其部中有浮络者皆少阳之络也络盛则入客于经故在阳者主内在阴者主出以渗于内诸经皆然太阳之阳名曰关枢上下同法视其部中有浮络者皆太阳之络也络盛则入客于经少阴之阴名曰枢儒上下同法视其部中有浮络者皆少阴之络也络盛则入客于经其入经也从阳部注于经其出者从阴内注于骨心主之阴名曰害肩上下同法视其部中有浮络者皆心主之络也络盛则入客于经太阴之阴名曰关蛰上下同法视其部中有浮络者皆太阴之络也络盛则入客于经凡十二经络脉者皮之部也是故百病之始生也必先于皮毛邪中之则腠理开开则入客于络脉留而不去传入于经留而不去传入于腑廪于肠胃邪之始入于皮也泝然起毫毛开腠理其入于络也则络脉盛色变其入客于经也则感虚乃陷下其留于筋骨之间寒多则筋挛骨痛热多则筋弛骨消肉烁䐃破毛直而败帝曰夫子言皮之十二部其生病皆何如岐伯曰皮者脉之部也邪客于皮则腠理开开则邪入客于络脉络脉满则注于经脉经脉满则入舍于腑脏也故皮者有分部不与而生大病也帝曰善（《素问·皮部论》）

笔记栏

复习思考题

1. 欠、哕、唏、振寒、噫的病机和针灸治法是什么？
2. 卫气循行与欠、振寒的关系是什么？
3. 阐述噫和哕的异同。

PPT 课件

第十五节 五乱第三十四*（全篇）

本篇阐述了营卫逆行，清浊相干，气机紊乱，阴阳相悖所致的病证和治疗。列举了气乱于心、气乱于肺、气乱于肠胃、气乱于臂胫、气乱于头的临床表现和治疗方法，故以"五乱"命名。

一、原文选读

黄帝曰：經脈十二者，別為五行，分為四時[1]，何失而亂，何得而治？岐伯曰：五行有序，四時有分，相順則治，相逆則亂。黄帝曰：何謂相順[2]？岐伯曰：經脈十二者以應十二月，十二月者分為四時，四時者春秋冬夏，其氣各異。營衛相隨[3]，陰陽已和，清濁不相干，如是則順之而治。

黄帝曰：何為逆而亂？岐伯曰：清氣在陰，濁氣在陽[4]，營氣順脈，衛氣逆行[5]，清濁相干，亂於胸中，是謂大悗[6]。故氣亂於心則煩心密嘿[7]，俛首靜伏；亂於肺則俛仰喘喝[8]，接手以呼[9]；亂於腸胃則為霍亂；亂於臂脛則為四厥[10]；亂於頭則為厥逆，頭重眩仆。

【注释】

[1] 别为五行，分为四时：指十二经脉属络于脏腑，脏腑各合于五行而应于四时。

[2] 相顺：《针灸甲乙经》下有"而治"二字，律以上下文，当从。

[3] 营卫相随：《太素·营卫气行》注："营在脉中，卫在脉外，内外相顺，故曰相随，非相随行，相随和也。"

[4] 清气在阴，浊气在阳：此为清浊混淆的表现，清气应在阳反在阴，浊气在阴反为阳。《灵枢注证发微》："清气宜升，当在于阳，反在于阴；浊气宜降，当在于阴，而反在于阳。"

[5] 营气顺脉，卫气逆行：这是营卫失调的表现，属阴的营气沿经脉行于阳分，属阳的卫气不按常规循行。《太素·营卫气行》注："营卫气顺逆十二经而行也。卫之悍气，上至于目，循足太阳至足趾为顺行；其悍气散者，复从目，循手太阳向手指，是为逆行也，此其常也。"《灵枢·胀论》："营气循脉，卫气逆为脉胀。"则知此处乃言疾病。

[6] 悗（mèn）：烦闷之意。

[7] 密嘿：密，安定，安静。嘿，同"默"。密嘿，即沉默无言。

[8] 俯仰喘喝：俯仰，忽而俯伏，忽而仰卧，且喘促而喝喝有声。指气喘呼吸不利。《素问·生气通天论》："烦则喘喝。"王冰注："喝，谓大呵出声。"

[9] 接手以呼：接，《针灸甲乙经》作"按"。指双手交接，按在胸部呼吸。

[10] 四厥：四肢厥冷，《太素·营卫气行》注："四厥，谓四支冷，或四支热也。"

【按语】本段经文描述了营卫失调，清浊混淆，气机失常后五种逆乱的证候。人体一切功能得以正常进行，全在气机活动的正常。一旦清浊升降失司，营卫运行失调，就可引起机体功能的紊乱，其证候与所扰乱部位的功能特点密切相关。如扰乱于心，心主神，表现为心烦不语；扰乱于肺，肺主气，则呼吸不利；扰乱于胃肠，胃肠主受纳传导，则表现为吐泻交作；

扰乱于手臂足胫,则四肢厥冷。

黄帝曰:五亂者,刺之有道乎? 岐伯曰:有道以來,有道以去[1],審知其道是謂身寶[2]。黄帝曰:善,願聞其道。岐伯曰:氣在於心者,取之手少陰、心主之輸[3];氣在於肺者,取之手太陰滎、足少陰輸[4];氣在於腸胃者,取之足太陰、陽明,不下者,取之三里;氣在於頭者,取之天柱、大杼,不知[5],取足太陽滎輸[6];氣在於臂足,取之先去血脈,後取其陽明、少陽之滎輸[7]。

黄帝曰:補寫奈何? 岐伯曰:徐入徐出謂之導氣[8],補寫無形謂之同精[9],是非有餘不足也,亂氣之相逆也。黄帝曰:允乎哉道[10],明乎哉論,請著之玉版[11],命曰治亂也。

【注释】

[1]有道以来,有道以去:疾病的发生有一定的规律,疾病的祛除也有一定的规律。《灵枢注证发微》注:"道者,脉路也。邪之来也,必有其道;则邪之去也,亦必有其道,审知其道,而善去之,斯谓养身之宝。"

[2]身宝:养身之宝,有养生要点的意思。

[3]手少阴、心主之输:手少阴之输,神门穴;心主之输,大陵穴。《灵枢注证发微》注:"取之手少阴心经之输穴神门,手心主即厥阴心包络经之输穴大陵。"

[4]手太阴荥、足少阴输:手太阴荥,鱼际穴;足少阴输,太溪穴。《太素·营卫气行》注:"手太阴荥,肺之本输。足少阴输,乃是肾脉,以其肾脉上入于肺,上下气通,故上取太阴荥,下取足少阴输。"

[5]不知:知,反应。即未见反应。《类经·针刺类·五乱之刺》注:"不知,不应也。"

[6]足太阳荥输:指通谷穴、束骨穴。

[7]阳明、少阳之荥输:指取手阳明经荥穴二间、输穴三间,手少阳经荥穴液门、输穴中渚治疗上肢的病变。取足阳明经荥穴内庭、输穴陷谷,足少阳经荥穴侠溪、输穴临泣治疗下肢的病变。

[8]徐入徐出谓之导气:徐缓地进针,徐缓地出针,导引逆乱的营卫之气,使机体恢复正常。《灵枢注证发微》注:"此言治五乱者惟以导气,不与补泻有余不足者同法也。凡有余者则行泻法,不足者则行补法。今治五乱者,则其针徐入徐出,导气复故而已。"

[9]同精:精,精深微妙。同精,说导气针法与补泻针法,两者在治疗疾病这一精深微妙原理上是相同的。《吕氏春秋·大乐》:"道也者,至精也。"注:"精,微也。"杨上善:"精者,补泻之妙意,使之和也。"

[10]允乎哉道:允,公平,得当。道,方法。指得当的治疗方法。

[11]玉版:又称玉简、玉板,既指用以刻字的玉片,亦指古代统治阶级用来叙事颂德和论述教戒的典册。《韩非子·喻老》:"周有玉版,纣令胶鬲索之。"因本篇内容重要,故认为应著在玉版上。

【按语】本段经文论述五乱的刺治方法,五乱的发生有一定的规律,治疗上也要遵循一定的法则。取穴上应循经取穴,取与病变脏腑所连属的经脉,以五输穴为主处方配穴,如气乱于心,取心经的神门、心包经的大陵。在手法上提出了徐入徐出的"导气"针法。

导气针法专为五乱而设,而五乱的产生系由营卫相逆,清浊相干而生,与一般的虚实不同,故不能以补泻论,在针灸临床治疗时,可以采用轻重适度、和缓的手法操作,即"徐入徐出",也就是今天的平补平泻。书中进一步提出"补泻无形谓之同精",意在强调导气针法,在操作上虽与补泻针法不同,但在调整机体的失衡状态,使之恢复协调的作用上具有异曲同工之妙,根本的目的都是调整机体的紊乱状态。

二、学习小结

本节说明十二经脉之气和四时五行的变化相应,次序分明,经气和顺,营卫相随。经脉营卫之气受到病邪的干扰,发生逆乱,便产生五乱,"清气在阴,浊气在阳,营气顺脉,卫气逆行"。分述五乱的发病症状,提出用针刺"徐入徐出"的"导气"法治疗。

三、阅读练习(对下列原文加标点,并注释或翻译加点的词、句)

黄帝曰人之寿夭各不同或夭寿或卒死或病久愿闻其道岐伯曰五脏坚固血脉和调肌肉解利皮肤致密营卫之行不失其常呼吸微徐气以度行六腑化谷津液布扬各如其常故能长久黄帝曰人之寿百岁而死何以致之岐伯曰使道隧以长基墙高以方通调营卫三部三里起骨高肉满百岁乃得终黄帝曰其气之盛衰以至其死可得闻乎岐伯曰人生十岁五脏始定血气已通其气在下故好走二十岁血气始盛肌肉方长故好趋三十岁五脏大定肌肉坚固血脉盛满故好步四十岁五脏六腑十二经脉皆大盛以平定腠理始疏荣华颓落发颇斑白平盛不摇故好坐五十岁肝气始衰肝叶始薄胆汁始灭目始不明六十岁心气始衰苦忧悲血气懈惰故好卧七十岁脾气虚皮肤枯八十岁肺气衰魄离故言善误九十岁肾气焦四脏经脉空虚百岁五脏皆虚神气皆去形骸独居而终矣(《灵枢·天年》)

复习思考题

1. 五乱形成的原因是什么?
2. 何谓"徐入徐出谓之导气,补泻无形谓之同精"?
3. 阐述气乱于心、肺、肠胃、臂胫、头的针灸取穴。

PPT 课件

第十六节　胀论第三十五(节选)

本篇讨论了脉胀、肤胀、五脏胀、六腑胀及其针刺治疗的方法,故以"胀论"为篇名。现节选讨论脏腑胀病及其针刺治疗的部分经文。

一、原文选读

黄帝曰:願聞脹形[1]。岐伯曰:夫心脹者煩心短氣,臥不安。肺脹者虛滿而喘欬。肝脹者脅下滿而痛引小腹。脾脹者善噦,四肢煩悗,體重不能勝衣[2],臥不安;腎脹者腹滿引背央央然[3],腰髀痛。

六府脹:胃脹者腹滿,胃脘痛,鼻聞焦臭,妨於食,大便難。大腸脹者腸鳴而痛濯濯,冬日重感於寒,則飧泄不化。小腸脹者少腹䐜脹,引腰而痛。膀胱脹者少腹滿而氣癃[4]。三焦脹者氣滿於皮膚中,輕輕然[5]而不堅。膽脹者脅下痛脹,口中苦,善太息。

凡此諸脹者,其道在一[6],明知逆順,針數不失[7]。寫虛補實,神去其室[8],致邪失正[9],真不可定[10],粗之所敗,謂之夭命。補虛寫實,神歸其室,久塞其空[11],謂之良工。

【注释】

[1] 胀形:胀病的证候。

[2] 体重不能胜衣:形容肌胀身重,穿衣困难,并且连衣物的重量都不能承受。

[3] 央央然:困倦痛苦的样子。《类经·疾病类·脏腑诸胀》注:"困苦貌。"

[4] 气癃:因膀胱气机闭阻所致的小便不通。《类经·疾病类·脏腑诸胀》注:"气癃,膀胱气闭,小水不通也。"

[5] 轻轻然:形容浮而不坚的样子。轻,《针灸甲乙经》作"壳"。《太素·胀论》注:"实而不坚也。"

笔记栏

[6] 其道在一：针灸治疗原则是一致的。《类经·疾病类·脏腑诸胀》注："胀有虚实，而当补当泻，其道唯一，无二歧也。"

[7] 针数不失：数，指技术。采用恰当的针灸治疗技术。《灵枢集注》注："针数不失者，随近远之一下三下也。"

[8] 神去其室：神，精神气血。室，内守之处。指针治如误用虚虚实实，则使神气离开其内守之处。

[9] 致邪失正：致邪，招致邪气深入。失正，正气耗散。《太素·胀论》注："得于邪气，失其四时正气。"

[10] 真不可定：真，真气。意指真气不能安宁于内而充养全身。

[11] 久塞其空：意为平时就保养神气，使经脉肉膝充实。《灵枢集注》注："塞其空者，外无使经脉肤膝疏空，内使脏腑之神气充足。"

二、学习小结

本节提出胀病的病因病机，大多是由寒气逆上，正邪相攻，营卫之气不能正常运行所致。提出胀病的分类是根据被累及的脏腑所出现的兼症来划分各种类型。阐述胀病的治疗应先用泻法祛除病邪，然后根据病变所在和证候虚实进行调治。本段论述胀病的脏腑分证及针刺之法。由于营卫运行逆乱干扰了脏腑气机而为胀，因五脏六腑的功能不同，其症状表现亦不同。在针刺方法上，强调补泻得当。

五脏六腑胀都有独特表现，如心胀多有烦躁、失眠等神志症状；肺胀以喘咳等气机障碍为主；肝胀则以胁部闷痛、牵引小腹为主；脾胀以肢体沉重，肌肤肿胀为主；肾胀，以水泛停蓄等为主。六腑之胀亦如此，与每一脏腑的生理功能密切相关。正如《太素·胀论》注："五脏六腑胀皆仿此，各从其脏腑所由状有异耳。"

鉴于胀病多为实证，特别在病的初期更是如此。所以，在针刺治疗上，本篇提出："无问虚实，工在疾泻。"强调泻法。对其治疗作用，张璐提出："原夫诸胀之因，良由卫气借递，故宜疾泻以下其气，气下则胀消矣。"

三、阅读练习（对下列原文加标点，并注释或翻译加点的词、句）

黄帝曰胀者焉生何因而有岐伯曰卫气之在身也常然并脉循分肉行有逆顺阴阳相随乃得天和五脏更始四时循序五谷乃化然后厥气在下营卫留止寒气逆上真邪相攻两气相搏乃合为胀也黄帝曰善何以解惑岐伯曰合之于真三合而得帝曰善黄帝问于岐伯曰胀论言无问虚实工在疾泻近者一下远者三下今有其三而不下者其过焉在岐伯对曰此言陷于肉肓而中气穴者也不中气穴则气内闭针不陷肓则气不行上越中肉则卫气相乱阴阳相逐其于胀也当泻不泻气故不下三而不下必更其道气下乃止不下复始可以万全乌有殆者乎其于胀也必审其胗当泻则泻当补则补如鼓应桴恶有不下者乎（《灵枢·胀论》）

复习思考题

1. 简述五脏胀的病因病机。
2. 简述六腑胀的病因病机。
3. 试述胀病的治疗原则。

第十七节　逆顺肥瘦第三十八（节选）

逆顺指经脉循行走向及气血的上下运行，肥瘦指形体的肥壮与瘦小。本篇重点讨论经脉的走向规律，气血滑涩、形体肥瘦、体质壮幼等内容，并以此作为施治的依据，强调逆顺的

01章17节PPT

PPT 课件

笔记栏

意义和因人而异在针刺治疗中的重要性,故以"逆顺肥瘦"为篇名,现节选根据体质状况选择针刺方法的经文。

一、原文选读

黄帝曰:願聞人之白黑肥瘦小長,各有數[1]乎?岐伯曰:年質壯大[2],血氣充盈,膚革[3]堅固,因加以邪,刺此者深而留之,此肥人也。廣肩腋,項肉薄[4],厚皮而黑色,唇臨臨然[5],其血黑以濁[6],其氣濇以遲,其為人也貪於取與[7],刺此者深而留之,多益其數也。

黄帝曰:刺瘦人奈何?岐伯曰:瘦人者皮薄色少,肉廉廉然[8],薄唇輕言,其血清氣滑,易脫于氣,易損於血,刺此者淺而疾之。

黄帝曰:刺常人奈何?岐伯曰:視其白黑[9],各為調之,其端正敦厚者,其血氣和調,刺此者無失常數也[10]。

黄帝曰:刺壯士真骨[11]者奈何?岐伯曰:刺壯士真骨,堅肉緩節監監然[12],此人重[13]則氣濇血濁,刺此者深而留之,多益其數;勁[14]則氣滑血清,刺此者淺而疾之。

黄帝曰:刺嬰兒奈何?岐伯曰:嬰兒者其肉脆,血少氣弱,刺此者以豪針,淺刺而疾發針,日再[15]可也。

黄帝曰:臨深決水奈何?岐伯曰:血清氣濁疾寫之,則氣竭焉。黄帝曰:循掘決衝奈何?岐伯曰:血濁氣濇疾寫之,則經可通也。

【注释】

[1]数:此指针刺深浅、疾留、次数等的标准。《灵枢注证发微》注:"各有刺针之数。"

[2]年质壮大:壮年而体格魁伟。

[3]肤革:肌表皮肤。

[4]广肩腋,项肉薄:指肩腋部宽阔,项部的肌肉瘦薄。《灵枢集注》注:"广肩腋者,广阔于四旁也。"

[5]唇临临然:形容口唇肥厚下垂的样子。《类经·针刺类·肥瘦婴壮逆顺之刺》注:"临临然,下垂貌。唇厚质浊之谓。"

[6]血黑以浊:黑,色泽较深;浊,重浊。指血色较暗,血质重浊。《灵枢集注》注:"黑者水之色,血黑以浊者,精水之重浊也。"

[7]贪于取与:贪,此作"过于"解;取,向人索取。与,给予人。即过于向人索取或过于慷慨给人。《灵枢集注》注:"夫太过则能与,不及则贪取,贪于取与者,不得中和之道,过犹不及也。"

[8]肉廉廉然:形容肌肉瘦薄的样子。《灵枢集注》注:"廉廉,瘦洁貌。"

[9]白黑:皮肤色泽之白皙与粗黑。《类经·针刺类·肥瘦婴壮逆顺之刺》注:"视其白黑者,白色多清,宜同瘦人,黑色多浊,宜同肥人,而调其数也。"

[10]无失常数也:不要违背针灸治疗的原则。《太素·刺法》注:"常,谓平和不肥瘦人。刺之依于深浅常数,不深之,不浅之也。"

[11]真骨:坚固致密的骨骼。《类经·针刺类·肥瘦婴壮逆顺之刺》注:"壮士之骨,多坚刚。"

[12]坚肉缓节监监然:坚肉,肌肉结实。缓节,筋骨坚强,关节舒缓。监监然,形容坚强有力。《灵枢集注》注:"监监者,卓立而不倚也。"

[13]重:稳重不好动。

[14]劲:轻劲有力。《类经·针刺类·肥瘦婴壮逆顺之刺》注:"劲急宜发者。"

[15]日再:每日针刺两次。《类经·针刺类·肥瘦婴壮逆顺之刺》注:"若邪有未尽,宁日再加刺,不可深而久也。"

二、学习小结

本节论述针刺要根据病人的体质来决定针刺的深浅以及是否留针和用针刺数。壮年而体质魁伟者,因气血充盛,须深刺久留。胖人气行迟涩,血暗质浊,亦须深刺久留。瘦人血清气滑,可浅刺疾出。体格适中的正常人,可按正常方式针刺,其中肤白体弱者浅刺疾出,肤黑强壮者深刺久留。婴儿因肉嫩血少气弱,须用毫针浅刺不留针,可一日针刺两次,也不要深刺久留。

依据人体生理特点决定刺法是古人长期临床实践的总结,在《灵枢·寿夭刚柔》《灵枢·阴阳二十五人》中均有相关论述,人的体质差异与疾病的发生和临床治疗有密切的关系,因此,因人施治有重要的临床价值。

概括说明十二经的走向与气血运行的逆顺规律,提出"手之三阴从胸走手,手之三阳从手走头,足之三阳从头走足,足之三阴从足走腹"。并介绍冲脉在人身上下、前后的循行分布。

三、阅读练习(对下列原文加标点,并注释或翻译加点的词、句)

黄帝问于岐伯曰余闻针道于夫子众多毕悉矣夫子之道应若失而据未有坚然者也夫子之问学熟乎将审察于物而心生之乎岐伯曰圣人之为道者上合于天下合于地中合于人事必有明法以起度数法式检押乃后可传焉故匠人不能释尺寸而意短长废绳墨以起平水也工人不能置规而为圆去矩而为方知用此者固自然之物易用之教逆顺之常也黄帝曰愿闻自然奈何岐伯曰临深决水不用功力而水可竭也循掘决冲而经可通也此言气之滑涩血之清浊行之逆顺也(《灵枢·逆顺肥瘦》)

黄帝曰脉行之逆顺奈何岐伯曰手之三阴从脏走手手之三阳从手走头足之三阳从头走足足之三阴从足走腹黄帝曰少阴之脉独下行何也岐伯曰不然夫冲脉者五脏六腑之海也五脏六腑皆禀焉其上者出于颃颡渗诸阳灌诸精其下者注少阴之大络出于气街循阴股内廉入腘中伏行骭骨内下至内踝之后属而别其下者并于少阴之经渗三阴其前者伏行出跗属下循跗入大指间渗诸络而温肌肉故别络结则跗上不动不动则厥厥则寒矣黄帝曰何以明之岐伯曰以言导之切而验之其非必动然后乃可明逆顺之行也黄帝曰窘乎哉圣人之为道也明于日月微于毫厘其非夫子孰能道之也(《灵枢·逆顺肥瘦》)

复习思考题

1. 体质肥壮的病人,针刺有何要求?
2. 体质瘦弱的病人,针刺有何要求?
3. 针刺婴儿有何要求?

第十八节 血络论第三十九*(全篇)

本篇论述奇邪在络的病变,在刺血络时所发生的几种现象,并用气血盛衰理论对这些现象产生的原因作了分析,故名"血络论"。

一、原文选读

黄帝曰:愿闻其奇邪[1]而不在经者。岐伯曰:血络[2]是也。黄帝曰:刺血络而仆者何也? 血出而射[3]者何也? 血少黑而浊[4]者何也? 血出清而半为汁[5]者

01章18节PPT

PPT课件

何也？發針而腫者何也？血出若[6]多若少而面色蒼蒼然者,何也？發針而面色不變而煩悗者何也？多出血而不動搖[7]者何也？願聞其故。

岐伯曰:脈氣盛而血虛者,刺之則脫氣,脫氣則仆[8]。血氣俱盛而陰氣多者[9]其血滑[10],刺之則射;陽氣畜積久留而不寫者,其血黑以濁,故不能射。新飲而液滲於絡,而未合和於血也,故血出而汁別焉;其不新飲者,身中有水[11],久則為腫[12]。陰氣積於陽,其氣因於絡[13],故刺之血未出而氣先行故腫[14]。陰陽之氣其新相得而未和合[15],因而寫之則陰陽俱脫,表裏相離,故脫色而蒼蒼然。刺之血出多,色不變而煩悗者,刺絡而虛經[16]。虛經之屬於陰者陰脫,故煩悗。陰陽相得而合為痺[17]者,此為內溢於經,外註於絡,如是者陰陽俱有餘,雖多出血而弗能虛也。

黃帝曰:相之奈何？岐伯曰:血脈者,盛堅橫以赤,上下無常處,小者如針,大者如筋,則[18]而寫之萬全也。故無失數矣,失數而反,各如其度。黃帝曰:針入而肉著者何也？岐伯曰:熱氣因於針則針熱,熱則肉著於針故堅焉。

【注释】

[1] 奇邪:指因侵袭络脉部位不定,异乎寻常的病邪。《类经·针刺类·血络之刺其应有异》注:"在络不在经,行无常处,故曰奇邪。"

[2] 血络:指皮肤表面的络脉和孙络。《灵枢集注》注:"血络者,外之络脉,孙脉,见于皮肤之间。血气有所留积,则失其外内出入之机。"

[3] 血出而射:指出血如喷射状。

[4] 血少黑而浊:《针灸甲乙经》作"血出黑而浊"。

[5] 血出清而半为汁:清,稀薄。汁,含有某种物质的液体。意指流出的血液清稀淡薄。

[6] 若:或者。

[7] 不动摇:意指不受影响,无不良后果。

[8] 脱气则仆:因误用泻法,使其气衰竭,患者可昏倒在地。《类经·针刺类·血络之刺其应有异》注:"气虽盛而血则虚者,若泻其气,则阴阳俱脱,故为仆倒。"

[9] 血气俱盛而阴气多者:指经脉内外血气旺盛,脉中阴气多的患者。《灵枢集注》注:"经脉为阴,皮肤为阳。俱盛者,经脉外内之血气俱盛也。如脉中之阴气多者,其血滑,故刺之则射。如皮肤之阳气蓄积,久留而不泻者,其血黑以浊,故不能射也。"

[10] 血滑:血行滑利充实。

[11] 身中有水:体内有水液停留。《灵枢集注》注:"盖言血乃水谷之津液所化,若不新饮而出为汗者,乃身中之水也。"说明身中之水亦来源于津液。

[12] 久则为肿:水液停留日久引起的水肿。《灵枢识》注:"肿,乃水肿之谓。"

[13] 其气因于络:因,从,由。意指积聚在阳分之气,从络脉而出。《灵枢集注》注:"此言阳分之气血,因于大络孙络而出也。"

[14] 肿:指被刺部位的血肿。《灵枢识》注:"肿乃针痕肿起之谓,与上节异义。"

[15] 其新相得而未和合:营卫气血刚刚得到调和,但未恢复常态。《类经·针刺类·血络之刺其应有异》注:"言血气初调,营卫甫定也,当此之时,根本未固。"

[16] 虚经:失血过多而使经脉致虚。《类经·针刺类·血络之刺其应有异》注:"取血者,刺其络也,若出血过多,必虚及于经。"

[17] 阴阳相得而合为痺:指阴分阳分邪气相结合而形成痹证,在内泛滥于经脉,在外渗于络脉。《灵枢集注》注:"如阴阳俱有余,相合而痹闭于外内之间,虽多出血而弗能虚也"。

[18] 则:《针灸甲乙经》作"刺"。

二、学习小结

本节论述刺血络时产生的晕针、血肿、血出而射、血少色黑、血薄色淡、面青胸闷、滞针等这些现象的原因。说明针刺后肉著于针的原理。首先,是对出血的质和量的观察,有血向外喷射、出血色暗而黏稠和血出稀薄这三种情况。其次,是对刺络不当所致的不良反应的描述,如误泻气,致患者昏仆倒地;误出血,造成患者面色苍白或虽面色不变,但心中烦闷不宁;出针不当引起局部血肿等。最后,对某些虽出血多,但并未引起不良反应的患者进行了讨论。

刺络泻血是针灸临床的常用方法,使用得当,对很多急、慢性疾病都有卓效。经文强调机体的状态不同、刺法不当或虚实不辨,都可引起"刺血络"后的不良反应,故针刺血络时应该注意观察患者体质,明辨阴阳虚实,选择适当针刺方法,做到手法适宜,以免发生各种意外事故。对血虚体弱者应当慎用。此外,还论述了观察血络的方法和滞针产生的原理,这些论述对临床有一定的指导意义。

三、阅读练习(对下列原文加标点,并注释或翻译加点的词、句)

黄帝曰余闻人有精气津液血脉余意以为一气耳今乃辨为六名余不知其所以然岐伯曰两神相搏合而成形常先身生是谓精何谓气岐伯曰上焦开发宣五谷味熏肤充身泽毛若雾露之溉是谓气何谓津岐伯曰腠理发泄汗出溱溱是谓津何谓液岐伯曰谷入气满淖泽注于骨骨属屈伸泄泽补益脑髓皮肤润泽是谓液何谓血岐伯曰中焦受气取汁变化而赤是谓血何谓脉岐伯曰壅遏营气令无所避是谓脉(《灵枢·决气》)

黄帝曰六气者有余不足气之多少脑髓之虚实血脉之清浊何以知之岐伯曰精脱者耳聋气脱者目不明津脱者腠理开汗大泄液脱者骨属屈伸不利色夭脑髓消胫痠耳数鸣血脱者色白夭然不泽其脉空虚此其候也黄帝曰六气者贵贱何如岐伯曰六气者各有部主也其贵贱善恶可为常主然五谷与胃为大海也(《灵枢·决气》)

复习思考题

1. 怎样理解刺血络时"血出而射""血少黑而浊"?
2. 怎样避免"刺血络而仆""发针而肿"?
3. 怎样刺血络才能做到"泻之万全"?

第十九节　论痛第五十三(全篇)

PPT 课件

本篇论述了不同体质的人对针刺、艾灸和药物的耐受不同,治疗疾病要根据不同的体质,因人制宜。因重点讨论人体对针灸的耐痛问题,所以称为"论痛"。

一、原文选读

黄帝问于少俞曰:筋骨之强弱,肌肉之坚脆[1],皮肤之厚薄,腠理之疏密各不同,其于针石火焫[2]之痛何如? 肠胃之厚薄坚脆亦不等,其于毒药何如? 愿尽闻之。少俞曰:人之骨强、筋弱、肉缓、皮肤厚者耐痛,其于针石之痛、火焫亦然。黄帝曰:其耐火焫者,何以知之? 少俞答曰:加以黑色而美骨[3]者耐火焫。黄帝曰:其不耐针石之痛者,何以知之? 少俞曰:坚肉薄皮者,不耐针石之痛,于火焫亦然。

黄帝曰：人之病，或同时而伤，或易已[4]，或难已，其故何如？少俞曰：同时而伤，其身多热者[5]易已，多寒者难已。

黄帝曰：人之胜毒[6]，何以知之？少俞曰：胃厚、色黑、大骨及肥者皆胜毒，故其瘦而薄胃[7]者皆不胜毒也。

【注释】

[1] 坚脆：坚实有力和脆弱无力。

[2] 火焫(ruò)：焫，烧的意思，此处指艾灸。

[3] 美骨：指骨骼发育坚固完美。《类经·脏象类·耐痛耐毒强弱不同》注："美骨者，骨强之谓。"

[4] 易已：病容易痊愈。

[5] 身多热者：指病在肌表阳分。《灵枢注证发微》注："盖多热则邪犹在表。"

[6] 胜毒：胜，经得起之意。此指对药物的耐受力。

[7] 瘦而薄胃：身体瘦而胃弱，指气血不足者。《类经·脏象类·耐痛耐毒强弱不同》注："其肉瘦而胃薄者，气血本属不足，安能胜毒药也。"

二、学习小结

本篇经文讨论体质上的差异，可致针、灸、药耐受力各不相同，有耐痛、胜毒、耐火焫、不耐针石等不同的情况。耐痛是指对针刺、艾灸所致疼痛的耐受力，耐痛力的大小取决于患者的体质。一般来说，骨强、筋弱、肉缓、皮肤厚、色黑而美骨等体格强壮者，耐针石；而坚肉、薄皮，身体瘦弱者，则较差。胜毒是指对药物的毒、副作用的耐受力，凡"胃厚、色黑、大骨及肥者皆胜毒"，强调了脾胃功能强者耐受性好，而"瘦而薄胃者"则较差。

本篇经文还指出体质不同的人，即使感受了同一种疾病，其预后也不一样，如"其身多热者易已，多寒者难已。"这是由于抵抗力不同以及邪气侵犯的部位不一之故。《灵枢注证发微》认为："多热则邪气在表"，"多寒则邪入于里"。不同的体质对针灸、药物所产生的效果及其预后转归都有不同的影响，在临床上应根据患者的体质，制定相应的治疗方法，因人制宜，辨证施治。

三、阅读练习(对下列原文加标点，并注释或翻译加点的词、句)

黄帝问于岐伯曰水谷入于口输于肠胃其液别为五天寒衣薄则为溺与气天热衣厚则为汗悲哀气并则为泣中热胃缓则为唾邪气内逆则气为之闭塞而不行不行则为水胀余知其然也不知其何由生愿闻其道岐伯曰水谷皆入于口其味有五各注其海津液各走其道故三焦出气以温肌肉充皮肤为其津其流而不行者为液天暑衣厚则腠理开故汗出寒留于分肉之间聚沫则为痛天寒则腠理闭气湿不行水下留于膀胱则为溺与气五脏六腑心为之主耳为之听目为之候肺为之相肝为之将脾为之卫肾为之主外故五脏六腑之津液尽上渗于目心悲气并则心系急心系急则肺举肺举则液上溢夫心系与肺不能常举乍上乍下故咳而泣出矣中热则胃中消谷消谷则虫上下作肠胃充郭故胃缓胃缓则气逆故唾出五谷之津液和合而为膏者内渗入于骨空补益脑髓而下流于阴股阴阳不和则使液溢而下流于阴髓液皆减而下下过度则虚虚故腰背痛而胫酸阴阳气道不通四海闭塞三焦不泻津液不化水谷并行肠胃之中别于回肠留于下焦不得渗膀胱则下焦胀水溢则为水胀此津液五别之逆顺也(《灵枢·五癃津液别》)

复习思考题

1. 不同体质的个体对针灸的疼痛耐受程度有何差异？

2. 临床上如何根据患者体质确定个性化的治疗方案？

3. 如何理解"筋骨之强弱，肌肉之坚脆，皮肤之厚薄，腠理之疏密"对针灸时的不同要求？

PPT 课件

第二十节　逆顺第五十五（全篇）

本篇说明气行有顺逆、脉气有盛衰、针刺有大法。针刺时应根据气之逆顺、脉之盛衰、疾病的具体情况把握时机，尽量做到早诊断、早治疗，不失时机地刺病之未生、刺其未盛、刺其已衰，才能收到良好的效果。如此者为顺，否则为逆，所以称为"顺逆"篇。

一、原文选读

黄帝问於伯高曰：余闻氣有逆顺，脈有盛衰，刺有大約[1]，可得闻乎？伯高曰：氣之逆顺者所以應天地、陰陽、四時、五行也；脈之盛衰者，所以候血氣之虚實有餘不足。刺之大約者，必明知病之可刺與其未可刺，與其已不可刺也。

黄帝曰：候之奈何？伯高曰：《兵法》曰：無迎逢逢之氣[2]，無擊堂堂之陣[3]。《刺法》曰：無刺熇熇之熱[4]，無刺漉漉之汗[5]，無刺渾渾之脈[6]，無刺病與脈相逆者。

【注释】

[1] 刺有大约：就是针刺大法。约，在这里当"法"或原则讲。杨上善："约，法也。"

[2] 逢逢（péng）之气：逢，有两种意思，一是形容鼓声，如《诗·大雅·灵台》"鼍（音陀）鼓逢逢"；二是盛大的意思，如《毛诗·小雅·采菽》传云："蓬蓬，盛貌。"逢逢之气，是形容军队的来势急疾，气势甚盛。

[3] 堂堂之阵：是形容军队打仗时的阵势盛大整齐。如《孙子·军争》："勿击堂堂之阵。"杜佑曰："堂堂者，盛大之貌也。"

[4] 熇熇（hè）之热：熇，热盛的意思。王冰："熇熇，盛热也。"

[5] 漉漉（lù）之汗：漉，水流貌。漉漉之汗，形容大汗不止的现象。

[6] 浑浑之脉：形容脉象浊乱而无端绪的意思。杨上善："浑浑，浊乱也。凡候脉浊乱者，莫知所病，故不可刺也。"

【按语】本段经文指出针刺的大法是依据人体"气之逆顺"及"脉之盛衰"而确定。因人体之气的运行是与自然界阴阳、四时、五行的变化规律相适应的，并且通过切脉辨别人体气血的虚实盛衰，从而决定疾病的可刺与不可刺。提出在高热、大汗、脉浑、脉症相逆等情况下不可针刺，但临床上对此不可拘泥，应根据病情之标本缓急积极恰当地进行处理。

黄帝曰：候其可刺奈何？伯高曰：上工刺其未生者也；其次，刺其未盛者也；其次，刺其已衰者也。下工，刺其方襲者也，與其形之盛者也，與其病之與脈相逆者也。故曰方其盛也，勿敢毀傷[1]，刺其已衰，事必大昌[2]。故曰上工治未病，不治已病，此之謂也。

【注释】

[1] 方其盛也，勿敢毁伤：指邪正斗争激烈，病势盛时，不可以针刺，刺之则毁伤正气。张景岳："盛邪当泻，何惧毁伤，正恐邪之所凑，其气必虚，攻邪未去，正气先夺耳。故曰方其盛也，勿敢毁伤。"

[2] 刺其已衰，事必大昌：即待邪气稍退，病势稍衰，正气待复时进行针刺治疗，因势利导，乘势祛邪，则治疗必定成功。张景岳："病既已衰，可无刺矣，不知邪气似平，病根方固，乘势拔之，易为力也。故曰刺其

已衰,事必大昌。"

二、学习小结

本节论述针刺的大法是依据人体"气之逆顺"及"脉之盛衰"而确定。选择适当的针刺时机以避其锐气,方可获得良好的疗效。指出"上工治未病,不治已病",为后世"未病先防,既病防变"防重于治的思想提供了依据。本篇论述的察识气行逆顺与脉象盛衰,对当今针灸临床有很大的借鉴意义。

三、阅读练习(对下列原文加标点,并注释或翻译加点的词、句)

黄帝曰余受九针于夫子而私览于诸方或有导引行气乔摩灸熨刺焫饮药之一者可独守耶将尽行之乎岐伯曰诸方者众人之方也非一人之所尽行也黄帝曰此乃所谓守一勿失万物毕者也今余已闻阴阳之要虚实之理倾移之过可治之属愿闻病之变化淫传绝败而不可治者可得闻乎岐伯曰要乎哉问道昭乎其如日醒窘乎其如夜瞑能被而服之神与俱成毕将服之神自得之生神之理可著于竹帛不可传于子孙黄帝曰何谓日醒岐伯曰明于阴阳如惑之解如醉之醒黄帝曰何谓夜瞑岐伯曰瘖乎其无声漠乎其无形折毛发理正气横倾淫邪泮衍血脉传溜大气入脏腹痛下淫可以致死不可以致生黄帝曰大气入脏奈何岐伯曰病先发于心一日而之肺三日而之肝五日而之脾三日不已死冬夜半夏日中病先发于肺三日而之肝一日而之脾五日而之胃十日不已死冬日入夏日出病先发于肝三日而之脾五日而之胃三日而之肾三日不已死冬日入夏蚤食病先发于脾一日而之胃二日而之肾三日而之膂膀胱十日不已死冬人定夏晏食病先发于胃五日而之肾三日而之膂膀胱五日而上之心二日不已死冬夜半夏日昳病先发于肾三日而之膂膀胱三日而上之心三日而之小肠三日不已死冬大晨夏晏晡病先发于膀胱五日而之肾一日而之小肠一日而之心二日不已死冬鸡鸣夏下晡诸病以次相传如是者皆有死期不可刺也间一脏及二三四脏者乃可刺也(《灵枢·病传》)

复习思考题

1. 怎样理解"气有逆顺,脉有盛衰,刺有大约"?
2. "无刺病与脉相逆者"的含义是什么?
3. 简述"上工治未病,不治已病"的含义。

第二十一节　行针第六十七*(全篇)

行针有两种含义,一是指针刺治疗的全过程;一是指针刺后的行针。本篇主要说明由于体质不同,针刺后的反应也就不同,以及针刺操作的正确与否与疗效的关系等有关问题,所以名为"行针"篇。

一、原文选读

黄帝問於岐伯曰:余聞九針於夫子而行之於百姓,百姓之血氣各不同形[1],或神動[2]而氣[3]先針行,或氣與針相逢,或針已出氣獨行[4],或數刺乃知,或發針[5]而氣逆,或數刺病益劇,凡此六者各不同形,願聞其方。

岐伯曰:重陽之人[6]其神易動,其氣易往也。黄帝曰:何謂重陽之人?岐伯曰:重陽之人,熇熇高高^[7],言語善疾,舉足善高,心肺之藏氣有余^[8],陽氣滑盛而揚^[9],故神動而氣先行。

黃帝曰:重陽之人而神不先行者何也? 岐伯曰:此人頗有陰者也。黃帝曰:何以知其頗有陰也? 岐伯曰:多陽者多喜,多陰者多怒^[10],數怒者易解,故曰頗有陰,其陰陽之離合難^[11],故其神不能先行也。

黃帝曰:其氣與針相逢奈何? 岐伯曰:陰陽和調而血氣淖澤滑利,故針入而氣出,疾而相逢也。

黃帝曰:針已出而氣獨行者,何氣使然? 岐伯曰:其陰氣多而陽氣少,陰氣沈而陽氣浮者內藏,故針已出氣乃隨其後,故獨行也。

黃帝曰:數刺乃知,何氣使然? 岐伯曰:此人之多陰而少陽,其氣沈而氣往難,故數刺乃知也。

黃帝曰:針入而氣逆者,何氣使然? 岐伯曰:其氣逆與其數刺病益甚者,非陰陽之氣浮沈之勢^[12]也。此皆粗之所敗,上之所失,其形氣無過焉。

【注释】

[1] 血气各不同形:指气血有多少不同而言。《灵枢集注》注:"谓形中之血气,有盛有少也。"

[2] 神动:心神激动。

[3] 气:经气活动所表现的针刺反应。

[4] 气独行:一是出针后还保持得气感应。二是出针后始产生针刺感应。

[5] 发针:下针。《灵枢识》注:"发针即下针之谓。"气逆:针刺后发生不良反应。

[6] 重阳之人:指体质偏于阳分者。《灵枢集注》注:"重阳之人者,手足左右太少之阳及心肺之脏气有余者也。"

[7] 熇熇(hè)高高:熇熇,火势炽盛的样子。高高,形容不卑不亢的样子。《灵枢注证发微》注:"熇熇而有炎上之势,高高而无卑屈之心。"高,《针灸甲乙经》《太素》作"蒿"。

[8] 心肺之脏气有余:指心神壮盛,肺气充沛,故神气易于激动。

[9] 滑盛而扬:扬,振扬张大,传播发扬。指阳气活动滑利充盛易于发扬。

[10] 多阳者多喜,多阴者多怒:多阳者精神爽快,常有喜悦之情;"阴"性沉默者,常多郁怒,好发脾气。《类经·针刺类·行针血气大不同》注:"光明爽朗阳之德也,沉滞抑郁阴之性也,故多阳则多喜,多阴多怒。"

[11] 阴阳之离合难:指阳中有阴,阴阳平衡失调,气血运行受影响,所以针刺的敏感性较差。《灵枢注证发微》注:"盖以阳中有阴,则阳为阴滞,初虽针入而阳合,又因阴滞而复相离,其神气不能易动,而先针以行也。"

[12] 非阴阳之气浮沉之势:不是阴阳之气的盛衰浮沉所导致的。《类经·针刺类·行针血气大不同》注:"乃医之所败所失,非阴阳表里形气之过也。"

二、学习小结

本篇提出针刺后可出现的六种不同反应,其原因在于人的体质不同和气血盛衰的差别。指出针刺气逆(如晕针)、数刺而病益甚者与体质无关,是由于医疗作风的草率或技术上的错误造成的。

本节着重讨论针刺感应与体质的关系,针刺后有四种不同的感应情况:①针后即刻有感应,"神动而气先行";②针后适时获得感应,"气与针相逢";③出针后始有感应,或感应一直存在,"针已出气独行";④经过反复刺激后,才产生感应,"数刺乃知"。这四种感应产生的机制,与人体阴阳之气的多少密切有关。偏于阳分的人(即重阳之人),针感出现较快;阴阳之气平衡者(阴阳和调之人),针感能适时而至;阴气偏盛,阳气衰少者(阴气多而阳气少之人)因阳主动,阳气滑利易行,阴主静,阴气沉滞难往,故针感出现较慢或出针后始有针感,或数刺而知等现象。

还论述了两种针后不良反应:一为"发针而气逆",一为"数刺病益剧"。这类情况与患者的体质无关,都是医者技术上的过失所造成的。

三、阅读练习(对下列原文加标点)

黄帝曰夫经水之应经脉也其远近浅深水血之多少各不同合而以刺之奈何岐伯答曰足阳明五脏六腑之海也其脉大血多气盛热壮刺此者不深弗散不留不泻也足阳明刺深六分留十呼足太阳深五分留七呼足少阳深四分留五呼足太阴深三分留四呼足少阴深二分留三呼足厥阴深一分留二呼手之阴阳其受气之道近其气之来疾其刺深者皆无过二分其留皆无过一呼其少长大小肥瘦以心撩之命曰法天之常灸之亦然灸而过此者得恶火则骨枯脉涩刺而过此者则脱气黄帝曰夫经脉之大小血之多少肤之厚薄肉之坚脆及腘之大小可为量度乎岐伯答曰其可为度量者取其中度也不甚脱肉而血气不衰也若失度之人痟瘦而形肉脱者恶可以度量刺乎审切循扪按视其寒温盛衰而调之是谓因适而为之真也(《灵枢·经水》)

复习思考题

1. 怎样理解"神动而气先针行""气与针相逢"?
2. 为何"针已出气独行""数刺乃知"?
3. 如何避免"针入而气逆""数刺病益甚?

01章22节PPT

PPT课件

第二十二节　邪客第七十一(节选)

本篇主要论述邪气侵入人体后,在不同部位可以产生不同病证以及各种祛邪之法,故名为"邪客"。现节选以手太阴、心主之脉为例说明经脉循行的屈折出入、手少阴无腧及其原因,持针纵舍等原文。

一、原文选读

黄帝问於岐伯曰:余願聞持針之數[1],内針之理,縱舍[2]之意,扞皮[3]開腠理,奈何? 脈之屈折[4]出入之處,焉至而出,焉至而止,焉至而徐,焉至而疾[5],焉至而入? 六府之輸於身者,余願盡聞其序。別離之處,離而入陰,別而入陽[6],此何道而從行? 願盡聞其方。岐伯曰:帝之所問,針道畢矣。

黄帝曰:願卒聞之。岐伯曰:手太陰之脈出於大指之端。内屈,循白肉際,至本節[7]之後太淵,留以澹[8]。外屈,上於本節下,内屈,與陰諸絡會於魚際,數脈并注[9],其氣滑利,伏行壅骨[10]之下,外屈,出於寸口而行,上至於肘内廉,入於大筋之下,内屈,上行臑陰,入腋下,内屈走肺,此順行逆數之屈折也[11]。心主之脈出於中指之端,内屈,循中指内廉,以上留於掌中,伏行兩骨之間,外屈,出兩筋之間,骨肉之際,其氣滑利,上二寸,外屈,出行兩筋之間,上至肘内廉,入於小筋之下,留兩骨之會上,入於胸中,内絡於心脈[12]。

【注释】

[1]数:音义同"术"。此指持针之术。

[2]纵舍:此即下文之"持针纵舍"。历代医家对此有不同解释。《灵枢注证发微》注:"或纵针而不必持,或舍针而不复用。"《类经·针刺类·持针纵舍屈折少阴无俞》注:"纵言纵缓,舍言弗用也。"指缓用针和不用针。《灵枢集注》张志聪注:"纵舍者,迎随也。"认为是补泻手法。

[3]扦(gǎn)皮:指用手力伸展肌肤的纹理,随经取穴,浅刺皮层,使腠理开泄而不伤肉的一种刺法。

[4]脉之屈折:即经脉循行的屈折迂回。

[5]焉至而徐,焉至而疾:指经气在流注的过程中,从哪里出,到哪里止,在哪缓慢,在哪疾急,到哪里而入。

[6]离而入阴,别而入阳:阴阳经的离合情况。阳经是怎样由腧穴分出而进入阴经,阴经是怎样由腧穴分出而进入阳经。《太素·脉行同异》注:"问阴阳二脉离合之处也。"

[7]本节:手足指(趾)和掌骨相连的关节。

[8]留以澹:指经气汇合于太渊穴,并形成寸口脉。留,通流、溜。澹,动也。留以澹,脉气流行而有波动感。《类经·针刺类·持针纵舍屈折少阴无俞》注:"澹,水摇貌。脉至太渊而动,故曰'留以澹'也。"

[9]数脉并注:此指手太阴、手少阴、手心主诸脉,皆流注于鱼际处。

[10]雍骨:指第一掌骨。《太素·脉行同异》注:"雍骨,谓手鱼骨也。"沈彤《释骨》:"手大指本节后起骨曰雍骨。"

[11]此顺行逆数之屈折也:即手太阴经脉由手至胸逆行屈折出入的顺序。《太素·脉行同异》注:"手太阴一经之中,上下常行,名之为顺,数其屈折,从手向身,故曰逆数也。"逆数,指逆行的次序。

[12]心脉:《针灸甲乙经》作"胞",即心包。

【按语】本段经文举手太阴、手心主之脉为例,说明脉行的屈折情况,是回答上文"脉之屈折……焉至而入"之问,意在说明脏腑五输穴之所在,其内容详见《灵枢·本输》篇。《灵枢·本输》主要是说明十二经脉在肘、膝关节以下经气的流注情况,与本篇所举两经在循行方向上是一致的。关于经脉的循行,在《灵枢·经脉》中有详细论述,本篇所举两经与《灵枢·经脉》篇的手太阴、心主之脉的循行路线有许多不同。张介宾注:"按本篇于十二经之屈折,独言手太阴、心主二经者,盖欲引证下文少阴无腧之义,故单以膈上二经为言耳。诸经屈折详义,已具经脉、本输等篇,故此不必再详也。"

黄帝曰:手少陰之脈獨無腧何也?岐伯曰:少陰心脈也。心者五藏六府之大主也[1],精神之所舍也,其藏堅固,邪弗能容[2]也。容之則心傷,心傷則神去,神去則死矣。故諸邪之在於心者皆在於心之包絡,包絡者心主之脈也,故獨無腧焉[3]。

黄帝曰:少陰獨無腧者,不病乎?岐伯曰:其外經病[4]而藏不病,故獨取其經於掌後銳骨之端[5]。其餘脈出入屈折,其行之徐疾,皆如手太陰、心主之脈行也。故本腧者,皆因其氣之虛實疾徐以取之,是謂因衝而寫,因衰而補,如是者,邪氣得去,真氣堅固,是謂因天之序。

【注释】

[1]五脏六腑之大主也:大主,君王也。此指心为五脏六腑的主宰。《素问·灵兰秘典论》:"心者,君主之官。"

[2]容:《太素》《脉经》均作"客",又据本篇名"邪客"及论邪客内容,应作"客"。下同。

[3]独无腧焉:此指心经不必有治心病的腧穴。《灵枢注证发微》注:"此承上文而明手少阴心经不必有治病之腧也。腧者,穴也。前本腧篇止言心出于中冲云云,而不言心经者,岂心经独无治病之腧乎?非谓心经无腧穴也……故凡诸邪之在心者,皆不在心而在于心之包络。包络者遂得以同心主之脉,而即以心主

称之也,故治病者亦治心包之穴而已,独不取于心之者有以哉。"

[4] 外经病:《灵枢注证发微》注:"心经之病,在于外经,凡经脉之行于外者偶病耳。心之内脏则不容病者也。"

[5] 掌后锐骨之端:此指神门穴。

【按语】本段经文主要阐述手少阴心经无腧穴的原因。认为心为君主之官,不能受邪,故《素问·灵兰秘典论》中说:"故主明则下安,以此养生则寿,殁世不殆,以为天下则大昌。主不明则十二官危,使道闭塞而不通,形乃大伤,以此养生则殃,以为天下者,其宗大危。"心包为心之外围。凡心受邪,皆由心包代之,故心病取心包经穴治疗。《类经·针刺类·持针纵舍屈折少阴无俞》注:"故凡诸邪之在心者,皆在心外之包络耳。然心为君主之官,而包络亦心所主,故称为心主。凡治病者,但治包络之腧,即所以治心也。"

在《灵枢·本输》所论述的五输穴中,心经的本输也是以心主之脉言之。可见本文与《灵枢·本输》、马王堆汉墓帛书《阴阳十一脉灸经》和《足臂十一脉灸经》属相同的学术渊源。关于心经腧穴治疗心病,在《黄帝内经》中有不同看法,《灵枢·五邪》说邪客于心时,不但有其病证,而且要调治其输,"邪在心则病心痛,喜悲,时眩仆,视有余不足而调之其输也。"《素问·刺热》说"刺手少阴、太阳"治心热,说明《黄帝内经》对心能否受邪也有肯定和否定的不同观点。

黄帝曰:持針縱舍奈何? 岐伯曰:必先明知十二經脈之本末,皮膚之寒熱[1],脈之盛衰滑澀[2]。其脈滑而盛者病日進,虛而細者久以持[3],大以澀者為痛痹[4],陰陽如一[5]者病難治。其本末尚熱者,病尚在;其熱已衰者,其病亦去矣。持其尺[6],察其肉之堅脆、大小、滑澀、寒溫、燥濕,因視目之五色,以知五藏而決死生。視其血脈,察其色,以知其寒熱痛痹[7]。

黄帝曰:持針縱舍,余未得其意也。岐伯曰:持針之道,欲端以正,安以靜[8],先知虛實而行疾徐[9],左手執骨,右手循之,無與肉果[10],寫欲端以正,補必閉膚[11],輔針導氣[12],邪得淫泆[13],真氣得居。

【注释】

[1] 皮肤之寒热:指皮肤之寒热温凉。《太素·刺法》注:"皮肤热即血气通,寒即脉气壅也。"

[2] 滑涩:《太素·刺法》注:"阳气盛而微热谓之滑也,多血少气微寒谓之涩脉。"

[3] 久以持:指"虚而细"是久病患者所具有的脉象。

[4] 大以涩者为痛痹:《太素·刺法》注:"多气少血为大,多血少气为涩,故为痛痹也。"

[5] 阴阳如一:指表里俱伤,气血皆败者,内卫同病,脉象难辨。《类经·针刺法·持针纵舍屈折少阴无俞》注:"表里俱伤,气血皆败者,是为阴阳如一,刺之必反甚,当舍而勿针。"

[6] 持其尺:通过诊尺肤可以观察患者肌肉的坚实或脆弱,脉象的大小、滑涩,皮肤的寒温、燥湿,判断预后。《灵枢·论疾诊尺》:"审其尺之缓急、大小、滑涩,肉之坚脆,病形定矣。"《太素·刺法》注:"持尺皮肤,决死生也。"

[7] 视其血脉,察其色,以知其寒热痛痹:观察血络所呈现的不同色泽,便能推断寒热、痛痹。《素问·皮部论》:"气色多青则痛,多黑则痹,黄赤则热,多白则寒,五色皆见则寒热也。"

[8] 安以静:此指针刺时要专心致志,安静心情,即治神。《太素·刺法》注:"以志不乱故安静也。"

[9] 而行疾徐:此指脉气运行的疾徐。即上文提到的"焉至而徐,焉至而疾"。是说针刺要知道脉气运行情况。

[10] 无与肉果:果,通"裹"。《说文解字·衣部》:"裹,缠也。"指针刺时不可用力过猛,以防病人感应过激,使肌肤急剧收缩,以致针被肉裹,而发生滞针、弯针等不良后果。

[11] 闭肤:即按闭针孔。

［12］辅针导气:用辅助手法行针,以导引真气。《类经·针刺类·持针纵舍屈折少阴无俞》注:"以手辅针,导引其气。"

［13］邪得淫泆:《针灸甲乙经》作"邪不得淫泆",淫泆,浸淫蔓延的意思。指针刺后,邪气不能浸淫蔓延。

【按语】本段经文讨论"持针纵舍"的先决条件和具体运用。所谓"持针纵舍",虽然后人有不同的解释,但比较一致的是认为指针刺手法而言。其先决条件是必须明确诊断,即了解十二经脉循环运行的始终,并依据皮肤的寒热变化,脉象的虚实滑涩,肌肉的坚脆、燥湿,目睛五色的青黑黄赤等指征,掌握疾病的轻重、预后的吉凶等情况,正确施以补泻。具体操作时,医者须端正态度,心神安定,根据病证虚实,施行补泻手法,左手把握骨骼的位置,右手循穴进针,用力不要过猛,泻法要垂直下针,补法要按压针孔,并用辅助手法导引正气,使邪气消散,真气内守。

二、学习小结

本节主要根据经络的循行,叙述了手太阴肺经、手厥阴心包经从胸走手逆行之数(次序),意在说明脏腑五输穴之所在,并指出心为五脏六腑之大主,不能容邪,"容之则心伤,心伤则神去,神去则死"的生理特点。详细论述了持针纵舍及针刺宜忌。

三、阅读练习(对下列原文加标点,并注释或翻译加点的词、句)

黄帝问于伯高曰夫邪气之客人也或令人目不瞑不卧出者何气使然伯高曰五谷入于胃也其糟粕津液宗气分为三隧故宗气积于胸中出于喉咙以贯心脉而行呼吸焉营气者泌其津液注之于脉化以为血以荣四末内注五脏六腑以应刻数焉卫气者出其悍气之慓疾而先行于四末分肉皮肤之间而不休者也昼日行于阳夜行于阴常从足少阴之分间行于五脏六腑今厥气客于五脏六腑则卫气独卫其外行于阳不得入于阴行于阳则阳气盛阳气盛则阳跷陷不得入于阴阴虚故目不瞑黄帝曰善治之奈何伯高曰补其不足泻其有余调其虚实以通其道而去其邪饮以半夏汤一剂阴阳已通其卧立至黄帝曰善此所谓决渎壅塞经络大通阴阳和得者也愿闻其方伯高曰其汤方以流水千里以外者八升扬之万遍取其清五升煮之炊以苇薪火沸置秫米一升治半夏五合徐炊令竭为一升半去其滓饮汁一小杯日三稍益以知为度故其病新发者覆杯则卧汗出则已矣久者三饮而已也(《灵枢·邪客》)

复习思考题

1. 怎样理解"离而入阴,别而入阳""掌后锐骨之端"?
2. 简述"持针纵舍"的含义,其先决条件和具体运用的要求是什么?
3. 如何理解"心主之脉也,故独无腧焉"?

第二十三节 官能第七十三(节选)

本篇是《灵枢》中全面概述针灸理论和临床的重要篇章之一。官者,任也,任其所能,故以"官能"名篇。现节选了用针之道和面部、皮肤色泽诊断的经文。

一、原文选读

黄帝曰:用針之理,必知形氣之所在,左右上下,陰陽表裏,血氣多少[1],行之

PPT 课件

逆順[2]，出入之合[3]，謀伐有過[4]。

知解結[5]，知補虚寫實，上下氣門[6]，明通於四海，審其所在，寒熱淋露[7]，以輸異處[8]。審於調氣，明於經隧，左右肢絡，盡知其會。

寒與熱爭，能合而調之；虚與實鄰，知決而通之；左右不調，把而行之[9]。明於逆順，乃知可治；陰陽不奇，故知起時[10]。審於本末，察其寒熱，得邪所在，萬刺不殆，知官九針[11]，刺道畢矣。

【注释】

［1］血气多少：指十二经脉的血气有多有少。《素问·血气形志》："太阳常多血少气，少阳常少血多气，阳明常多气多血，少阴常少血多气，厥阴常多血少气，太阴常多气少血。"

［2］行之逆顺：指十二经脉顺行和逆行的走向。如足三阴经从足走腹为顺，足三阳经从头走足为顺，反之则属逆。《类经·针刺类·九针推论》注："阴气从足上行，至头而下行循臂；阳气从手上行，至头而下行至足。故阳病者，上行极而下，阴病者，下行极而上，反此者，皆谓之逆。"

［3］出入之合：脉气由里达外为出，由表至里为入。合，会合之处。《灵枢注证发微》注："自表而之里为入，自里而之表为出。"

［4］谋伐有过：伐，讨伐，在此为攻治之意。过，过失，在此为病邪之意。《灵枢注证发微》注："即其犯病而为有过者则谋伐之。"

［5］解结：疏通郁结，调达经气。《灵枢·刺节真邪》："一经上实下虚而不通者，此必有横络盛加于大经，令之不通，视而泻之，此所谓解结也。"

［6］上下气门：指周身经穴。《灵枢注证发微》注："脉之上下于气门，即气穴也。"

［7］淋露：也作"淋沥"，指久病。《灵枢识》注："盖淋露与淋沥同义，谓如淋下露滴，病经久不止。"《外台秘要》认为淋沥作"劳倦""困极"解，"劳极之病，吴楚谓之淋沥。"

［8］以输异处：输，输注；异处，不同的部位。指病邪侵袭人体后，可随气血运行输注于人体不同部位。《灵枢注证发微》注："以其腧穴，必皆异处，当审于调其脉气之往来。"

［9］把而行之：把握病邪之所在，施以缪刺之法。《类经·针刺类·九针推论》注："邪客大络者，左注右，右注左，把而行之，即缪刺也。"《太素·知官能》："把，持也。人身左右脉不调者，可持左右寸口人迎，诊而行之，了知气之逆顺，乃可疗之。"

［10］阴阳不奇，故知起时：奇，同倚。起，好转。即阴阳调和不偏倚，则知病有恢复之时。《类经·针刺类·九针推论》注："奇，不遇也，不奇则和矣，故知起时。"

［11］知官九针：官，任也。意指熟知九针之所宜。

【按语】本段经文阐述用针之道。指出针刺治疗疾病，必须掌握经脉的走行和气血多少，知病之阴阳、表里、寒热、虚实，探究病邪之所在，掌握九针的不同性能，正确运用补虚泻实、决壅通滞的手法，这样才能做到据病选针，因证施治，令虚实得调，阴阳得平。

明于五腧，徐疾所在，屈伸出入，皆有條理。言陰與陽，合於五行，五藏六府，亦有所藏。四時八風，盡有陰陽，各得其位，合於明堂，各處色部[1]，五藏六府，察其所痛，左右上下[2]，知其寒溫，何經所在，審皮膚之寒溫滑濇[3]，知其所苦；膈有上下，知其氣所在[4]。先得其道，稀而疏之，稍深以留，故能徐入之。大熱在上，推而下之；從下上者，引而去之；視前痛者，常先取之；大寒在外，留而補之；入於中者，從合寫之。針所不為，灸之所宜。

上氣不足推而揚之，下氣不足積而從之，陰陽皆虚火自當之。厥而寒甚，骨廉陷下，寒過於膝，下陵三里。陰絡所過，得之留止，寒入於中推而行之，經陷下者火則當之。結絡堅緊火之所治，不知所苦，兩蹻之下，男陰女陽，良工所禁，針論毕矣。

【注释】

[1] 各处色部:色,面部之五色。部,指脏腑病变反映于面部的相应处。《灵枢·五色》:"五色之见也,各出其色部。"

[2] 左右上下:面部左右、上下所显现的颜色。《灵枢·五色》:"黄赤为风,青黑为痛,白为寒……五色各见其部,察其浮沉,以知浅深……视色上下以知病处也。"

[3] 皮肤之寒温滑涩:触诊皮肤之不同感觉,反映不同病证。《类经·针刺类·九针推论》注:"寒者多阴,温者多阳,滑者多实,涩者多虚。"

[4] 膈有上下,知其气所在:气,指病气。《灵枢注证发微》注:"膈有上下……必知其病气之所在。"人体之气主要集于膈上、膈下,《类经·针刺类·九针推论》注:"膈之上,膻中也,为上气海,心肺所居。膈之下,脾肝肾所居,丹田为下气海也。"

【按语】 本段经文主要讨论面部望色和皮肤触诊在针灸治疗中的价值,通过明察五色之异常,能了解病变在何脏何腑,结合皮肤寒温、涩滑变化的触知,进一步掌握病证的阴阳虚实。

二、学习小结

本节所选内容为用针之道和面部、皮肤色泽诊断的意义,论述人的生理和疾病的阴阳、寒热、虚实,针刺补泻法则,要求医者对外能掌握自然界的变化,对内能测知体内气血之活动情况。通过掌握五输穴的特点和阴阳五行理论、四时气候变化、藏象理论等,结合面部的色泽,来判断病变的性质和病位所在。说明大寒在里,阴阳俱虚和经气下陷等证候都宜用灸法。

三、阅读练习(对下列原文加标点,并注释或翻译加点的词、句)

用针之服必有法则上视天光下司八正以辟奇邪而观百姓审于虚实无犯其邪是得天之露遇岁之虚救而不胜反受其殃故曰必知天忌乃言针意法于往古验于来今观于窈冥通于无穷粗之所不见良工之所贵莫知其形若神髣髴邪气之中人也洒淅动形正邪之中人也微先见于色不知于其身若有若无若亡若存有形无形莫知其情是故上工之取气乃救其萌芽下工守其已成因败其形是故工之用针也知气之所在而守其门户明于调气补泻所在徐疾之意所取之处泻必用员切而转之其气乃行疾而徐出邪气乃出伸而迎之摇大其穴气出乃疾补必用方外引其皮令当其门左引其枢右推其肤微旋而徐推之必端以正安以静坚心无解欲微以留气下而疾出之推其皮盖其外门真气乃存用针之要无忘其神(《灵枢·官能》)

雷公问于黄帝曰针论曰得其人乃传非其人勿言何以知其可传黄帝曰各得其人任之其能故能明其事雷公曰愿闻官能奈何黄帝曰明目者可使视色聪耳者可使听音捷疾辞语者可使传论语徐而安静手巧而心审谛者可使行针艾理血气而调诸逆顺察阴阳而兼诸方缓节柔筋而心和调者可使导引行气疾毒言语轻人者可使唾痈咒病爪苦手毒为事善伤者可使按积抑痹各得其能方乃可行其名乃彰不得其人其功不成其师无名故曰得其人乃言非其人勿传此之谓也手毒者可使试按龟置龟于器下而按其上五十日而死矣手甘者复生如故也(《灵枢·官能》)

复习思考题

1. 怎样理解"解结""四海""各处色部"?

2. 本篇中论述的"用针之理"包括哪些内容?

3. 本篇讨论了哪些治病原则?

第二十四节　刺节真邪第七十五(节选)

本篇论述刺法中的"五节"(振埃、发蒙、去爪、彻衣、解惑),说明了针刺五邪(持痈、容大、狭小、寒、热)的作用和方法,还重点讨论了真气和邪气的关系,故名"刺节真邪"。现节选其中解结刺法的部分经文。

一、原文选读

用針之類在於調氣,氣積於胃以通營衛,各行其道。宗氣留於海,其下者注於氣街,其上者走於息道。故厥在於足,宗氣不下,脈中之血凝而留止,弗之火調,弗能取之。用針者,必先察其經絡之實虛,切而循之,按而彈之[1],視其應動者,乃後取之而下之[2]。六經[3]調者謂之不病,雖病,謂之自已[4]也。一經上實下虛而不通者,此必有橫絡盛加於大經[5],令之不通,視而寫之,此所謂解結[6]也。

【注释】

[1]按而弹之:指用手指轻轻按压或弹动经脉。

[2]视其应动者,乃后取之而下之:应动,指经络之气应手而动。用针治病时,先用手循经切按弹动经脉,感到应指而动的部位,然后取针刺入穴内。《类经·针刺类·五邪之刺》注:"视其气之应手而动者,其微其甚,则虚实可知,然后用法取之,而气自下矣。"

[3]六经:指手足三阴三阳六经。

[4]自已(yǐ):已,停止、完毕。指病者虽觉身体某处不适,但只要六经气血和调则说明病情很轻,凭借自身的调节功能而可自愈。《类经·针刺类·五邪之刺》注:"经脉调者,虽病亦微,故必自已。"

[5]横络盛加于大经:横络,指络脉。大经,指十二正经。指壅盛的络脉加于正经之上。

[6]解结:解,解除、消除。结,结聚也。《太素·知官能》注:"结谓病脉坚紧。"意指解除结聚而使经脉流畅。

二、学习小结

本节介绍刺五邪的含义和刺法,说明铍针、锋针、员利针、镵针的适应证。详述真气的来源与功能,对正气、邪气与疾病的关系进行了分析,列举正不胜邪,经脉受病可产生的疼痛、痹、骨疽、肉疽等病证的致病原因。

针刺治病主要在于调节气机,用针治病先要察经络的虚实,通过循切弹动经脉,感到应指而动的部位,然后取针刺入穴内。经文还具体论述了解结方法。这一方法在《黄帝内经》中曾多处提到,这里主要指当某一经脉出现上实下虚不通的情况,必定是横行的支络有邪气壅盛,并且干扰了正经气血而形成壅滞不通,表现为充盈的血络横加于经脉上,治疗时找出疾病的所在,施行泻法,这就是所说的解结法。

三、阅读练习(对下列原文加标点,并注释或翻译加点的词、句)

黄帝曰刺节言振埃夫子乃言刺外经去阳病余不知其所谓也愿卒闻之岐伯曰振埃者阳气大逆上满于胸中愤瞋肩息大气逆上喘喝坐伏病恶埃烟饲不得息请言振埃尚疾于振埃黄帝曰善取之何如岐伯曰取之天容黄帝曰其咳上气穷诎胸痛者取之奈何岐伯曰取之廉泉黄帝曰取之有数乎岐伯曰取天容者无过一里取廉泉者血变而止帝曰善哉(《灵枢·刺节真邪》)

黄帝曰刺节言彻衣夫子乃言尽刺诸阳之奇输未有常处也愿卒闻之岐伯曰是阳气有余而

阴气不足阴气不足则内热阳气有余则外热内热相搏热于怀炭外畏绵帛近不可近身又不可近席腠理闭塞则汗不出舌焦唇槁腊干嗌燥饮食不让美恶黄帝曰善取之奈何岐伯曰取之于其天府大杼三痏又刺中膂以去其热补足手太阴以去其汗热去汗稀疾于彻衣黄帝曰善(《灵枢·刺节真邪》)

复习思考题

1. 怎样理解和应用解结法?
2. 本篇中论述的"一经上实下虚而不通者"应该如何治疗?

知识拓展

黄帝、岐伯与《灵枢》

《灵枢》与《素问》合称《黄帝内经》,为我国现存最早、较完整的医学典籍。《灵枢》全面论述了人体的生理病理、诊断治疗、摄生等问题,并详述了脏腑、精、气血、津液的功能和病理变化,强调人与自然的密切关系及人体内部协调统一的整体观念。尤为重要的是详细阐述了经络理论和针法。在八十一篇专论中,与此有关的内容大约占了4/5,因此可以说针灸是经典的主要内容。

《灵枢》总结了汉代之前我国的医学成就,在许多古代文献中都反映着它的精神,如东汉张仲景《伤寒论》运用了六经辨证的法则;依据《灵枢》《素问》,晋代皇甫谧编辑成《针灸甲乙经》,提炼出针灸学科框架,为针灸学的发展奠定了基础;唐代孙思邈《千金方》在此基础上补充了手足三阴三阳流注和五脏六腑变化的内容;宋代王惟一《铜人腧穴针灸图经》、元代滑寿《十四经发挥》都对经络腧穴学进行了整理与研究;明代杨继洲《针灸大成》更是经络学说指导下的针灸学术总结。

1. 书名与作者 《灵枢》与《素问》的理论体系是一致的,是我国现有的重要古典医籍。后世学者因见《针灸甲乙经》序文有"按《七略》艺文志:《黄帝内经》十八卷。今有《针经》九卷、《素问》九卷,二九十八卷,即《内经》也"的记载,而历代相沿以《灵枢》即是《针经》。

由于流传年代久远及其他原因,其书名几经变化,历史上的《九卷》《针经》《九墟》《九灵经》等与现有的《灵枢经》都是同一部书。它与《素问》编写体例一致,学术内容相互补充,相互联系,语言文字的特色相近,堪称姊妹之篇。

传说中的伏羲、黄帝是针砭的发明者。西晋皇甫谧《帝王世纪》记载伏羲"尝百草而制九针",宋代《路史》记载伏羲"尝草制砭以治民疾",《针灸甲乙经》说"黄帝咨访岐伯、伯高、少俞之徒……而针道生焉",唐代孙思邈《千金方》"黄帝受命创制九针"。

2. 黄帝问道崆峒山的记载 《庄子·在宥》记载黄帝立为天子十九年,令行天下,闻广成子在于空同之山,故往见之,曰:"我闻吾子达于至道,敢问至道之精。吾欲取天地之精,以佐五谷,以养民人,吾又欲官阴阳,以遂群生,为之奈何?"广成子曰:"而所欲问者,物之质也;而所欲官者,物之残也。自而治天下,云气不待族而雨,草木不待黄而落,日月之光益以荒矣,而佞人之心翦翦者,又奚足以语至道!"黄帝退,捐天下,筑特室,席白茅,闲居三月,复往邀之。广成子南首而卧,黄帝顺下风膝行而进,再拜稽首而问曰:"吾闻子达于至道,敢问,治身奈何而可以长久?"广成子蹶然而起,曰:"善哉问乎!来!吾语女至道。至道之精,窈窈冥冥;至道之极,昏昏默默。无视无听,抱神以静,形将自正。心静必清,无劳女形,无摇女精,乃可以长生。目无所见,耳无所闻,心无所知,女神将守形,形乃长生。慎女内,闭女外,多知为败。我为女遂于大明之上矣,至彼至阳之原也;为女入于窈冥之门矣,至彼至阴之原也。天地有官,阴阳有藏,慎守女身,物将自壮。我守其一以处其和,故我修身千二百岁矣,吾形未常衰。"黄帝再拜稽首曰:"广成子之谓天矣!"广成子曰:"来!余语女。彼其物无穷,而人皆以为有终;彼其物无测,而人皆以为有极。得吾道者,上为皇而下为王;失吾道者,上见光而下为土。今夫百昌皆生于土而反于土,故余将去女,入无穷之门,以游无极之野。吾与日月参光,吾与天地为常。当我,缗乎!远我,昏乎!人其尽死,而我独存乎!"

3. 岐伯里籍的记载 岐伯是我国远古时代最著名的医生,由于是传说,关于他的籍贯有不同的说法。一般认为,岐伯家居岐山(今陕西省岐山)一带。而新近有资料表明,岐伯为甘肃省庆阳市庆城县人。如清·乾隆年间《庆阳县志·人物》记载:"岐伯,北地人,生而精明,精医术脉理,黄帝以师事之,著《内经》行于世,为医书之祖。"岐伯从小善于思考,有远大的志向,喜欢观察日月星辰、风土寒暑、山川草木等自然界的事物和现象。还懂音乐,会做乐器,测量日影,多才多艺,才智过人。后见许多百姓死于疾病,便立志学医,四处寻访良师益友,精于医术脉理,遂成为名震一时的医生。黄帝为疗救民疾,尊他为老师,一起研讨医学问题,《黄帝内经》多数内容即以他与黄帝答问的体裁写成。所以,记载"岐伯"的最早的文献是《黄帝内经》。后人为了纪念他们所做的贡献,专门修建了岐伯庙。如《庆阳县志·坛庙》载:"岐伯庙,在县城南。"据《辞海》说:北地,郡名,战国秦置。泊所在义渠,西汉移治马岭(今甘肃庆阳西北)。 岐伯又被尊称为岐天师,意为懂得修养天真的先知先觉。张志聪《黄帝内经素问集注》卷一:"天师,尊称岐伯也。天者,谓能修其天真。师乃先知先觉者也,言道者上帝之所贵,师所以传道而设教,故称伯曰天师。"

(高希言 王 健 周艳丽 诸毅晖 侯玉铎
姜云武 刘迈兰 王耀帅 陈丽)

第二章

《素问》选读

PPT 课件

第一节 宝命全形论篇第二十五*（节选）

本篇论述天地之间,万物悉备,莫贵于人,而人体的宝命全形与天地的变化密切相关。作为一个医生应处处注意这种气血虚实与天地阴阳变化的关系。故名为"宝命全形论"。现节选了针刺防治疾病的五项原则和针刺治神的重要性、基本要求等经文。

一、原文选读

黄帝曰:人生有形不離陰陽,天地合氣,別為九野,分為四時,月有小大,日有短長,萬物並至,不可勝量,虛實呿吟,敢問其方? 岐伯曰:木得金而伐,火得水而滅,土得木而達,金得火而缺,水得土而絕,萬物盡然,不可勝竭。故針有懸布[1]天下者五,黔首共餘食[2],莫知之也。一曰治神[3],二曰知養身[4],三曰知毒藥為真[5],四曰制砭石小大,五曰知府藏血氣之診。五法俱立,各有所先。今末世[6]之刺也,虛者實之,滿者泄之,此皆眾工所共知也。若夫法天則地,隨應而動,和之者若響,隨之者若影,道無鬼神,獨來獨往。

【注释】

[1] 悬布:悬,吊挂。布,宣告。

[2] 黔首共余食:黔首,战国及秦代对国民的称谓。《说文解字》:"黔,黎也。秦谓民为黔首,谓黑色也。"张景岳注:"黔首,黎民也。共,皆也。余食,犹食之弃余,皆不相顾也。"

［3］治神:治,治理,调理。神,一指病人精神状态,一指医生精神专一,以达针刺治病而调治患者的神志。《类经·针刺类·宝命全形必先治神五虚勿近五实勿远》注:"医必以神,乃见无形,病必以神,血气乃行,故针以治神为首务"。《素问》吴注:"专一精神,心无他务,所谓神无营于众物是也。"

［4］知养身:掌握养生的道理。《类经·针刺类·宝命全形必先治神五虚勿近五实勿远》注:"不知养身,置针于无用之地,针家不可不知。"《灵枢·终始》云:"新刺勿内,已刺勿醉,已刺勿劳,已刺勿饱,已刺勿饥,已刺勿渴之类皆是也。"

［5］知毒药为真:真,有正之意,即正确。正确掌握药物的性味、功效。《素问集注》注:"毒药所以攻邪者也,如知之不真,用之不当,则反伤其正气矣。"

［6］末世:近世、近代。

【按语】 本段经文论述针刺防治疾病的五项原则,并说明顺应自然规律的重要性。防治疾病时必须根据实际情况灵活运用治神、养身、毒药、砭石、诊腑脏血气的基本原则,在此基础上结合自然规律调整治疗原则可达到如响应声、如影随形的神奇疗效。临证时医者必须精神高度集中,仔细观察、分析患者的各种证候表现,才能对疾病做出正确诊断,然后充分发挥针刺、药物的作用,内外兼治,全面调理脏腑、经络的功能,达到"宝命全形"的目的。

帝曰:願聞其道。岐伯曰:凡刺之真,必先治神,五藏已定,九候[1]已備,後乃存針。衆脈不見,衆凶弗聞[2],外內相得,無以形先,可玩往來[3],乃施于人。人有虛實,五虛勿近,五實勿遠[4],至其當發,間不容瞚[5]。手動若務,針耀而勻[6],靜意視義[7],觀適之變,是謂冥冥[8],莫知其形,見其烏烏,見其稷稷[9],徒見其飛,不知其誰[10]。伏如橫弩,起如發機。

帝曰:何如而虛? 何如而實? 岐伯曰:刺實者須其虛,刺虛者須其實,經氣已至,慎守勿失,深淺在志[11],遠近若一[12],如臨深淵,手如握虎,神無營于衆物[13]。

【注释】

［1］九候:三部九候的脉象。

［2］众脉不见,众凶弗闻:众脉不见,《素问》吴注:"无真脏死脉。"凶,古通"讻",如聚讼之声,含有咎义,可引申为"讻证"。众凶,《素问》吴注:"五脏绝败。"即注意是否有真脏脉,五脏败绝的现象出现。

［3］可玩往来:玩,熟练。王冰:"言精熟也。"往来,指经脉气血运行往来情况。

［4］五虚勿近,五实勿远:根据《素问·玉机真脏论》:"脉盛、皮热、腹胀、前后不通、闷瞀,此谓五实。脉细、皮寒、气少、泄利前后、饮食不入,此谓五虚。"张景岳认为:"虚病不利于针,故五虚勿近。实邪最所当用,故五实勿远。"意指对于五虚扶正补虚要有一定的疗程,不可急功近利,对于五实祛邪攻毒要及时果断,不可拖延耽误。

［5］间不容瞚:瞚,同"瞬",一眨眼。指准确地把握针刺时机而不可有丝毫的延误。《素问》吴注:"瞚,瞬也。言施针有时,不可以瞬息误也。"《太素·知针石》注:"至其气至机发,不容眴目也,容于眴目即失机,不得虚实之中。"

［6］针耀而勻:指针具应洁净,针刺手法应均匀一致。王冰注:"谓针形光净而上下勻平"。

［7］静意视义:义,通"仪",仪容。指医者专心致志、仔细观察患者的面部神色变化。

［8］冥冥:幽隐,无影无形之意。形容经气运行变化的玄妙。《类经·针刺类·宝命全形必先治神五虚勿近五实勿远》:"冥冥,幽隐也。莫知其形,言血气之变不形于外,惟明者能察有无,既所谓观其冥冥焉。"

［9］见其乌乌,见其稷稷:指气至时如鸟集合一样,气盛时如稷一样繁茂。《类经·针刺类·宝命全形必先治神五虚勿近五实勿远》:"乌乌,言气至如鸟之集也,稷稷,言气盛如稷之繁也。"

［10］徒见其飞,不知其谁:《太素·知针石》:"知"作"见"。"谁"作"杂"。形容气之来,如见鸟的起飞,不见其杂。

〔11〕深浅在志:深浅,指针刺深浅。强调医者应根据情况选择正确的针刺深浅。

〔12〕远近若一:强调针刺时得气是最基本的要求。吴崑:"穴在四肢者为远,穴在腹背者为近,取气一也。"

〔13〕神无营于众物:营,惑乱之意。指针刺时精神专注,不为其他事物所干扰。

【按语】本段经文论述针刺的要领和补泻的原则,强调治神的重要性,提出"凡刺之真,必先治神"。针刺如要取得疗效,必须诊断正确,掌握病证虚实、脉证及形气的内外关系,并严格掌握针刺的时机,应用熟练的手法,做到"至其当发,间不容瞚"。文中还强调医生应精神集中,专心致志,谨候经气的得失,才能达到治神的目的。从诊断、禁忌证、适应证、针刺手法、经气运行规律和针刺补泻、守气等方面论述了治神的要领。

二、学习小结

本节论述人与自然的关系,强调人体的生命变化受自然规律的制约,即所谓"人以天地之气生,四时之法成",防治疾病就必须做到"应四时""知万物""知十二节之理"。论述防治疾病的五项基本原则,必须灵活运用"治神""知养身""知毒药为真""制砭石小大""知腑脏血气之诊"五项法则,同时"法天则地,随应而动",才能有效防治疾病。

强调"治神"在针刺中的重要意义,论述了"治神"的基本要领。经文论述的治神思想与《灵枢·九针十二原》的守神思想是一致的,是后世针刺操作的基本原则之一。《标幽赋》所说:"凡刺者,使本神朝而后入;既刺也,使本神定而气随。神不朝而勿刺,神已定而可施。"是《黄帝内经》治神原则的体现。

三、阅读练习(对下列原文加标点,并注释或翻译加点的词、句)

黄帝问曰天覆地载万物悉备莫贵于人人以天地之气生四时之法成君王众庶尽欲全形形之疾病莫知其情留淫日深著于骨髓心私虑之余欲针除其疾病为之奈何岐伯对曰夫盐之味咸者其气令器津泄弦绝者其音嘶败木敷者其叶发病深者其声哕人有此三者是谓坏府毒药无治短针无取此皆绝皮伤肉血气争黑帝曰余念其痛心为之乱惑反甚其病不可更代百姓闻之以为残贼为之奈何岐伯曰夫人生于地悬命于天天地合气命之曰人人能应四时者天地为之父母知万物者谓之天子天有阴阳人有十二节天有寒暑人有虚实能经天地阴阳之化者不失四时知十二节之理者圣智不能欺也能存八动之变者五胜更立能达虚实之数者独出独入呿吟至微秋毫在目(《素问·宝命全形论》)

复习思考题

1. 简述黄帝提出的治病五项法则的临床意义。
2. 浅述"治神"对针刺临床的意义。
3. 浅述"凡刺之真,必先治神"的意义。

第二节　八正神明论篇第二十六*(节选)

本篇介绍了天地八正等自然变化对人体气血阴阳的影响,强调顺应八正之气调理人体气血可取得神奇的疗效,故名为"八正神明论"。现节选有关"因天时而调血气"针刺原则以及"泻必用方""补必用员"补泻原则的经文。

PPT课件

笔记栏

一、原文选读

黄帝问曰:用针之服[1]必有法则焉,今何法何则? 岐伯对曰:法天则地,合以天光[2]。帝曰:愿卒闻之。岐伯曰:凡刺之法,必候日月星辰四时八正[3]之气,气定[4]乃刺之。是故天温日明,则人血淖液[5]而卫气浮,故血易写,气易行;天寒日阴,则人血凝泣而卫气沉。月始生则血气始精[6],卫气始行;月郭满[7]则血气实,肌肉坚;月郭空则肌肉减,经络虚,卫气去[8],形独居。是以因天时而调血气也。是以天寒无刺,天温无疑。月生无写,月满无补,月郭空无治,是谓得时而调之。因天之序,盛虚之时,移光定位,正立而待之[9]。故曰月生而写,是谓藏虚;月满而补,血气扬溢[10],络有留血,命曰重实;月郭空而治,是谓乱经。阴阳相错,真邪不别,沉以留止,外虚内乱,淫邪乃起[11]。

【注释】

[1] 服:《黄帝内经素问》注:"服,事也。"此指针刺操作。

[2] 合以天光:指顺应日月星辰的运行变化规律。天光,指日月星辰。《类经·针刺类·八正神明泻方补员》注:"天之明在日月,是谓天光。"

[3] 八正:指四立(立春、立秋、立秋、立冬)、二分(春分、秋分)、二至(夏至、冬至)。《素问注证发微》注:"八正者,八节之正气也。四立二分二至曰八正。"此外,还有天地八正之说,《素问直解》:"八正,天地八方之正位也。天之八正,日月星辰也。地之八正,四方四隅也。"

[4] 气定:根据四时八正之气而行刺法。《黄帝内经素问》注:"谓八节之风气静定,乃可以刺经脉调虚实也。"

[5] 淖液:即"淖泽",濡润之意。

[6] 血气始精:气血运行通畅。《类经·针刺类·八正神明泻方补员》注:"精,正也,流利也。"

[7] 月郭满:月郭,月的轮廓。《汉书·尹赏传》颜注:"郭,谓四周之内也。"月郭满,即月亮正圆。《太素·天忌》注:"脉中血气及肉皆随月坚盛也。"

[8] 卫气去:即卫气不足。《太素·天忌》注:"经脉之内,阳气随月皆虚;经脉之外,卫之阳气亦随月虚,故称为去,非无卫气也。"

[9] 移光定位,正立而待之:是古天文学家用圭表测量日影的长短,以定时序的方法。《素问经注节解》注:"光,日光也。日随时而移,气随日而至,春夏日行南陆,秋冬日转北陆,春夏之日长,秋冬之日短。位,气之所在也……言用针者,当随日之长短,而定其气之所在,肃容静气,以持针而刺之。"

[10] 扬溢:扬,《素问·移精变气论》王注作"盈",扬溢,充满盈盛之意。

[11] 淫邪乃起:病邪乘虚而入则发病。

【按语】本段经文强调了自然界日月变化对人体气血的影响。气候温暖天气晴朗时,人体气血运行通畅,卫气输布于人体浅表;气候寒冷天气阴沉时,人体气血运行滞涩,卫气内敛于人体内。月初之时,人体气血开始生发;月中之时,人体气血最为旺盛;月末之时,人体气血虚衰,因此,在针刺时要顺应这一规律,做到"天寒无刺,天温无疑。月生无泻,月满无补,月郭空无治",以免损正留邪,加重病情。

关于顺应天时,调理气血的原则,《灵枢·岁露论》亦有论述:"人与天地相参也,与日月相应也。故月满则海水西盛,人血气积,肌肉充,皮肤致,毛发坚,腠理郄,烟垢著,当是之时,虽遇贼风,其入浅不深。至其月郭空,则海水东盛,人气血虚,其卫气去,形独居,肌肉减,皮肤纵,腠理开,毛发残,膲理薄,烟垢落,当是之时,遇贼风则其入深,其病人也卒暴。"《素问·刺腰痛》《素问·缪刺论》也明确指出根据月相决定针刺刺数,即"以月生死为痏数"。本文提出的月相对针灸治疗的影响值得进一步深入研究。

帝曰：余聞補寫，未得其意。岐伯曰：寫必用方[1]。方者以氣方盛也，以月方滿也，以日方溫也，以身方定也，以息方吸而內針，乃復候其方吸而轉針，乃復候其方呼而徐引針[2]，故曰寫必用方，其氣而行焉。補必用員，員者行也，行者移也[3]，刺必中其榮[4]，復以吸排針[5]也。故員與方非針也，故養神者，必知形之肥瘦，榮衛血氣之盛衰。血氣者人之神[6]，不可不謹養。

【注释】

[1]泻必用方：泻法必须在气盛之时才能使用。《类经·针刺类·八正神明泻方补员》注："方，正也，当其正盛正满之谓也。"

[2]引针：即拔出针。

[3]补必用员，员者行也，行者移也：员，就是行气。补法必使气行，并且要使气移至病所。《类经·针刺类·八正神明泻方补员》注："员，员活也。行者行其气，移者导其滞，凡正气不足，则营卫不行，血气留滞，故必用员以行之补之。"《素问集注》注："员活其气之周行于外内也。"强调补法使气通行。

[4]荣：通"荥"，指重要的经穴。

[5]排针：出针。《类经·针刺类·八正神明泻方补员》："排，除也，即候吸引针之谓。"

[6]血气者人之神：气血是神的基础。《类经·针刺类·八正神明泻方补员》注："形者，神之体，神者形之用，无神则形不可活，无形则神无以生。故形之肥瘦，营卫血气之盛衰，皆人神之所赖也。"《素问集注》注"血气者，五脏之神气也，能知形肥瘦，气之盛衰，则针不妄用，而补得其养。"

【按语】本段经文论述了"泻必用方""补必用员"的针刺补泻法则，强调泻法应在正气充盛时使用，在吸气时进针，呼气时出针；针刺补法要促使气行，在吸气时出针。为针刺呼吸补泻奠定了基础。

《灵枢·官能》也以方、员论补泻，"泻必用员，切而转之，其气乃行，疾而徐出，邪气乃出，伸而迎之，遥（摇）大其穴，气出乃疾。补必用方，外引其皮，令当其门，左引其枢，右推其肤，微旋而徐推之，必端以正，安以静，坚心无解（懈），欲微以留，气下而疾出之，推其皮，盖其外门，真气乃存。"本篇论述与《灵枢·官能》提出的"泻必用员""补必用方"相反，本篇强调针刺对气血的调节作用，《灵枢·官能》强调针刺的疾徐、开阖补泻的具体方法。

二、学习小结

本节论述人体气血阴阳与天地四时八正的相应关系，从正反两方面强调"因天时而调血气"的重要意义，只有"天寒无刺，天温无疑。月生无泻，月满无补，月郭空无治"，才能"得时而调之"，若违背了以上原则必将导致"脏虚""重实""乱经"等严重后果。

论述"两虚相感"的发病机制以及"上工救其萌芽"早期诊治的意义。由于人体气血的变化与自然界的变化密切相关，因此当自然界阴阳变化之时，必须注重调摄，防止疾病的发生，即所谓"八正之虚邪而避之勿犯也"。人体正气亏虚感受外邪的初期，常症状轻微，即所谓"不形于外"，上工根据"日之寒温，月之虚盛，四时气之浮沉"，结合"三部九候之气，尽调不败而救之"，达到"救其萌芽"的效果。

论述针刺"泻必用方""补必用员"的补泻原则。强调泻法当在"气方盛""月方满""日方温""身方定"时结合呼吸疾徐使用，补法当以正气运行通畅有力为目的。

三、阅读练习（对下列原文加标点，并注释或翻译加点的词、句）

帝曰星辰八正何候岐伯曰星辰者所以制日月之行也八正者所以候八风之虚邪以时至者也四时者所以分春秋冬夏之气所在以时调之也八正之虚邪而避之勿犯也以身之虚而逢天之虚两虚相感其气至骨入则伤五脏工候救之弗能伤也故曰天忌不可不知也帝曰善其法星辰者

余闻之矣愿闻法往古者岐伯曰法往古者先知针经也验于来今者先知日之寒温月之虚盛以候气之浮沉而调之于身观其立有验也观于冥冥者言形气荣卫之不形于外而工独知之以日之寒温月之虚盛四时气之浮沉参伍相合而调之工常先见之然而不形于外故曰观于冥冥焉通于无穷者可以传于后世也是故工之所以异也然而不形见于外故俱不能见也视之无形尝之无味故谓冥冥若神髣髴虚邪者八正之虚邪气也正邪者身形若用力汗出腠理开逢虚风其中人也微故莫知其情莫见其形上工救其萌牙必先见三部九候之气尽调不败而救之故曰上工下工救其已成救其已败救其已成者言不知三部九候之相失因病而败之也知其所在者知诊三部九候之病脉处而治之故曰守其门户焉莫知其情而见邪形也（《素问·八正神明论》）

复习思考题

1. 怎样理解"法天则地，合以天光"？
2. 浅述"泻必用方""补必用员"的含义。
3. 试述月周期对人体的影响及针刺补泻的操作。

PPT 课件

第三节　离合真邪论篇第二十七*（节选）

本篇介绍了邪气侵犯人体后与正气相离、相合的不同证候及治疗原则、补泻方法，强调根据三部九候脉象特点早期诊断并及时采用针刺进行治疗的重要性，故名为"离合真邪论"。现节选有关邪气侵犯人体后正邪相离、相合的证候、治疗法则，针刺补泻法使用时机的经文。

一、原文选读

余願聞邪氣之在經也，其病人何如？取之奈何？岐伯對曰：夫聖人之起度數[1]必應于天地，故天有宿度[2]，地有經水[3]，人有經脈。天地溫和則經水安靜，天寒地凍則經水凝泣，天暑地熱則經水沸溢，卒風暴起則經水波湧而隴起[4]。夫邪之入于脈也，寒則血凝泣，暑則氣淖澤，虛邪因而入客，亦如經水之得風也，經之動脈，其至也亦時隴起，其行于脈中循循然[5]，其至寸口中手也時大時小，大則邪至，小則平，其行無常處，在陰與陽不可爲度，從而察之三部九候，卒然逢之，早遏其路。

【注释】

[1] 度数：法则。《太素·真邪补泻》注："起于人身法度，以应天地也。"

[2] 宿度：古代天文学按星座的位置划周天为三百六十五度。《黄帝内经素问》注："宿，谓二十八宿。度，谓天之三百六十五度也。"在东西南北四方的主要星座为七曜星：东方为角、亢、氐、房、心、尾、箕；北方为斗、牛、女、虚、危、室、壁；西方为奎、娄、胃、昴、毕、觜、参；南方为井、鬼、柳、星、张、翼、轸。此二十八宿为天体运行环周之处，天体又分为三百六十五度，古人以此来测量日月星辰的运行。

[3] 经水：指自然界的河流。《素问》吴注："谓泾渭湖沔江淮汝漯漳济河海也，以其内合经脉，故名经水。"

[4] 隴起：隴，同垄、垅。形容经水波涌腾起犹如丘垅。《说文解字》："垅，丘垅也。"

[5] 循循然：循着经脉之次序而行。《黄帝内经素问》注："顺动貌。言随顺经脉之动息，因循呼吸之往来，但形状或异耳。"

【按语】本段经文以自然现象比喻邪气侵犯人体对经脉气血的影响，强调在正邪未合时,根据三部九候脉象特点,早期诊断及时治疗。自然界中的外邪侵袭人体所致疾病,不同的邪气对人体气血造成不同的影响,即所谓"寒则血凝泣,暑则气淖泽"。在病邪侵犯人体的初期,因正邪未合,其脉象特点为"时大时小,大则邪至,小则平,其行无常处",应"早遏其路"。

吸则内針無令氣忤[1],靜以久留無令邪布,吸則轉針以得氣爲故。候呼引針[2],呼盡乃去,大氣皆出,故命曰寫。

帝曰:不足者補之奈何?岐伯曰:必先扪而循之[3],切而散之[4],推而按之[5],彈而怒之[6],抓而下之[7],通而取之[8],外引其門,以閉其神[9]。呼盡內針,靜以久留,以氣至爲故,如待所貴,不知日暮[10],其氣以至,適而自護[11],候吸引針,氣不得出,各在其處,推闔其門[12],令神氣存,大氣留止,故命曰補。

【注释】

[1]无令气忤(wǔ):忤,违逆也。《类经·针刺类·经脉应天地呼吸分补泻》注:"言呼吸补泻之法也,吸则内针,泻其实也。盖吸则气至盛,迎而夺之,其气可泄,所谓刺实者,刺其来也。去其逆气,故令无忤。"

[2]引针:引,退却。引针即退针。

[3]扪而循之:循着穴位抚摸皮肤,使皮肤舒缓。《黄帝内经素问》注:"扪循,谓手摸。扪而循之,欲气舒缓。"

[4]切而散之:用指头揪捺穴位使经气布散。《黄帝内经素问》注:"切,谓指按也。切而散之,使经脉宣散。"

[5]推而按之:用手指揉按肌肤。《类经·针刺类·经脉应天地呼吸分补泻》注:"再以指揉按其肌肤,欲针道之流利也。"

[6]弹而怒之:以手指弹动穴位,使患者注意力集中,气能随至。《类经·针刺类·经脉应天地呼吸分补泻》注:"以指弹其穴,欲其意有所注则气必随之,故脉络膹满如怒起也。"

[7]抓而下之:用指甲切压穴位,并在切压处进针。《类经·针刺类·经脉应天地呼吸分补泻》注:"抓、爪同。以左手爪甲掐其正穴,而右手方下针也。"

[8]通而取之:等脉气流通后,而取出其针。《类经·针刺类·经脉应天地呼吸分补泻》注:"下针之后,必候气通,以取其疾。"

[9]外引其门,以闭其神:引,收引;门,孔穴;神,经气。指出针后,按闭针孔,不使经气外泄。《太素·真邪补泻》注:"疾出针已,引皮闭门,使神气不出。神气,正气。"

[10]如待所贵,不知日暮:候气如待贵客,不惜时间。《类经·针刺类·经脉应天地呼吸分补泻》注:"静以久留,以候气至,如待贵人,毋厌毋忽也。"

[11]适而自护:经气已至,守气勿失。《黄帝内经素问》注:"适,调适也。护,慎守也。言气已平调,则当慎守,勿令改变,使疾更生也。"

[12]推闔其门:指出针后按压针孔。

【按语】本文论述针刺补泻与呼吸配合的关系。泻法的操作,"吸则内针""候呼引针,呼尽乃去"使大气皆去;补法要"呼尽内针""候吸引针",并"推闔其门",及时按压针孔使正气内存。还要配合辅助手法,针刺前先扪循、切散、推按、弹怒、抓下,留针时要"如待所贵",静候气至。

本段论述的呼吸补泻要领成为后世遵循的补泻法则,明代刘瑾《神应经》、徐凤《针灸大全》等均收载了呼吸补泻的方法。

帝曰:候氣[1]奈何?岐伯曰:夫邪去絡入于經也,舍于血脈之中,其寒溫未相得[2],如湧波之起也,時來時去,故不常在。故曰方其來也,必按而止之,止而取之[3]，無逢其衝而寫之[4]。真氣者經氣也，經氣太虛，故曰其來不可逢[5]，此之謂也。故曰候邪不審，大氣已過[6]，寫之則真氣脱，脱則不復，邪氣復至而病益蓄，故曰其往不可追[7]，此之謂也。不可挂以髮者，待邪之至時而發針寫矣，若先若後者，血氣已盡，其病不可下，故曰知其可取如發機，不知其取如扣椎[8]，故曰知機道者不可挂以髮，不知機者扣之不發，此之謂也。

帝曰：補寫[9]奈何？岐伯曰：此攻邪也，疾出以去盛血而復其真氣，此邪新客，溶溶未有定處也，推之則前，引之則止，逆而刺之，溫血[10]也，刺出其血，其病立已。

【注释】

[1]候气：此指候察邪气。《类经·针刺类·候气察三部九候》注："此欲候其邪气也，非针下气至之谓。"

[2]其寒温未相得：寒温之邪未与正气相合。《太素·真邪补泻》注："邪之寒温，未与正气相得。"

[3]止而取之：当邪气来时，必须按而止之，阻止它的发展。《素问注证发微》注："方其来也，按而止之，止而泻之，早遏其路，则大邪之气，无能为矣。"

[4]无逢其冲而泻之：不要在邪气最盛的时候用泻法。《素问直解》注："邪气冲突，宜避其锐。"

[5]其来不可逢：邪气来势凶猛时不要用泻法。

[6]大气已过：大气，系大邪气，指大邪之气已去也。《素问集注》注："大气，风邪之气也。候邪而不详审其至，使邪气已过其处，而后泻之，则反伤其真气矣。"

[7]其往不可追：邪气已去不要用泻法。

[8]扣椎：张景岳："椎，木椎也。顽钝难入，如扣椎之难也。"

[9]补泻：《黄帝内经素问校注》认为应作"取血"，下文为刺血攻邪内容，当理解为"取血"。

[10]温血：有邪气的血。《太素·真邪补泻》注："温，热也。邪之新入，未有定处，有热血，刺去痛愈。"《素问》吴注："温血，毒血也。"

【按语】本段经文论述泻法的使用时机以及刺血泻邪的方法。泻法应在邪气"方其来"时使用效果最好，"若先若后"疗效不佳甚至损伤正气。若错过邪气入侵的初期而等到邪气侵袭渐久甚至邪气正盛，此时邪盛则正虚，使用泻法会更伤正气而加重病情；若邪气已去再使用泻法则导致正气受损，因此，在邪气初犯人体时，使用泻法是最佳时机。

经文"其来不可逢"与"无逢其冲而泻之"的含义相同，均指不要等到邪气正盛时才用泻法，原因在于邪盛则正虚，泻法将对正气造成严重伤害，以此强调邪气初犯时使用泻法效果更好。此处"其来不可逢"是指泻法而言。《灵枢·小针解》"其来不可逢者，气盛不可补也"是指邪气盛时不可用补法，以免闭邪不出。以上两处"其来不可逢"一言泻，一言补，文若相反，各有深义，应注意区别。

刺血法作为攻邪的有效方法，在"邪新客"时使用，有"其病立已"的疗效。金元医家张从正进一步发挥这一理论，认为泻血除热功效最捷，将刺血法归入汗法，发展了《黄帝内经》的刺血理论。

帝曰：善。然真邪以合波隴不起，候之奈何？岐伯曰：審捫循三部九候之盛虛而調之，察其左右上下相失及相減者[1]，審其病藏以期之[2]。不知三部者，陰陽不別，天地不分，地以候地，天以候天，人以候人[3]，調之中府，以定三部[4]。故曰刺不知三部九候病脈之處，雖有大過且至，工不能禁也。誅罰無過，命曰大惑，反亂大經，真不可復，用實爲虛，以邪爲真，用針無義[5]，反爲氣賊，奪人正氣，以從爲逆，榮衛散亂，真氣已失，邪獨内著，絕人長命，予人夭殃，不知三部九候，故不能久長。因不知合之四時五行，因加相勝[6]，釋邪攻正，絕人長命。邪之新客來也，未有定處，推之則前，引之則止，逢而寫之，其病立已。

【注释】

[1] 察其左右上下相失及相减者：对三部九候脉象进行左右、上下对比，以审察有无不相称或减弱的情况。《类经·针刺类·候气察三部九候》注："相失者，如七诊之类，失其常体，不相应也。相减者，形气虚脱也。""七诊"在《素问·三部九候论》中有说明："察九候独小者病，独大者病，独疾者病，独迟者病，独热者病，独寒者病，独陷下者病。"

[2] 审其病脏以期之：审察病变所在的脏腑，确定针刺治疗。《黄帝内经素问》注："气之在阴，则候其气在于阴分而刺之，气之在阳，则候其气在阳分而刺之，是谓逢时。"

[3] 地以候地，天以候天，人以候人：上部之脉以候上焦之病，中部之脉以候中焦之病，下部之脉以候下焦之病。《太素·真邪补泻》注："足厥阴天，足少阴地，足太阴人，以候肝、肾、脾胃三种地也。手太阴天，手阳明地，手少阴人，以候肺、胸、心三种人也。两额动脉之天，两颊动脉之地，耳前动脉之人，以候头角、口齿、耳目三种天也。"

[4] 调之中府，以定三部：根据三部九候脉象确定五脏之气。《太素·真邪补泻》注："中府，五脏也，欲调五脏之气，取定天地人三部九候也。"《类经·针刺类·候气察三部九候》注："中府，脏气也，凡三部九候脉证，皆以脏气为主……故调之中府，可以定三部。"亦有观点认为"中府"指胃腑。《素问》吴注："中府，胃也，土主中宫，故曰中府。调之中府者，言三部九候皆以冲和胃气调息之。"

[5] 义：道理。

[6] 不知合之四时五行，因加相胜：未掌握四时五行因加相生的道理。《太素·真邪补泻》注："愚医不知年加之禁。"《素问集注》："六气之加临，五运之相胜。"

【按语】本段经文强调当邪气进一步入侵而与正气相合，此时应采用上下、左右对比的诊察方法，根据三部九候脉象的主病部位准确判断病位所在，又根据脉象虚实情况判断病性，进而辨证施治，同时结合四时、五行相胜情况，避免犯虚虚实实之禁忌，强调三部九候脉诊是邪正相合时的重要诊察方法。同时，本段再一次强调邪气入侵初期及时治疗的重要意义，即"邪之新客""逢而泻之，其病立已"。

二、学习小结

本节指出在正邪相离时，根据三部九候脉象特点早期诊断及时治疗。邪气侵犯人体的初期，真邪未合，未有定处，脉象特点为"时大时小"，应"早遏其路"及早治疗，防止邪气加重病情和传变。论述针刺补泻的操作要领，强调进出针时要配合呼吸。提出使用泻法的最佳时机和刺血泻邪的作用。论述了正邪相合后的证候和治疗，根据三部九候脉象结合天地四时阴阳，判断病位、病性，正确施治，强调"要能治病，必先识病"。

三、阅读练习（对下列原文加标点，并注释或翻译加点的词、句）

黄帝曰营气之道内谷为宝谷入于胃乃传之肺流溢于中布散于外精专者行于经隧常营无已终而复始是谓天地之纪故气从太阴出注手阳明上行注足阳明下行至跗上注大指间与太阴合上行抵脾从脾注心中循手少阴出腋下臂注小指之端合手太阳上行乘腋出颇内注目内眦上巅下项合足太阳循脊下尻下行注小指之端循足心注足少阴上行注肾从肾注心外散于胸中循心主脉出腋下臂出两筋之间入掌中出中指之端还注小指次指之端合手少阳上行注膻中散于三焦从三焦注胆出胁注足少阳下行至跗上复从跗注大指间合足厥阴上行至肝从肝上注肺上循喉咙入颃颡之窍究于畜门其支别者上额循巅下项中循脊入骶是督脉也络阴器上过毛中入脐中上循腹里入缺盆下注肺中复出太阴此营气之所行也逆顺之常也（《灵枢·营气》）

笔记栏

复习思考题

1. 如何理解本篇指出的"其来不可逢""其往不可追",与《灵枢·小针解》的论述有何差异?

2. 呼吸补泻的具体操作方法是什么?

3. 真邪未合、真邪已合的治疗原则是什么?

02章04节PPT

PPT 课件

第四节　刺热篇第三十二(节选)

本篇是《素问》论述热病的重要篇章,包括取穴、护理等内容,为使针法运用恰当,又详述了五脏热病的症状、诊断、预后等,突出"治病必先识病"。因内容围绕热病的针刺治疗,故名"刺热"。现节选五脏热病的症状、发展规律和针刺治疗的经文。

一、原文选读

肝熱病者,小便先黃,腹痛多臥,身熱[1]。熱爭則狂言及驚[2],脅滿痛,手足躁,不得安臥[3];庚辛甚,甲乙大汗,氣逆則庚辛死[4]。刺足厥陰、少陽[5]。其逆則頭痛員員[6],脈引衝頭也。

心熱病者,先不樂,數日乃熱。熱爭則卒心痛,煩悶善嘔[7],頭痛面赤,無汗[8];壬癸甚,丙丁大汗,氣逆則壬癸死。刺手少陰、太陽。

脾熱病者,先頭重,頰痛,煩心,顏青[9],欲嘔,身熱。熱爭則腰痛,不可用俛仰[10],腹滿泄,兩頷痛[11];甲乙甚,戊己大汗,氣逆則甲乙死。刺足太陰、陽明。

肺熱病者,先淅然厥,起毫毛[12],惡風寒,舌上黃[13],身熱。熱爭則喘咳,痛走胸膺背,不得大息,頭痛不堪[14],汗出而寒[15];丙丁甚,庚辛大汗,氣逆則丙丁死。刺手太陰、陽明,出血如大豆,立已[16]。

腎熱病者,先腰痛胻痠,苦渴數飲[17],身熱。熱爭則項痛而強,胻寒且痠,足下熱,不欲言,其逆則項痛員員澹澹然[18];戊己甚,壬癸大汗,氣逆則戊己死。刺足少陰、太陽。諸汗者,至其所勝日汗出也[19]。

【注释】

[1]小便先黃,腹痛多臥,身熱:小便先黃,当为"先小便黄"。《素问识》注:"据下文四脏之例,'先'字者在'小便'上。"《素问释义》注:"少腹,肝部。少腹热,故便黄。木克脾故腹痛。肝胆同气,胆热,故好眠。相火升泻,故一身尽热。"《素问》吴注:"肝脉抵少腹,故腹痛。肝主筋,筋痿故多卧。"

[2]热争则狂言及惊:热争,即热邪与正气相争。《素问》吴注:"热盛则与脏气相薄,邪正分争。"肝主惊骇,肝气乱则狂言及惊。《类经·疾病类·五脏热病刺法》注:"气争于肝,则肝气乱,故狂言及惊,肝病主惊骇也。"

[3]手足躁,不得安卧:手足躁动不宁、无法安睡。《太素·五脏热病》注:"肝脉出足上连手厥阴,今热故手足躁也。"

[4]气逆则庚辛死:肝气溃乱者在庚辛日病情加重而死。《素问经注节解》注:"气逆非喘逆,谓病甚而气溃乱也。"

[5]刺足厥阴、少阳:应刺足厥阴肝经与足少阳胆经腧穴。《素问释义》注:"一脏一腑,表里气通,故有俱病者,有不俱病者,当视其经脉刺之,泄其经脉,使脏腑之邪外出。"

[6]其逆则头痛员员:员员,眩晕之意。《素问集注》注:"员员,周转也。此言肝脏之热发于外,而与形

热相应。热盛而上逆于头,故头痛而员转也。"

[7]热争则卒心痛,烦闷善呕:邪热与正气相争突然出现心痛、烦闷、呕恶。《类经·疾病类·五脏热病刺法》注:"热与心气分争,故卒然心痛而烦闷,火火上炎,故善呕。"

[8]头痛面赤,无汗:心之热病,当邪正相争时,出现头痛,面部赤、无汗。《类经·疾病类·五脏热病刺法》注:"头者精明之府,手少阴之脉上出于面,故头痛面赤。汗为心液,心热则液亡,故无汗。"

[9]头重,颊痛,烦心,颜青:新校正云:"脾之热病,先有头重、面颊痛、心烦、额部发青的表现。《太素·五脏热病》注:"脾腑之阳明脉,循发际至额颅,故头重颊痛。"

[10]热争则腰痛,不可用俛仰:俛,通"俯"。《类经·疾病类·五脏热病刺法》注:"腰者肾之府,热争于脾,则土邪乘肾,必注于腰,故腰痛不可俛仰。"

[11]腹满泄,两颔痛:脾之热病,邪正相争时,出现腹中胀满泄泻、两颔疼痛。《素问释义》注:"脾阳不升,浊阴填塞,故或满或泄。阳明脉循颊后下廉,出大迎,故两颔痛。"

[12]淅然厥,起毫毛:肺发生热病,先感体表淅然畏寒,毫毛竖起。《素问直解》注:"淅然,如水洒身之意。"《素问集注》注:"皮毛者,肺之合,脏气热于内,故淅然寒栗于外而恶风寒,盖热盛于寒也。"又《太素》注:"淅然"下无"厥"字。

[13]舌上黄:指肺病发热,出现舌上发黄,身体发热。《黄帝内经素问》注:"肺之脉,起于中焦,下络大肠,还循胃口。今肺热入胃,胃热上升,故舌上黄而身热。"

[14]头痛不堪:头痛得厉害。《素问集注》注:"手阳明之脉上循于头,故头痛不堪。"

[15]汗出而寒:肺之热病,邪正相争时,出现汗出怕冷。《类经·疾病类·五脏热病刺法》注:"热邪在肺,则皮毛不敛,故汗出而寒。"

[16]出血如大豆,立已:疑为错简。《素问直解》将其移于下文肾热病刺足少阴太阳之下。《素问识》曰:"余脏热病,不言出血,独于肺热病而言之,实为可疑。"

[17]腰痛胻酸,苦渴数饮:胻同"胻",《尔雅·释亲》:"胻,胫也。"腰痛和小腿发酸,口渴想喝水。《素问直解》注:"腰乃肾府,故肾热病者,先腰痛。肾主骨,故胻酸。肾为水脏,不能上济其火,故苦渴,数饮水。"

[18]澹澹然:澹,同"淡",淡淡,水波摇动的样子。指头晕目眩、摇晃不定。

[19]至其所胜日汗出也:即五脏各自当旺之时,正气胜则却邪,当汗出而愈。《黄帝内经素问》注:"气王日为所胜,王则胜邪,故各当其王日汗。"

【按语】本段经文论述五脏热病的症状、预后和针刺治疗方法。五脏热病的发展可分为"先病""热争""大汗,气逆"三个阶段,即邪热首先入侵经络,然后循经侵袭五脏,最后正胜邪退则大汗向愈,或邪胜气逆而死亡。至于五脏热病的预后是向愈还是气逆,可根据五行生克规律进行推测,若日干与病脏五行相同则为本脏旺日,预后好;若日干克病脏则病重。即"自得其位而起""至其所不胜而甚"。

五脏热病的治疗应在疾病初期即采用刺血疗法,取穴以病变五脏所属经脉为主,配合表里经,临床可取表里经的井、荥穴针刺治疗。以上有关五脏热病的论述对后世温热学派的形成有较大影响。

諸治熱病以飲之寒水,乃刺之;必寒衣之,居止寒處,身寒而止也[1]。
熱病先胸脅痛,手足躁,刺足少陽,補足太陰[2],病甚者為五十九刺[3]。
熱病始手臂痛者,刺手陽明、太陰,而汗出止[4]。
熱病始於頭首者,刺項太陽而汗出止[5]。
熱病始於足脛者,刺足陽明而汗出止[6]。
熱病先身重,骨痛,耳聾,好瞑,刺足少陰,病甚為五十九刺。
熱病先眩冒而熱,胸脅滿,刺足少陰、少陽[7]。

【注释】
[1]以饮之寒水,乃刺之……身寒而止也:要患者饮清凉饮料,穿衣单薄,身居凉处,经针治热易退。

《类经·针刺类·五脏热病刺法》注:"先欲寒水而后刺,欲其阴气自内达表而泄热于外也,故必寒水寒处,皆欲其避温就凉耳。"

［2］刺足少阳,补足太阴:泻少阳以退热,补太阴以济阴。《素问集注》:"刺足少阳以泻阳分之热,补足太阴以御外入之邪,盖邪在少阳,三阳为尽,太阴当受邪也。"

［3］病甚者为五十九刺:即指治热病的五十九穴。《素问·水热穴论》:"头上五行行五者,以越诸阳之热逆也。大杼、膺俞、缺盆、背俞此八者,以泻胸中之热也。气街、三里、巨虚上下廉,此八者,以泻胃中之热也。云门、髃骨、委中、髓空,此八者,以泻四肢之热也。五脏俞傍五,此十者,以泻五脏之热也。凡此五十九穴者,皆热之左右也。"另据《灵枢·热病》亦有治热病的五十九穴,与《素问·水热穴论》所指的腧穴不同,可互参。

［4］刺手阳明、太阴,而汗出止:热病开始时手臂痛者,是病在上而发于阳,刺手阳明、太阴二经的穴位,得汗出而热止。《太素·五脏热病》:"手阳明行于手表,太阴行在手里,故手臂痛,刺此阴阳表里二脉取汗也。"

［5］刺项太阳而汗出止:热病症状起于头者,刺足太阳经,得汗出而热止。《素问集注》注:"始于头首者,太阳之为病也。刺项者,刺风池风府也。太阳为诸阳主气,其脉连于风府,故刺之而汗出乃止。"

［6］刺足阳明而汗出止:热病起于足胫者,可刺足阳明经,得汗出而热止。《素问直解》注:"足阳明之脉,循经下足,故热病始于足胫者,当刺阳明,而汗出止。"《类经·针刺类·五脏热病刺法》注:"按《寒热病》篇曰:足阳明可汗出,当是内庭、陷谷二穴。"

［7］刺足少阴、少阳:热病先头晕眩晕而后发热,胸胁胀闷者,是病发于少阳,将传于里,刺足少阴、足少阳,使邪从枢转而外出。《素问》吴注:"目前黑谓之眩,目如蒙谓之冒,少阴肾主骨,骨之精为瞳子,少阴热故令眩冒。又少阳之脉起于目锐眦,循胁里,故热病先眩冒而热,胸胁满者取足少阴、少阳而刺之。"

【按语】本段经文论述热病的护理方法及热病始发不同部位的循经取穴法。在热病的护理上,提出要先喝清凉饮料,再行针刺,并要求患者穿衣单薄,住在凉爽的地方,以促使热退身凉而病愈,这与现代高热病冷敷有相似之处。根据热病的不同表现,提出对先出现胸胁痛、先手臂痛、先发于头部、先发于足胫部、先体重、先头目眩晕等不同情况分经选穴治疗,如果病重时可用"五十九刺"进行治疗。

热病氣穴:三椎下間主胸中熱,四椎下間主鬲中熱[1],五椎下間主肝熱,六椎下間主脾熱,七椎下間主腎熱。榮在骶也[2],項上三椎陷者中也[3]。頰下逆顴為大瘕[4],下牙車為腹滿[5],顴後為脅痛[6],頰上者鬲上也[7]。

【注释】

［1］鬲中热:指膈中的热病,《针灸甲乙经》作"胃中热"。《素问集注》注:"胸中鬲上,乃心肺之宫城。主胸中热者,泻肺热也,鬲中热者,泻心热也。"

［2］荣在骶也:骶,脊骨尽处,有长强穴。荣分热应取骶部之长强穴。《类经·疾病类·五脏热病刺法》注:"荣,阴气也。骶,尾骶也。即脊脉之长强穴。盖即取阳邪于上,仍当补阴于下,故曰荣在骶也。"

［3］项上三椎陷者中也:此指取脊柱穴位的方法。《类经·疾病类·五脏热病刺法》注:"此取脊椎之大法也。项上三椎者,乃项骨三节,非脊椎也,三椎之下陷者中,方是第一节,穴名大椎,由此而下数之,则诸椎循次可得也。"

［4］颊下逆颧为大瘕:面赤由颊部逆于颧部为大瘕泄证。《素问集注》注:"颊下为颐,如颊下之色,上逆于颧,是肾热乘肝,当为大瘕泄。"大瘕,指瘕泄,为泄泻之一,也有指为病块者。《素问经注节解》注:"瘕,气块也。"

［5］下牙车为腹满:牙车即颊车,下颊车指赤色下行至颊车。《素问集注》注:"如下于牙车,是肾热乘胃,当主腹满。"

［6］颧后为胁痛:指赤色逆行于颧骨之后,主胁痛。《素问集注》注:"逆于颧后,是热邪乘胆,当为胁痛。"

［7］颊上者鬲上也:指赤色见于颊上,主心肺热。《素问集注》注:"如逆于颊上者,是在鬲上心肺之分也。"

【按语】本文论述在督脉所过的椎间取穴治疗热病,并列举诊断胸腹疾病的色诊法,察面色辨胸胁疾病。文中部分内容历代注家有不同注释,但在脊柱局部取穴对治疗内脏疾病确有一定疗效。

二、学习小结

本节论述五脏热病的症状、发展、预后和针刺治疗的方法,强调早期采用刺血治疗,选穴以表里经配合为原则。论述热病的面部色诊,可以从外知内,若善为运用,就能做到早期诊断、早期治疗,对"治未病"具有积极预防的意义。

还指出要"饮寒水""寒衣""居寒处"有利于热病向愈的护理方法。指出要根据热病的先发症状取穴针刺,以脏腑辨证结合经脉辨证取用相关经穴针刺治疗,如"五十九刺"、脊椎诸穴。

三、阅读练习(对下列原文加标点,并注释或翻译加点的词、句)

昔在黄帝生而神灵弱而能言幼而徇齐长而敦敏成而登天乃问于天师曰余闻上古之人春秋皆度百岁而动作不衰今时之人年半百而动作皆衰者时世异耶人将失之耶岐伯对曰上古之人其知道者法于阴阳和于术数食饮有节起居有常不妄作劳故能形与神俱而尽终其天年度百岁乃去今时之人不然也以酒为浆以妄为常醉以入房以欲竭其精以耗散其真不知持满不时御神务快其心逆于生乐起居无节故半百而衰也夫上古圣人之教下也皆谓之虚邪贼风避之有时恬惔虚无真气从之精神内守病安从来是以志闲而少欲心安而不惧形劳而不倦气从以顺各从其欲皆得所愿故美其食任其服乐其俗高下不相慕其民故曰朴是以嗜欲不能劳其目淫邪不能惑其心愚智贤不肖不惧于物故合于道所以能年皆度百岁而动作不衰者以其德全不危也(《素问·上古天真论》)

复习思考题

1. 简述五脏热病的症状及刺法。
2. 怎样理解"诸治热病以饮之寒水……身寒而止也"?
3. 简述本篇的"热病气穴"的临床意义。

第五节　刺腰痛篇第四十一(全篇)

PPT 课件

本篇讨论腰痛的证候特点及针刺治疗方法,一般认为腰痛多属肾虚,但十二经脉和奇经八脉有了病变都能使人腰痛,提出用循经取穴、刺络放血法治疗腰痛。"以月生死为痏数"以及"左取右,右取左"的针刺法则。故篇名"刺腰痛"。

一、原文选读

足太阳脉令人腰痛,引项脊尻背如重状[1];刺其郄中[2]太阳正经出血,春无见血[3]。少阳令人腰痛如以针刺其皮中,循循然不可以俛仰,不可以顾[4],刺少阳成骨[5]之端出血,成骨在膝外廉之骨独起者,夏无见血[6]。阳明令人腰痛,不可以顾,顾如有见者,善悲,刺阳明于䯒前[7]三痏,上下和之出血,秋无见血[8]。

足少阴令人腰痛,痛引脊内廉,刺少阴于内踝上[9]二痏,春无见血,出血太多,不可復也。厥陰之脈令人腰痛，腰中如張弓弩弦[10]，刺厥陰之脈，在腨踵魚腹之外[11]，循之累累然[12]，乃刺之，其病令人善言，默默然不慧[13]，刺之三痏。

解脈[14]令人腰痛，痛引肩，目䀮䀮然[15]，時遺溲，刺解脈，在膝筋肉分間郄外廉[16]之橫脈出血，血變而止。解脈令人腰痛如引帶，常如折腰狀，善恐，刺解脈，在郄中結絡如黍米，刺之血射以黑，見赤血而已。

同陰之脈[17]令人腰痛，痛如小錘居其中，怫然腫，刺同陰之脈，在外踝上絕骨之端，爲三痏。

陽維之脈令人腰痛，痛上怫然腫，刺陽維之脈，脈與太陽合腨下間，去地一尺所。

衡絡之脈[18]令人腰痛，不可以俛仰，仰則恐仆，得之舉重傷腰，衡絡絕，惡血歸之，刺之在郄陽、筋之間，上郄數寸，衡居爲二痏出血。

會陰之脈[19]令人腰痛，痛上漯漯然汗出[20]，汗幹令人欲飲，飲已欲走，刺直陽之脈[21]上三痏，在蹻上郄下五寸橫居[22]，視其盛者出血。

飛陽之脈[23]令人腰痛，痛上怫怫然[24]，甚則悲以恐，刺飛陽之脈，在內踝上五寸[25]，少陰之前，與陰維之會。

昌陽之脈[26]令人腰痛，痛引膺，目䀮䀮然，甚則反折[27]，舌卷不能言，刺內筋[28]爲二痏，在內踝上大筋前，太陰後上踝二寸所。

散脈[29]令人腰痛而熱，熱甚生煩，腰下如有橫木居其中，甚則遺溲，刺散脈，在膝前骨肉分間，絡外廉束脈，爲三痏。

肉裏之脈[30]令人腰痛，不可以咳，咳則筋縮急，刺肉裏之脈爲二痏，在太陽之外，少陽絕骨之後。

【注釋】

[1]引項脊尻(kāo)背如重狀:尻,《尔雅》:"尻,臀也。"如重状,沉重感。《黄帝内经素问》注:"如重状,乃负重物之沉重感。"

[2]郄中:委中。《黄帝内经素问》注:"郄中,委中也。在膝后屈处腘中央约文中动脉,足太阳脉之所入也。"

[3]春无见血:春天不要刺血。《黄帝内经素问》注:"太阳合肾,肾王于冬,水衰于春,故春无见血也。"

[4]不可以顾:无法回顾,形容转侧不利。《说文解字·页部》:"顾,还视也。"

[5]成骨:骭骨,即胫骨。《类经·针刺类·刺腰痛》注:"膝外侧之高骨独起者,乃骭骨之上端,所以成立其身,故曰成骨。"

[6]夏无见血:夏天不要刺血。《黄帝内经素问》注:"少阳合肝,肝王于春,木衰于夏,故无见血也。"

[7]骭前:胫骨前缘。此处指足三里穴。《类经·针刺类·刺腰痛》注:"骭前三痏,即三里也。"

[8]秋无见血:秋天不要刺血。《黄帝内经素问》注:"阳明合脾,脾王长夏,土衰于秋,故秋无见血。"

[9]内踝上:指足少阴经的复溜穴。

[10]腰中如张弓弩弦:指腰部强直拘急。《黄帝内经素问》注:"如张弦者,言强急之甚。"《素问》吴注:"厥阴之脉,抵少腹,属肝,肝主筋,肝病则筋急,故令腰中如张弓弩弦。"

[11]在腨踵鱼腹之外:腨,腿肚。踵,足跟。鱼腹,小腿肚形如鱼腹。指足厥阴肝经的蠡沟穴。

[12]循之累累然:触摸起来犹如串珠,即血络瘀阻之象。《黄帝内经素问》注:"循其分肉,有血络累累然,乃刺出之。"

[13]其病令人善言,默默然不慧:据《太素》以及全元起本均无"善"字。"善言"与"默默然"语义矛盾,当从《太素》。不慧,言语不爽朗。另据《素问识》,此句及以下"刺之三痏"均为衍文。

[14]解脉:足太阳膀胱经的散行脉。《黄帝内经素问》注:"解脉,散行脉也,言不合而别行也。此足太阳之经……两脉如绳之解股,故名解脉也。"

[15]眈眈然:视物不明貌。《玉篇·目部》:"眈,目不明。"

[16]膝筋肉分间郄外廉:指委中穴外侧的委阳穴。

[17]同阴之脉:足少阳络脉。《黄帝内经素问》注:"足少阳之别络也,并少阳经上行,去足外踝上同身寸之五寸,乃别走厥阴,并经下络足跗,故曰同阴脉也。"

[18]衡络之脉:带脉。《素问集注》:"衡,横也。带脉横络于腰间,故曰横络之脉。"

[19]会阴之脉:会阴本是穴名,在前后二阴之间。会阴之脉,张志聪注:"任脉起于会阴,与督脉交会,分而上行,故曰会阴之脉。"

[20]漯漯(tà)然汗出:汗出多。

[21]直阳之脉:指督脉。《素问集注》:"督脉总督一身之阳,贯脊直上,故曰直阳。"

[22]跻上郄下五寸横居:指承筋穴。跻,为阳跻,指申脉穴。郄,指委中穴。《类经·针刺类·刺腰痛》注:"跻为阳跻,即申脉也。郄,即委中也。此脉上之穴,在跻之上,郄之下,相去约五寸,而横居其中,则承筋穴也。"

[23]飞阳之脉:足太阳络脉。《灵枢·经脉》:"足太阳之别,名曰飞阳,去踝七寸,别走少阴。"

[24]痛上怫怫然:指痛处的筋络怒胀发肿。

[25]内踝上五寸:足少阴筑宾穴,为阴维之郄。

[26]昌阳之脉:足少阴肾经。昌阳为肾经复溜穴别名。《针灸甲乙经》:"复溜者,金也,一名伏白,一名昌阳。"

[27]反折:腰向后弯而不能向前屈。

[28]内筋:筋之内,即跟腱前。

[29]散脉:足太阴络脉。《黄帝内经素问》注:"散脉,足太阴之别也,散行而上,故以名焉。"

[30]肉里之脉:足少阳经。《黄帝内经素问》注:"肉里之脉,少阳所生,则阳维之脉气所发也。"

【按语】本段经文着重论述了腰痛的经脉辨证,强调循经取穴,多用刺血法进行治疗,对后世腰痛的治疗有一定影响。如《四总穴歌》"腰背委中求",《针灸聚英·杂病歌》"腰背痛楚委中头,更兼一穴是复溜"等均继承了《黄帝内经》腰痛刺治的思想。

本段经文提出的某些经络名称现已不用,历代医家观点亦有不同。如衡络之脉,除张志聪所指带脉外,王冰认为指足太阳经在腰部的横行支脉;会阴之脉除高士宗所指任、督两脉外,王冰、姚止庵认为应指足太阳经会合于后阴部的经脉;飞阳之脉除指足太阳络脉外,王冰认为指阴维脉,丹波元简认为指足厥阴络脉;昌阳之脉除指足少阴肾经外,王冰、高士宗认为当为阴跻脉;散脉除指足太阴络脉外,杨上善指为足厥阴、少阳脉,张志聪认为应是冲脉;肉里之脉杨上善认为是足少阳经。虽然对于具体经脉的确定有争议,但本篇所强调的根据经脉理论进行腰痛辨证刺治的思想仍然具有重要的临床指导价值,值得进一步研究。

腰痛侠脊而痛至头几几然[1],目眈眈欲僵仆,刺足太阳郄中出血。

腰痛上寒,刺足太阳、阳明;上热,刺足厥阴;不可以俛仰,刺足少阳;中热而喘,刺足少阴,刺郄中出血。

腰痛上寒,不可顾,刺足阳明;上热,刺足太阴;中热而喘,刺足少阴。大便难,刺足少阴。少腹满,刺足厥阴。如折不可以俛仰,不可举,刺足太阳。引脊内廉,刺足少阴。

腰痛引少腹控䏚[2],不可以仰,刺腰尻交者,两髁胂[3]上。以月生死为痏数[4],发针立已,左取右,右取左。

笔记栏

【注释】

［1］几几（shū）然:形容项背牵强不舒。

［2］控䏚（miǎo）:控,牵引。䏚,季胁下空软处。

［3］䯏胂（shèn）:䯏,音意同"髋",大腿骨。胂,夹脊肉。《素问集注》注:"胂即两䯏上陇起肉也。"

［4］以月生死为痏数:以月亮的圆缺变化计算针刺的次数。

【按语】 本段经文论述腰痛的辨证及刺法,提出调节不同经脉的取穴方法,补充了腰痛的辨证与治疗。腰痛不仅肾虚可致,而且经脉气血的病变亦可引起腰痛。

二、学习小结

本节讨论了论述三阴经、三阳经、奇经八脉病变而发生腰痛的症状特点、分类、按经选穴针刺治疗方法。并据各经循行部位,论述各经腰痛的症状。本节不仅详尽论述了腰痛在各条经脉有病变时的外在表现,而且提供了治疗的穴位及部位等治疗方法。腰痛因受邪的经脉不同,兼证亦各不相同,治疗时必须详辨病因,察清病位,对临床治疗有一定的指导意义。

篇中多次论及"刺郄中出血",这是古代医者针刺治疗的经验之一,即"腰背委中求",至今仍是治疗腰痛的要诀。

三、阅读练习(对下列原文加标点,并注释或翻译加点的词、句)

天气清净光明者也藏德不止故不下也天明则日月不明邪害空窍阳气者闭塞地气者冒明云雾不精则上应白露不下交通不表万物命故不施不施则名木多死恶气不发风雨不节白露不下则菀槁不荣贼风数至暴雨数起天地四时不相保与道相失则未央绝灭唯圣人从之故身无奇病万物不失生气不竭逆春气则少阳不生肝气内变逆夏气则太阳不长心气内洞逆秋气则太阴不收肺气焦满逆冬气则少阴不藏肾气独沉夫四时阴阳者万物之根本也所以圣人春夏养阳秋冬养阴以从其根故与万物沉浮于生长之门逆其根则伐其本坏其真矣故阴阳四时者万物之终始也死生之本也逆之则灾害生从之则苛疾不起是谓得道道者圣人行之愚者佩之从阴阳则生逆之则死从之则治逆之则乱反顺为逆是谓内格(《素问·四气调神大论》)

复习思考题

1. 简述腰痛的分经辨证。

2. 腰痛如何分经治疗?

3. 昌阳之脉、飞阳之脉、肉里之脉、会阴之脉和同阴之脉是指什么部位?

02章06节PPT

PPT 课件

第六节　奇病论篇第四十七(节选)

"奇病"是指异常的或特殊少见的病证,本篇介绍了异于寻常的疾病,故名为"奇病论"。现节选脾瘅、胆瘅的病因、症状和刺法的经文。

一、原文选读

帝曰:有病口甘者,病名为何? 何以得之? 岐伯曰:此五氣之溢也,名曰脾瘅[1]。夫五味入口,藏於胃,脾為之行其精氣,津液在脾,故令人口甘也,此肥美之所發也,此人必數食甘美而多肥也,肥者令人內熱,甘者令人中滿,故其氣上溢,轉為消渴。治之以蘭除陳氣也[2]。

帝曰：有病口苦取陽陵泉，口苦者，病名為何？何以得之？岐伯曰：病名曰膽癉[3]。夫肝者中之將也，取決於膽[4]，咽為之使[5]。此人者數謀慮不決，故膽虛，氣上溢而口為之苦[6]，治之以膽募俞。

帝曰：有癃者，一日數十溲，此不足也。身熱如炭，頸膺如格[7]，人迎躁盛，喘息，氣逆，此有餘也。太陰脈微細如髮者，此不足也。其病安在？名為何病？岐伯曰：病在太陰，其盛在胃，頗在肺，病名曰厥，死不治，此所謂得五有餘二不足[8]也。帝曰：何謂五有餘二不足？岐伯曰：所謂五有餘者，五病之氣有餘也，二不足者，亦病氣之不足也。今外得五有餘，內得二不足，此其身不表不裏，亦正死明矣。

帝曰：人生而有病癲疾者，病名曰何？安所得之？岐伯曰：病名為胎病，此得之在母腹中時，其母有所大驚，氣上而不下，精氣並居，故令子發為癲疾也[9]。

【注释】

［1］脾癉：癉，热的意思。口甘之病，为脾热精气上溢所致，故名脾癉。

［2］治之以兰除陈气也：兰，兰草。除，去除。陈，陈故。兰草气味辛平芳香，能醒脾化湿，清暑辟浊，过食肥甘而致消渴者，可用此排除陈故郁热之气。兰草，《本草纲目》云："辛，平，无毒……其气清香，生津止渴，润肌肉，治消渴胆癉。"

［3］胆癉：即胆热证。《黄帝内经素问》王冰注："亦谓热也，胆汁味苦，故口苦。"《素问注证发微》注："此病乃胆气之热也。"癉，亦作疸，系黄疸。与此有别。

［4］夫肝者中之将也，取决于胆：指肝在五脏之中，为将军之官，肝的功能取决于胆。《类经·疾病类·脾癉胆癉》注："肝者将军之官，谋虑出焉。胆者中正之官，决断出焉。夫谋虑在肝，无胆不断，故肝为中之将，而取决于胆也。"

［5］咽为之使：使，支配。指咽受肝的支配。《类经·疾病类·脾癉胆癉》注："足少阳之脉挟咽，足厥阴之脉循喉咙之后，上入颃颡，是肝胆之脉皆会于咽，故咽为之使。"

［6］胆虚，气上溢而口为之苦：患胆癉的患者，多数谋虑而不能决断，以致胆失却正常的功能，胆汁向上溢，而口中发苦。《素问释义》注："胆郁不决，相火上炎，胆气随溢。"《针灸甲乙经》作"胆气上溢"。

［7］颈膺如格：咽喉胸膺格拒不通，如有物阻塞。《类经》十五卷第三十六注："颈言咽喉，膺言胸臆，如格者，上下不通，若有所格也。"

［8］五有余二不足：五有余指身热如炭，颈膺如格，人迎躁盛，喘息，气逆等五种症状。二不足指癃而一日数十溲，太阴脉微细如发等两种症状。

［9］气上而不下，精气并居，故令子发为癫疾也：《类经》十七卷第六十五注："惊则气乱而逆，故气上而不下，气乱则精从之，故精气并及于胎，令子为癫痫也。"

【按语】本段经文论述胆癉的病因、症状和治疗方法。胆癉系胆气郁结，气郁化热而致胆热熏蒸，胆汁上溢而致口苦。临床治疗当针刺胆之募穴、俞穴以泻胆热。俞穴在背部，募穴在胸腹，此为募俞配穴法。

二、学习小结

本节主要论述妊娠九月而瘖、息积、伏梁、疹筋、头痛、脾癉、胆癉、癃疾、癫疾、肾风等奇病的原因、症状、治法和预后。强调要恰当应用针刺治疗手法，应补则补，应泻则泻，"无损不足益有余"，防止造成不良后果。

提出治疗息积不可使用艾灸和针刺治疗，必须用导引方法治疗，以疏通气血，并结合药物全面治疗。指出"数食甘美而多肥"，会使人生消渴病，此类患者禁食糖类食物和米饭的临床护理原则；还说明先天性的癫痫与母体怀孕期间的精神刺激以及周围环境有关。

三、阅读练习(对下列原文加标点,并注释或翻译加点的词、句)

问曰上工治未病何也师曰夫治未病者见肝之病知肝传脾当先实脾四季脾王不受邪即勿补之中工不晓相传见肝之病不解实脾惟治肝也夫肝之病补用酸助用焦苦益用甘味之药调之酸入肝焦苦入心甘入脾脾能伤肾肾气微弱则水不行水不行则心火气盛则伤肺肺被伤则金气不行金气不行则肝气盛故实脾则肝自愈此治肝补脾之要妙也肝虚则用此法实则不在用之经曰虚虚实实补不足损有余是其义也余脏准此夫人禀五常因风气而生长风气虽能生万物亦能害万物如水能浮舟亦能覆舟若五脏元真通畅人即安和客气邪风中人多死千般疢难不越三条一者经络受邪入脏腑为内所因也二者四肢九窍血脉相传壅塞不通为外皮肤所中也三者房室金刃虫兽所伤以此详之病由都尽若人能养慎不令邪风干忤经络适中经络未流传脏腑即医治之四肢才觉重滞即导引吐纳针灸膏摩勿令九窍闭塞更能无犯王法禽兽灾伤房室勿令竭乏服食节其冷热苦酸辛甘不遗形体有衰病则无由入其腠理腠者是三焦通会元真之处为血气所注理者是皮肤脏腑之文理也(《金匮要略·脏腑经络先后病脉证》)

复习思考题

1. 简述脾瘅的病因与治疗。
2. 简述胆瘅的病机与取穴。
3. 简述先天性癫疾的成因。

02篇07节PPT

PPT 课件

第七节 刺要论篇第五十(全篇)

针刺有重要的法则,如果不按照法则治病,非但没有疗效,反而会有极大的危险性,本篇因讨论针刺的重要法则,故名"刺要论"。

一、原文选读

黄帝问曰:愿闻刺要。岐伯对曰:病有浮沉[1],刺有浅深,各至其理,无过其道[2]。过之则内伤,不及则生外壅[3],壅则邪从之。浅深不得,反为大贼,内动五藏[4],后生大病。故曰病有在毫毛腠理者,有在皮肤者,有在肌肉者,有在脉者,有在筋者,有在骨者,有在髓者。是故刺毫毛腠理无伤皮,皮伤则内动肺,肺动则秋病温疟[5],泝泝然寒慄[6]。刺皮无伤肉,肉伤则内动脾,脾动则七十二日四季之月[7],病腹胀,烦,不嗜食。刺肉无伤脉,脉伤则内动心,心动则夏病心痛[8]。刺脉无伤筋,筋伤则内动肝,肝动则春病热而筋弛[9]。刺筋无伤骨,骨伤则内动肾,肾动则冬病胀腰痛[10]。刺骨无伤髓,髓伤则销铄胻酸,体解㑊然不去矣[11]。

【注释】

[1]浮沉:指疾病的表里。

[2]各至其理,无过其道:指针刺的深度应该适度,既不能过深,又不能过浅。《类经·针刺类·刺禁》注:"应浅不浅,应深不深,皆过其道也。"

[3]不及则生外壅:即病深刺浅,反而发生壅滞。《类经·针刺类·刺禁》注:"失于浅则致气于外,故为壅肿而邪反从之。"

[4]反为大贼,内动五脏:大贼,指危害极大。由于针刺深浅不当,反而造成极大危害,内伤五脏。《黄

帝内经素问》注:"贼,谓私害。动,谓动乱。然不及则外壅,过之则内伤,既且外壅内伤,是为大病之阶渐尔,故曰后生大病也。"

〔5〕温疟:指外受雨露,内停水湿而致的恶寒发热不甚,一身尽痛,四肢沉重,脘闷呕恶为主要表现的病证。《素问·疟论》:"此先伤于风,而后伤于寒,故先热而后寒也,亦以时作,名曰温疟。"唐王冰注:"以其先热,故谓之温。"

〔6〕泝(sù)泝然寒栗:泝泝,《针灸甲乙经》作"淅然"。指恶寒貌。

〔7〕脾动则七十二日四季之月:"动"作"伤"字解。七十二日,《素问》吴注:"脾土寄王四季,每季之末,各得十八日,共成七十二日。"指脾伤之后,在这七十二天中要发生腹胀,不思饮食等症。

〔8〕心动则夏病心痛:刺肉误伤于脉,则内动于心,心气旺于夏,故夏至而心痛。《类经·针刺类·刺禁》注:"脉在肉中,为心之合,脉伤则内动于心,心王于夏,外气伤,故夏为心痛。"

〔9〕肝动则春病热而筋弛:刺脉误伤于经筋,筋与肝合,故内动于肝,至春则发生热病及筋脉弛缓。《类经·针刺类·刺禁》注:"筋合肝而王于春,筋伤则肝气动,故于春阳发生之时,当病热证,热则筋缓,故为弛纵。"

〔10〕肾动则冬病胀腰痛:指刺筋误伤骨,肾的功能受到影响,而出现腹胀、腰痛。《素问》吴崑注:"肾合骨而王于冬,骨伤动肾,则冬月无以封藏而病胀与腰痛矣。"

〔11〕髓伤则销铄胻酸,体解㑊然不去矣:髓伤则日渐消减枯涸,小腿发酸,身体倦怠无力。《类经·针刺类·刺禁》注:"髓为骨之充,精之属,最深者也。精髓受伤,故为干枯、销铄、胻酸等病。解㑊者,倦怠困弱之名,阴之虚也。阴虚则气虚,气虚则不能举动,是谓不去也。"

二、学习小结

本文讨论针刺毫毛腠理、皮肤、肌肉、脉、筋、骨髓的深浅刺法及过刺的危害,提出"各至其理,无过其道"的针刺原则,针刺的深浅要根据疾病的部位,既不可太过,又不要太浅,恰到病处为宜,使精气得复,邪气得去。如刺之太过或不及,则不能达到调节气血,扶正祛邪的目的,反造成针害,即"过之则内伤,不及则生外壅"。

文中针刺深浅的原则是针刺具体操作的要求,是临床获得针感、施行补泻、发挥针刺效应、提高针灸疗效、防止针刺意外发生的重要原则。

三、阅读练习(对下列原文加标点)

心实左手寸口人迎以前脉阴实者手厥阴经也病苦闭大便不利腹满四肢重身热苦胃胀刺三里心虚左手寸口人迎以前脉阴虚者手厥阴经也病苦悸恐不乐心腹痛难以言心如寒状恍惚肝实左手关上脉阴实者足厥阴经也病苦心下坚满常两胁痛自忿忿如怒状肝虚者足厥阴经也病苦胁下坚寒热腹满不欲饮食腹胀悒悒不乐妇人月经不利腰腹痛肾实左手尺中神门以后脉阴实者足少阴经也病苦膀胱胀闭少腹与腰脊相引痛左手尺中神门以后脉阴实者足少阴经也病苦舌燥咽肿心烦嗌干胸胁时痛喘咳汗出小腹胀满腰背强急体重骨热小便赤黄好怒好忘足下热疼四肢黑耳聋肾虚左手尺中神门以后脉阴虚者足少阴经也病苦心中闷下重足肿不可以按地肺实右手寸口气口以前脉阴实者手太阴经也病苦肺胀汗出若露上气喘逆咽中塞如欲呕状肺虚右手寸口气口以前脉阴虚者手太阴经也病苦少气不足以息嗌干不朝津液脾实右手关上脉阴实者足太阴经也病苦足寒胫热腹胀满烦扰不得卧脾虚者足太阴经也病苦泄注腹满气逆霍乱呕吐黄胆心烦不得卧肠鸣(《脉经·平人迎神门气口前后脉》)

复习思考题

1. 如何理解"病有浮沉,刺有浅深,各至其理,无过其道"?举例说明之。

2. 判断针刺深浅的基本原则什么?

PPT 课件

3. 试述四季与针刺深浅的关系。

第八节　刺齐论篇第五十一（全篇）

齐,定限的意思,本篇论述针刺的深浅必须有一定的限度,不然,就是违反刺法。故名为"刺齐论"。

一、原文选读

黄帝问曰:願聞刺淺深之分[1]。岐伯對曰:刺骨者無傷筋,刺筋者無傷肉,刺肉者無傷脈,刺脈者無傷皮;刺皮者無傷肉,刺肉者無傷筋,刺筋者無傷骨[2]。

帝曰:余未知其所謂,願聞其解。岐伯曰:刺骨無傷筋者,針至筋而去不及骨也。刺筋無傷肉者,至肉而去不及筋也。刺肉無傷脈者,至脈而去不及肉也。刺脈無傷皮者,至皮而去不及脈也[3]。所謂刺皮無傷肉者,病在皮中,針入皮中無傷肉也。刺肉無傷筋者,過肉中筋也。刺筋無傷骨者,過筋中骨也。此之謂反也[4]。

【注释】

[1]刺浅深之分:分,可作"部位"解。《黄帝内经素问》注:"谓皮肉筋脉骨之分位也。"

[2]刺骨者无伤筋……刺筋者无伤骨:此言皮脉肉筋骨各有深浅不同部位,刺深不宜浅,刺浅不宜深。《素问集注》注:"前四句言宜深者勿浅,后三句言宜浅者勿深,所谓各至其理,无过其道。"

[3]刺骨无伤筋者……不及脉也:此四句说明刺深不宜浅,针未至病所,不但病未去,反伤正常组织。《素问集注》注:"此申明刺宜深者,勿浅而去也。刺骨无伤筋者,言其病在骨,刺当及骨,若针至筋而去,不及于骨,则反伤筋之气,而骨病不除,是刺骨反伤其筋矣。盖皮肉筋骨,各有所主之气,故当至其处,而候其主病之气焉。卢良候曰:脉在肉中,肉有溪谷,脉有脉道,理路各别者也。所谓至脉而去,不及肉者,谓刺在皮肤脉络之间,不及里之筋骨,非针从脉而再入于肉也。是以略去刺脉无伤肉句者。"

[4]所谓刺皮无伤肉者……此之谓反也:此三句申明刺浅而勿深,针太过亦损伤正气。《黄帝内经素问》注:"此则诫过分太深也。"新校正云:"按全元起云:刺如此者是谓伤,此皆过,过必损其血气,是谓逆也,邪必因而入也。"《类经·针刺类·刺禁》注:"刺皮过深而中肉者,伤其脾气。刺肉过深而中筋者,伐其肝气。刺筋过深而中骨者,伤其肾气。此上三节,言不当深而深者之害,是皆所谓反也。"

二、学习小结

本节介绍刺皮无伤肉、刺肉无伤脉等针刺的要点,说明针刺的深度太过和不及同样会损伤其他部位。如果违背针刺的法度,就会造成严重的后果。强调"刺骨者无伤筋,刺筋者无伤肉,刺肉者无伤脉,刺脉者无伤皮;刺皮者无伤肉,刺肉者无伤筋,刺筋者无伤骨"之要及所致之因。

本文继上篇讨论针刺的深浅规律,强调了针刺深浅的限度和分部。本篇与《刺要论》都是讨论针刺深浅,其基本精神是一致的,但《刺要论》主要讨论针刺深浅的原则,并强调针刺不当而带来的伤害。本篇反复强调掌握针刺深浅的标准,应深刺者勿浅刺,刺之不及则不能气至病所,调经气而祛邪;反之,应浅刺者不宜深,刺之太过,反伤正气,易遭邪气内侵。因此,针刺的深浅标准,必须根据皮、脉、肉、筋、骨的病变,适到病所。

三、阅读练习（对下列原文加标点）

中风者风气中于人也风是四时之气分布八方主长养万物从其乡来者人中少死病不从其

乡来者人中多死病其为病者藏于皮肤之间内不得通外不得泄其入经脉行于五脏者各随脏腑而生病焉心中风但得偃卧不得倾侧汗出若唇赤汗流者可治急灸心俞百壮若唇或青或黑或白或黄此是心坏为水面目亭亭时悚动者皆不可复治五六日而死肝中风但踞坐不得低头若绕两目连额上色微有青唇青面黄者可治急灸肝俞百壮若大青黑面一黄一白者是肝已伤不可复治数日而死脾中风踞而腹满身通黄吐咸汁出者可治急灸脾俞百壮若手足青者不可复治肾中风踞而腰痛视胁左右未有黄色如饼粢大者可治急灸肾俞百壮若齿黄赤鬓发直面土色者不可复治肺中风偃卧而胸满短气冒闷汗出视目下鼻上下两旁下行至口色白者可治急灸肺俞百壮若色黄者为肺已伤化为血不可复治其人当妄掇空指地或自拈衣寻缝如此数日而死诊其脉虚弱者亦风也缓大者亦风也浮虚者亦风也滑散者亦风也（《诸病源候论·中风候》）

复习思考题

1. 举例说明,如何理解"刺浅深之分"?
2. 简述针刺深浅的标准。
3. 试述违背针刺法度可能造成的伤害。

第九节 刺禁论篇第五十二(全篇)

PPT 课件

本篇主要讨论了针刺禁忌的问题,列举了误刺脏腑、经脉等引起的不良后果,警示医者应小心谨慎,谨遵法则刺治,故名为"刺禁"。

一、原文选读

黄帝问曰:愿闻禁数[1]。岐伯对曰:藏有要害,不可不察。肝生于左[2],肺藏于右[3],心部于表[4],肾治于里[5],脾为之使[6],胃为之市[7]。鬲肓之上,中有父母[8],七节之傍,中有小心[9]。从之有福,逆之有咎[10]。

【注释】

[1] 禁数:禁刺的部位。

[2] 肝生于左:杨上善注:"肝者为木在春,故气生左。"左,其位在东方。

[3] 肺藏于右:杨上善注:"肺者为金,在秋,故气藏右也。"《素问直解》注:"人身面南,左东右西,肝主春生之气,位居东方,故生于左。肺主秋收之气,位于西方,故肺藏于右。"右,其位在西方。

[4] 心部于表:《素问集注》注:"部,分也。心为阳脏而主火,火性炎散,故心气分布于表。"

[5] 肾治于里:指肾气主治于里。《素问集注》注:"肾为阴脏而主水,水性寒凝,故肾气主治于里。"

[6] 脾为之使:指脾主运化。《素问直解》注:"脾主旺于四季,主运行水谷,以溉五脏,故为之使。"

[7] 胃为之市:即胃为水谷之海,主受纳水谷。《太素·知针石》注:"胃为脾腑也。胃贮五谷,授气于脾,以资四脏,故为市也。"

[8] 鬲肓之上,中有父母:即横膈之上有心肺。《类经·针刺类·刺害》注:"鬲,鬲膜也。肓,心之下,鬲之上也。鬲肓之上,心肺所居。心为阳中之阳,肺为阳中之阴,心主血,肺主气,营卫于身,故称父母。"

[9] 小心:一指心包络。《素问注证发微》注:"心为君主,为大心,而包络为臣,为小心也。"一指命门。如《类经·针刺类·刺害》注:"人生以阳气为本,阳在上者,谓之君火,君火在心;阳在下者,谓之相火,相火在命门,皆真阳之所在也,故曰七节之傍,中有小心。"因《黄帝内经》中无右肾为命门之说,此说出于《难经》。

[10] 咎:灾祸。《素问集注》注:"从之者,顺其脏气之所出,神转而不回者也;逆之者,逆其脏气回还,而有回则不转之咎矣。针刺伤其脏气,则有死亡之大患焉。"

【按语】本段经文指出针刺时不可误伤脏腑。提出"脏有要害,不可不察"的刺禁要求。脏腑是生命活动的重要器官,运用针刺治病时必须避开要害之处,防止误伤脏腑而发生危险。

刺中心,一日死,其動為噫[1]。刺中肝,五日死,其動為語[2]。刺中腎,六日死,其動為嚏。刺中肺,三日死,其動為咳。刺中脾,十日死,其動為吞[3]。刺中膽,一日半死,其動為嘔。

【注释】

[1]其动为噫:误刺心而发生心之病变为噫。动,变动,此谓病变。噫,嗳气。《素问集注》注:"动者,伤其脏真而变动也。心在气为噫,噫则心气绝矣。"

[2]其动为语:误刺肝而发生肝的病变为多语。《类经·针刺类·刺害》注:"语,谓无故妄言也。肝在气为语,语见则肝气绝矣。"

[3]其动为吞:误刺脾而发生脾的病变为频频吞咽。《素问集注》注:"吞,吞咽也。盖脾主涎,脾气绝而不能灌溉于四旁,故变动为吞也。"

【按语】本段经文论述了不掌握针刺禁忌而刺伤五脏所出现的本脏将绝症状,并预计死亡的日期,说明脏腑在机体生命活动中起着最重要的作用,一旦刺伤将危及生命,医者应当高度重视。

刺跗上中大脈,血出不止,死。刺面中溜脈[1],不幸為盲。刺頭中腦戶,入腦立死。刺舌下中脈太過,血出不止者為瘖。刺足下布絡[2]中脈,血不出為腫。刺郄[3]中大脈,令人仆脫色。刺氣街中脈,血不出,為腫鼠仆[4]。刺脊間,中髓為傴[5]。刺乳上,中乳房,為腫根蝕[6]。刺缺盆中內陷,氣泄,令人喘咳逆。刺手魚腹內陷[7],為腫。

【注释】

[1]溜脉:指与目相流通之脉。《素问注证发微》注:"溜脉者,凡脉与目流通者是也。"

[2]布络:散络,四散分布的络脉。

[3]郄:指委中穴。

[4]鼠仆:比喻血肿如伏鼠之状。仆,《备急千金要方》《圣济总录》作"䐃"。《类经·针刺类·刺害》注:"仆,当作䐃,刺气街者,不中穴而旁中其脉,若血不出,当为肿于鼠䐃也。"鼠䐃,指腹股沟部位。

[5]伛:背曲,驼背。

[6]根蚀:指乳内溃脓,久而不愈。

[7]内陷:针刺过深。

【按语】本段经文说明误刺伤及人体头面、颈项、脊背、四肢的血管出血造成晕针、血肿给患者带来的危害,应引以为戒。

無刺大醉,令人氣亂[1],無刺大怒,令人氣逆。無刺大勞人,無刺新飽人,無刺大饑人,無刺大渴人,無刺大驚人。

刺陰股中大脈,血出不止,死。刺客主人內陷,中脈,為內漏為聾[2]。刺膝髕出液為跛。刺臂太陰脈[3],出血多,立死。刺足少陰脈,重虛出血,為舌難以言[4]。

刺膺中陷,中肺,為喘逆仰息[5]。刺肘中內陷,氣歸之,為不屈伸[6]。刺陰股下三寸內陷,令人遺溺[7]。刺腋下脅間內陷,令人咳[8]。刺少腹,中膀胱,溺出,令人少腹滿。刺腨腸內陷,為腫。刺匡上陷骨中脈,為漏為盲[9]。刺關節中液出,不得屈伸。

【原文】

[1] 令人气乱:令人气血紊乱。

[2] 刺客主人……为内漏为聋:客主人,即上关穴,《黄帝内经素问》注:"客主人,穴名也,今名上关,在耳上廉起骨,开口有空,手少阳、足阳明脉交会于中。陷脉,言刺太深也,刺太深则交脉破决,故为耳内之漏。脉内漏则气不营,故聋。"

[3] 臂太阴脉:手太阴经。《类经·针刺类·刺害》注:"臂太阴,肺脉也。肺主气以行营卫,血出多而营卫绝,气散则死矣。"

[4] 刺足少阴脉,重虚出血,为舌难以言:刺足少阴经脉,使肾气更虚而出血,发为舌运动不便,难以说话的症状。《素问直解》注:"足少阴脉,肾脉也。肾主藏精,刺足少阴脉出血,精血皆虚,故曰重虚,重虚出血,犹言出血而重虚也。少阴之脉循喉咙挟舌本,精血皆虚,故为舌难以言。"

[5] 刺膺中陷,中肺,为喘逆仰息:膺,指胸大肌。《类经·针刺类·刺害》注:"肺近膺中而误中之,则肺气上泄,故为喘为逆,仰首而息也。"

[6] 刺肘中内陷,气归之,为不屈伸:刺肘弯太深,气便结聚于局部,致手臂不能屈伸。《黄帝内经太素》注:"肘中,谓肘曲折之中,尺泽穴中也。刺过陷脉,恶气归之,气固关节,故不屈伸也。"《类经·针刺类·刺害》注:"肘中者,手太阴之尺泽,厥阴之曲泽皆是也。"

[7] 刺阴股下三寸内陷,令人遗溺:刺大腿内侧下3寸的部位太深,使人小便失禁。《类经·针刺类·刺害》注:"阴股之脉,足三阴也,皆上聚于阴器,惟少阴之在骨间者,有经无穴。其在气冲在下三寸者,足厥阴之五里也,主治肠中热满不得溺。若刺深内陷,令人遗溺不禁,当是此穴。然厥阴之阴包,阳明之箕门,皆治遗溺,若刺之太深,则溺反不止矣。"

[8] 刺腋下胁间内陷,令人咳:刺腋下两胁之间太深了,使人咳嗽。《黄帝内经素问》注:"腋下,肺脉也。肺之脉,从肺系,横出腋下。真心脏脉,直行者,从心系却上腋下。刺陷脉,则心肺俱动,故咳也。"

[9] 刺匡上陷骨中脉,为漏为盲:刺眼眶骨上而伤及脉络,就流泪不止,甚至失明。《类经·针刺类·刺害》注:"匡,眼匡也。目者宗脉之所聚,刺匡上而深陷骨间,中其目系之脉,则流泪不止而为漏,视无所见而为盲也。"《素问直解》:"匡上,目匡之上,眉间也。陷骨,丝竹空穴,眉后陷骨也。"

【按语】本段经文论述深刺某些穴位和特定部位所致的后遗症、不良后果,提出大醉、大怒、大劳、大饱、大饥、大渴、大惊七种情况不宜即刻针刺,需待人体气血调和以后再针刺,对指导临床意义重大,如果不遵循这些禁忌而妄行针刺就会造成不良后果和医疗事故。临证时必须重点把握严格遵守操作规律,防止意外事故的发生。

二、学习小结

本节论述禁刺的部位和误刺的后果,轻者致盲、聋、跛、肿、痦、遗溺,重者致死亡。提出暴饮暴食、大饥大渴、过度疲劳、情绪剧烈波动等情况下不可针刺。

提出"脏有要害",要"从之有福,逆之有咎"的原则;刺中脏(腑)分别会出现噫、语、嚏、咳、吞、呕等表现;指出大醉、大怒、大惊、饱食、大饥、大渴等特殊状态,及违反针刺禁忌的严重性;指出误刺阴股、客主人、膝髌、膺、肘、阴股下三寸、腋下胁间、少腹、腨肠、匡上陷骨、关节等部位及臂太阴脉、足少阴脉等特殊部位"中脉"的严重性。如刺跗上、面、头、舌下、足下、郄、气街、脊间、乳上、缺盆、手鱼腹等部位均可误刺血脉,后果严重。

五脏、血脉、形体诸窍是人体生命活动重要的组织器官,本文不厌其烦地列举重要组织器官受到损伤,会危及生命,示人"刺避五脏"是必须遵循的治疗原则。

三、阅读练习(对下列原文加标点,并注释或翻译加点的词、句)

黄帝问曰余闻古之治病惟其移精变气可祝由而已今世治病毒药治其内针石治其外或愈或不愈何也岐伯对曰往古人居禽兽之间动作以避寒阴居以避暑内无眷慕之累外无伸宦之形

此恬惔之世邪不能深入也故毒药不能治其内针石不能治其外故可移精祝由而已当今之世不然忧患缘其内苦形伤其外又失四时之从逆寒暑之宜贼风数至虚邪朝夕内至五脏骨髓外伤空窍肌肤所以小病必甚大病必死故祝由不能已也帝曰善余欲临病人观死生决嫌疑欲知其要如日月光可得闻乎岐伯曰色脉者上帝之所贵也先师之所传也上古使僦贷季理色脉而通神明合之金木水火土四时八风六合不离其常变化相移以观其妙以知其要欲知其要则色脉是矣色以应日脉以应月常求其要则其要也夫色之变化以应四时之脉此上帝之所贵以合于神明也所以远死而近生生道以长命曰圣王中古之治病至而治之汤液十日以去八风五痹之病十日不已治以草苏草荄之枝本末为助标本已得邪气乃服暮世之治病也则不然治不本四时不知日月不审逆从病形已成乃欲微针治其外汤液治其内粗工凶凶以为可攻故病未已新病复起(《素问·移精变气论》)

复习思考题

1. 举例说明怎样理解"脏有要害,不可不察"。

2.《素问·刺禁论》中"无刺大醉,令人气乱,无刺大怒,令人气逆。无刺大劳人,无刺新饱人,无刺大饥人,无刺大渴人,无刺大惊人"的精神实质是什么?

3. 谈谈历代医家对"七节"与"小心"的不同理解。

PPT 课件

第十节 刺志论篇第五十三(全篇)

本篇论述了辨别虚实的要领和针刺补泻的方法,这些都是要求医者牢记在心的,故名为"刺志论"。

一、原文选读

黄帝问曰:愿闻虚实之要。岐伯对曰:气实形实,气虚形虚,此其常也,反此者病[1]。谷盛气盛,谷虚气虚,此其常也,反此者病[2]。脉实血实,脉虚血虚,此其常也,反此者病[3]。

帝曰:如何而反?岐伯曰:气盛身寒,气虚身热,此谓反也[4]。谷入多而气少,此谓反也[5]。谷不入而气多,此谓反也[6]。脉盛血少,此谓反也。脉小血多,此谓反也[7]。

气盛身寒,得之伤寒。气虚身热,得之伤暑[8]。谷入多而气少者,得之有所脱血,湿居下也[9]。谷入少而气多者,邪在胃及与肺也[10]。脉小血多者,饮中热也。脉大血少者,脉有风气,水浆不入,此之谓也[11]。

【注释】

[1] 气实形实……反此者病:此指气实而形体就充实,气虚而形体也就虚弱,这是正常现象,否则就是病态。《素问注证发微》注:"气者人身之气也;形者人之形体也。气实则形实,气虚则形虚,此其相称者为常,而相反则为病矣。然此气之虚实,必于脉而验之,但不可即谓气为脉也,观下文有血脉对举者可知。"

[2] 谷盛气盛……反此者病:谷,指饮食水谷,食量大则气盛,食量小则气虚,与此相反就成病态。《类经·疾病类·虚实之反者病》注:"人受气于谷,谷入于胃以传于肺,五脏六腑皆以受气,此气生于谷也,是谓谷气。故谷气盛衰,候当相应,不应则为病矣。"

[3] 脉实血实……反此者病:脉大而有力则血充盈,脉细小无力则血不足,与此相反就是病态。《素问

集注》注："脉者,血之府,故虚实之宜相应也。"《类经·疾病类·虚实之反者病》注:"脉之盛衰者,所以候气血之虚实也。故脉之与血,相应者为常,不相应者反而病也。"

［4］气盛身寒,气虚身热,此谓反也:指气盛而身体反感寒冷,气虚而身体感到发热,这都是反常现象。《黄帝内经素问》注:"气虚为阳气不足,阳气不足当身寒,反身热者,脉气当盛,脉不盛而身热,证不相符,故谓反也。"

［5］谷入多而气少,此谓反也:饮食虽多而正气不足的是反常现象。《黄帝内经素问》注:"胃之所出者,谷气而布于经脉也,谷入于胃,脉道乃散,今谷入多而气少者,是胃气不散,故谓反也。"

［6］谷不入而气多,此谓反也:饮食不进而气反盛也是反常现象。《黄帝内经素问校注语释》注:"'不入'误,应作'入少',核下文'谷入少而气多'句可证。盖入少气多,是已谓反,如谷不入,似无此理。"可参。

［7］脉盛血少……此谓反也:脉搏盛而血少,以及脉搏小而血多都是反常现象。《素问》吴注:"脉盛血少则无阴,脉少血多则无阳。"《素问识》注:"按血之多少,盖察面而知之。"即面色红赤者为血多,面色㿠白为血少。

［8］气盛身寒……得之伤暑:此论寒暑伤人之不同,寒邪困束,故气盛而身寒;暑邪伤气,故气虚而身热。《素问集注》注:"此申明形气虚实之相反者,为邪气所伤也。气盛身寒者,邪气实也。气虚身热者,形气虚也。寒伤形,故气盛身寒。暑伤气,故气虚身热。"

［9］湿居下也:脾病不能为胃行其津液,则水谷不能生化精微,而湿气聚居下部。《类经·疾病类·虚实之反者病》注:"谷入多者,胃热善于消谷也。脱血者,亡其阴也。湿居下者,脾肾之不足,亦阴虚也。阴虚则无气,故谷虽入多而气则少也。"

［10］谷入少而气多者,邪在胃及与肺也:饮食很少而气反有余,是邪气在胃和肺。《类经·疾病类·虚实之反者病》注:"邪在胃,则不能食,故入谷少;邪在肺,则息喘满,故气多。"

［11］脉大血少者……此之谓也:脉大而血少,是由于感受风气,水浆不入所致。《类经·疾病类·虚实之反者病》注"风为阳邪,居于脉中,故脉大水浆不入,则中焦无以生化,故血少。"

【按语】本段经文论述人体的常态、病态,应该从形与气、谷与气、血与脉等相称与否来判别。以相称为常态,不相称为病态。并论述了虚实形成的原因与伤寒、伤暑、脱血、饮食等因素有关。这里的"虚""实"是对机体内与外两种状态的比较,不要混同于病证的正虚、邪实的病机变化。

夫實者,氣入也;虛者,氣出也[1]。氣實者熱也;氣虛者寒也[2]。入實者,左手開針空也;入虛者,左手閉針空也[3]。

【注释】

［1］夫实者……气出也:实是由于邪气侵入人体,虚是由于正气外泄。《类经·疾病类·虚实之反者病》注:"此下言虚实寒热之因,用针补泻之法也。气入者充满于内,所以为实。气出者漏泄于外,所以为虚。"

［2］气实者……寒也:气实就会有热,气虚则恶寒。《素问注证发微》注:"邪实者,其体必热;气虚者,其体必寒。"指正邪而言。《黄帝内经素问》注:"阳盛而阴内拒,故热;阴盛而阳外微,故寒。"指阴阳,皆通。

［3］入实者……左手闭针空也:此指针刺补泻手法。《黄帝内经素问》注:"言用针之补泻也。右手持针,左手捻穴,故实者左手开针空以泻之,虚者左手闭针空以补之也。"《类经·疾病类·虚实之反者病》注:"开则邪气去,故实者可泻;闭则神气存,故虚者可补也。"

【按语】本段提出治疗虚实的开阖补泻法。泻法要"开针孔",补法要"闭针孔",也就是以针后按压与不按压针孔区分补泻,意在出邪气、存正气。《素问·调经论》曰:"泻实者,气盛乃内针,针与气俱内,以开其门如利其户;针与气俱出,精气不伤,邪气乃下,外门不闭,以出其疾,摇大其道如利其路。"

二、学习小结

本节提出掌握"虚实之要"的关键,在于观察和分析形与气、谷与气、脉与血、气与寒热等的外在表现是否相应,"相应者为常,不相应者为反"。分析造成这些反常现象的病因病机。

笔记栏

提出针刺补泻的方法:实证应"左手开针空也",虚证当"左手闭针空也"。补法针感是"气实者热也";泻法针感"气虚者寒也"。

三、阅读练习(对下列原文加标点,并注释或翻译加点的词、句)

夫人之常数太阳常多血少气少阳常少血多气阳明常多气多血少阴常少血多气厥阴常多血少气太阴常多气少血此天之常数足太阳与少阴为表里少阳与厥阴为表里阳明与太阴为表里是为足阴阳也手太阳与少阴为表里少阳与心主为表里阳明与太阴为表里是为手之阴阳也今知手足阴阳所苦凡治病必先去其血乃去其所苦伺之所欲然后泻有余补不足欲知背俞先度其两乳间中折之更以他草度去半已即以两隅相拄也乃举以度其背令其一隅居上齐脊大椎两隅在下当其下隅者肺之俞也复下一度心之俞也复下一度左角肝之俞也右角脾之俞也复下一度肾之俞也是谓五脏之俞灸刺之度也形乐志苦病生于脉治之以灸刺形乐志乐病生于肉治之以针石形苦志乐病生于筋治之以熨引形苦志苦病生于咽嗌治之以百药形数惊恐经络不通病生于不仁治之以按摩醪药是谓五形志也刺阳明出血气刺太阳出血恶气刺少阳出气恶血刺太阴出气恶血刺少阴出气恶血刺厥阴出血恶气也(《素问·血气形志》)

复习思考题

1. 判断人体"常"与"病"的主要依据是什么?有何临床意义?

2. 本篇中"气实形实,气虚形虚"与"夫实者,气入也;虚者,气出也"均论及"气"与"虚、实",其含义有何不同?

3. 如何理解"谷入少而气多者,邪在胃及与肺也"?

4. "入实者,左手开针空也;入虚者,左手闭针空也"包含的刺灸法内容是什么?

PPT课件

第十一节 针解篇第五十四*(节选)

本篇从人与自然的关系来说明用针治病有一定的法则,并按病的程度不同确定九种针的用法。在用针之时,医者与病者都要思想集中,对于用针手法尤为重要。由于本篇都是解释用针的道理,故名"针解篇"。现节选针刺补泻方法和注意事项的部分经文。

一、原文选读

黄帝問曰:願聞九針之解,虛實之道。

岐伯對曰:刺虛則實之者針下熱也[1],氣實乃熱也。滿而泄之者針下寒也[2],氣虛乃寒也。菀陳則除之者,出惡血也[3]。邪盛則虛之者,出針勿按[4]。徐而疾則實者,徐出針而疾按之[5]。疾而徐則虛者,疾出針而徐按之[6]。言實與虛者,寒溫氣多少也[7]。若無若有者,疾不可知也[8]。察後與先者,知病先後也[9]。爲虛與實者,工勿失其法。若得若失者,離其法也[10]。虛實之要,九針最妙者,爲其各有所宜也[11]。補寫之時者,與氣開闔相合也[12]。九針之名各不同形者,針窮其所當補寫也[13]。

【注释】

[1]刺虚则实之者针下热也:治虚证用补法,针后要有热的感觉。《太素·知针石》注:"刺寒虚者,得针下热,则为实和也。"

［2］满而泄之者针下寒也：实证用泻法，针后有寒的感觉。《太素·知针石》注："刺热实者，得针下寒，则为虚和也。"《类经·针刺类·用针虚实补泻》注："针下寒者，自热而寒也，寒则邪气去，而实者虚矣，故为泻。"

［3］菀陈则除之者，出恶血也：血分有郁积已久的邪气，应当放出恶血。《黄帝内经素问》注："菀，积也。陈，久也。除，去也。言络脉之中血积而久者，针刺而除去之也。"

［4］邪盛则虚之者，出针勿按：指泻法。《素问注证发微》注："邪盛则虚之者，言诸经邪气之盛者，皆泻其邪，出针之时，勿按其穴，令邪气之发泄也。"

［5］徐而疾则实者，徐出针而疾按之：指虚证用补法。《素问集注》注："徐而疾则实者，谓针已得气乃徐出之。针即出穴则疾按之，使邪实可泄而虚，此补虚之法也。"

［6］疾而徐则虚者，疾出针而徐按之：实证用泻法。《素问集注》注："疾而徐则虚者，言邪气已至，乃疾出之。针既出穴，则徐按之，使邪实可泄而虚，此泻实之法也。"

［7］言实与虚者，寒温气多少也：虚与实，指气至时，针下凉感和热感。《素问集注》注："言实与虚，谓针下寒而气少者为虚，邪气已去也。针下热而气多者为实，正气已复也。"

［8］若无若有者，疾不可知也：指针下气至的感觉，似有似无，其往来疾速，不易掌握。《素问》吴注："言针下气至若有若无，气至疾速，难以知也。"

［9］察后与先者，知病先后也：先后，指标本而言。即审查疾病的先后过程，在于认识疾病的标本。《类经·针刺类·用针虚实补泻》注："病有标本，先者为本，后者为标。"

［10］若得若失者，离其法也：如不能掌握虚实症状，就不能正确施用补泻，而失其正治之法。《太素·知针石》注："失其正法，故得失难定也。"

［11］为其各有所宜也：指九针的应用各有其适应证。《素问》吴崐注："泻阳气者宜镵针；泻分气者宜员针；致脉气者宜鍉针；发痼疾者宜锋针；取大脓者宜铍针；取暴气者宜员利针；取痛痹者，宜毫针；取远痹者宜长针；泻机关者宜大针，此其各有所宜也。"

［12］与气开阖相合也：即补泻时间要与气的开阖相合。《类经·针刺类·用针虚实补泻》注："气至应时谓之开，已过未至谓之阖。补泻之时者，凡诸经脉气昼夜周行五十度，各有所至之时……故《卫气行》篇曰谨候其气之所在而刺之，是谓逢时，此所谓补泻之时也。"

［13］针穷其所当补泻也：指九针各有其不同形态，发挥其当补当泻的作用。《素问集注》注："九针之名，有镵圆鍉锋之殊分，九针之形有大小长短之不等，各尽其所当补泻之用而制之也。"

【按语】本段经文论述了针刺补泻的原则，即针刺补泻应与气的开阖相结合，经气至为开，经气去为阖，谨候经气之所在而行补泻，达到调节经气的目的，泻法要达到针下寒、补法达到针下热为要求。

在手法操作上，补法应多留针而出针疾按针孔，泻法要少留针而出针不按针孔。这对后世刺法的发展有重大的影响，如烧山火、透天凉针法，即在针下热、针下寒的基础上发展起来的，并提出徐疾开阖的补泻方法。此段对疾徐的解释在字面上与《灵枢·小针解》有所不同，但其意义是一致的，应相互参照。

刺實須其虛者，留針陰氣隆至，乃去針也[1]；刺虛須其實者，陽氣隆至，針下熱，乃去針也[2]。經氣已至，慎守勿失者，勿變更也[3]。深淺在志者，知病之内外也[4]。近遠如一者，深淺其候等也[5]。如臨深淵者，不敢墮也[6]。手如握虎者，欲其壯也[7]。神無营于眾物者[8]，靜志觀病人無左右視也。义無邪下者[9]，欲端以正也。必正其神者，欲瞻病人目制其神，令氣易行也[10]。所謂三里者，下膝三寸也。所謂跗之者，舉膝分易見也。巨虛者，蹻足胻獨陷者。下廉者，陷下者也。

【注释】

［1］阴气隆至，乃去针也：指泻法下针后应留针，以候阴气盛来，针下有凉感，然后出针。《素问集注》张志聪注："留针所以候气也，阴气隆至，针下寒，阳气已退，实者虚矣。"

〔2〕阳气隆至,针下热,乃去针也:指刺虚证需用补法,应候阳气盛来,针下有热感,然后出针。《素问集注》张志聪注:"阳气隆至,针下热也,元气已复,虚者实矣。俱当候其气至,而后乃可去针。"

〔3〕经气已至……勿变更也:已得气,应慎守候,不要轻易改变手法。《黄帝内经素问》注:"变,谓变易。更,谓改更,皆变法也。言得气至,必宜慎守,无变其法,反招损也。"

〔4〕深浅在志者,知病之内外也:掌握深刺浅刺,要根据病之在内、在外。《素问》吴注:"病在内深刺之,病在外浅刺之,知病之内外,则刺之浅深皆在志矣。"

〔5〕近远如一者,深浅其候等也:即无论深刺、浅刺,候气之法是一样的。《类经·针刺类·用针虚实补泻》注:"深者取气远,浅者取气近,远近虽有不同,以得气为准则为一也。"

〔6〕不敢惰也:即谨慎小心,精神集中之意。《黄帝内经素问》注:"言候气补泻,如临深渊,不敢堕慢,失补泻之法也。"

〔7〕欲其壮也:持针要像握虎一样坚实有力。《类经·针刺类·用针虚实补泻》注:"持针如握虎,欲其坚而有力也。"

〔8〕神无营于众物者:神,指精神。无营于众物,即精神集中,不要被周围事物分散注意力。《素问集注》注:"行针之道,贵在守神,静志以观病人,以候其气。"

〔9〕义无邪下者:义,通意。《素问注证发微》注:"邪,同斜。"《素问》吴崑注:"下,下针也。"《黄帝内经素问》注:"正指直刺,针无左右。"即指针要端正,下针要直。

〔10〕欲瞻病人目制其神,令气易行也:注意患者眼神,不要旁视,控制患者的精神活动,使经气易行。《素问注证发微》注:"欲瞻病人之目,制其神气,使之专一,令病人之气易行也。"

【按语】本段经文论述针刺主要在于守机守神,要求医者掌握经气来至的时机而进行补泻,特别强调谨慎守气,掌握针刺浅深,持针坚实有力,针刺穴位要准确,并且要专心致志,思想集中,认真仔细观察患者的精神状况,有重要的临床意义。

二、学习小结

本节论述了人之常态和病态、虚与实的辨识方法、所病原因以及针刺补泻手法。阐述针刺补泻的具体方法,提出针刺补泻的原则应与经气开阖相合,认为"寒温气"多少是诊断虚实的标准,也是针刺补泻产生效应的依据。提出针刺深浅的基本原则是"病浅刺浅,病深刺深",并从针刺效应的角度提出留针时间的标准。即针刺泻法,留针时需针下寒,针刺补法,出针时需针下热。

针刺时,要求医者要思想集中,聚精会神,同时也要求患者配合医生,进行针刺治疗。以天地阴阳和人体相应的原理说明九针各有不同的作用:"一针皮,二针肉,三针脉,四针筋,五针骨,六针调阴阳,七针益精,八针除风,九针通九窍,除三百六十五节气。"

三、阅读练习(对原文加标点,并注释或翻译加点的词句)

帝曰藏象何如岐伯曰心者生之本神之变也其华在面其充在血脉为阳中之太阳通于夏气肺者气之本魄之处也其华在毛其充在皮为阳中之太阴通于秋气肾者主蛰封藏之本精之处也其华在发其充在骨为阴中之少阴通于冬气肝者罢极之本魂之居也其华在爪其充在筋以生血气其味酸其色苍此为阳中之少阳通于春气脾胃大肠小肠三焦膀胱者仓廪之本营之居也名曰器能化糟粕转味而入出者也其华在唇四白其充在肌其味甘其色黄此至阴之类通于土气凡十一脏取决于胆也故人迎一盛病在少阳二盛病在太阳三盛病在阳明四盛已上为格阳寸口一盛病在厥阴二盛病在少阴三盛病在太阴四盛已上为关阴人迎与寸口俱盛四倍已上为关格关格之脉嬴不能极于天地之精气则死矣(《素问·六节藏象论》)

复习思考题

1. 如何掌握针刺的深浅和留针时间的长短?

2. 针刺时对医生的要求是什么？针刺时"欲瞻病人目制其神"的意义何在？

3. 如何理解"言实与虚者,寒温气多少也"？

PPT 课件

第十二节　骨空论篇第六十(节选)

骨空,即骨节之交会处,为腧穴之所在。本篇论及风病、水病和经脉病等的针灸取穴部位,以及任、督脉的循行部位和腧穴。人体周身骨节间均有孔穴,而腧穴多在骨孔之处,故名"骨空论"。现节选针刺取穴和灸法治疗寒热病的经文。

一、原文选读

黄帝問曰:余聞風者百病之始也,以針治之奈何?

岐伯對曰:風從外入,令人振寒,汗出,頭痛,身重,惡寒,治在風府,調其陰陽。不足則補,有餘則寫。

大風[1]頸項痛,刺風府,風府在上椎[2]。大風汗出[3]灸譩譆,譩譆在背下俠脊傍三寸所,厭之令病者呼譩譆,譩譆應手。

從風憎風,刺眉頭[4]。失枕,在肩上橫骨間[5],折使榆臂,齊肘正,灸脊中[6]。䏚絡季脅引少腹而痛脹[7],刺譩譆。腰痛不可以轉搖,急引陰卵,刺八髎與痛上,八髎在腰尻分間[8]。鼠瘻寒熱[9],還刺寒府,寒府在附膝外解營[10]。取膝上外者使之拜,取足心者使之跪[11]。

【注释】

[1] 大风:即风邪较甚者。《素问集注》张志聪注:"夫风伤卫,卫气一日一夜大会于风府,是以大风之邪,随卫气而直入于风府者,致使其头项痛也。"

[2] 上椎:即风府穴在第一颈椎上。《素问》吴崐注:"言在项骨第一节,上椎也。"

[3] 大风汗出:指感受大风而汗出。《素问集注》注:"汗为阴液,大风汗出者,阳气伤而邪陷于经脉之下,故当灸之。"

[4] 从风憎风,刺眉头:从,因也。憎风,即恶风。指因被风邪所伤而致的恶风,刺攒竹穴。《黄帝内经素问》王冰注:"谓攒竹穴也。"

[5] 失枕,在肩上横骨间:失枕,即落枕。肩上横骨间,诸家认识不一。《素问》吴注:"失枕者,风在颈项,颈痛不利,不能就枕也。肩上横骨者中,当是巨骨穴。"又《类经·针刺类·刺头项七窍病》注:"刺在肩上横骨间,当是后肩骨上,手太阳之肩外俞也,或为足少阳之肩井穴,亦主颈项之痛。"皆可参。

[6] 折使榆臂,齐肘正,灸脊中:榆,《太素》作"揄"。《类经·针刺类·刺头项七窍病》注:"折,痛如折也。揄,当作揄,引也。谓使病者引臂,下齐肘端以度脊中,乃其当灸之处,盖即督脉之阳关穴也。"

[7] 䏚络季胁引少腹而痛胀:即从软胁牵引少腹而痛。《素问直解》注:"肋梢曰䏚,䏚络,肋梢之络也。季胁,胁之尽处也。䏚络季胁,经脉不和,枢转不利,致引少腹而痛胀。"

[8] 八髎在腰尻分间:八髎穴在腰尻间孔隙中,即骶后孔处。

[9] 鼠瘻寒热:《类经·针刺类·刺痈疽》注:"鼠瘘,瘰疬也。"寒热,指症状。《诸病源候论·鼠瘘》:"鼠瘘者,由饮食不择,虫蛆毒变化入于腑脏,稽留脉内不出,使人寒热,其根在肺,生于颈腋之间。"

[10] 寒府在附膝外解营:解,指骨缝。营,窟也。解营,即骨缝中间之穴。《类经·针刺类·刺痈疽》注:"寒府在附膝外解营,谓在膝下外辅骨之骨解间也。凡寒气自下而上者,必聚于膝,是以膝髌最寒,故名寒府……当是足少阳经之阳关穴。盖鼠瘘在颈腋之间,由肝胆病变所致,故当此以治之。"

[11] 取膝上外者使之拜,取足心者使之跪:指取委中和涌泉穴的取穴体位。《素问集注》张志聪注:"拜,揖也。取膝上外解之委中者,使之拜,则膝挺而后直,其穴易取也。跪则足折,而涌泉之穴宛在于足心

之横纹间矣。"

【按语】本段经文论述风病的刺灸取穴法。风邪侵入人体轻重不同而用穴各异，如风邪从外侵入，使人洒洒恶寒，汗出头痛，体酸重怕冷，可取风府以调和气血阴阳，祛风散寒；若感受风邪而有汗出，可灸谚谚穴，并提出取该穴及委中、涌泉穴的取穴方法。还论述了治疗落枕、腰痛、鼠瘘的穴位及治法，可作临床参考。

灸寒热之法，先灸项大椎以年爲壯數[1]，次灸橛骨[2]以年爲壯數，視背俞陷者灸之[3]，舉臂肩上陷者[4]灸之，兩季脅之間[5]灸之，外踝上絕骨之端[6]灸之，足小指次指間[7]灸之，腨下陷脉[8]灸之，外踝後[9]灸之，缺盆骨上切之堅痛如筋者[10]灸之，膺中陷骨間[11]灸之，掌束骨下[12]灸之，臍下關元三寸[13]灸之，毛際動脉[14]灸之，膝下三寸分間[15]灸之，足陽明跗上動脉[16]灸之，巔上一[17]灸之。犬所嚙[18]之處灸之三壯，即以犬傷病法灸之[19]。凡當灸二十九處[20]，傷食灸之[21]，不已者，必視其經之過于陽者，數刺其俞而藥之[22]。

【注释】

[1] 以年为壮数：指依据年龄大小决定施灸的壮数，又称"随年壮"。沈括《梦溪笔谈·技艺》："医用艾一灼，谓之一壮，以壮人为法。其言若干壮，壮人当依此数，老幼羸弱，量力减之。"

[2] 橛骨：即尾骶骨。《黄帝内经素问》王冰注："尾穷谓之橛骨。"即尾骶骨，当长强穴处。

[3] 背俞陷者灸之：指灸对寒热病，选取有凹陷的背俞穴。《类经·针刺类·灸寒热》注："背俞，皆足太阳经穴。陷下之处，即经气之不足者，故当灸之。"

[4] 举臂肩上陷者：指肩髃穴。《类经·针刺类·灸寒热》注："肩髃也，手阳明经穴。"

[5] 两季胁之间：指京门穴。《黄帝内经素问》王冰注："京门穴，肾募也，在髂骨与腰中季胁本侠脊，刺可入同身寸之三分，留七呼，若灸之者可三壮。"

[6] 外踝上绝骨之端：指阳辅穴。《类经·针刺类·灸寒热》注："足少阳阳辅穴也。"

[7] 足小指次指间：指侠溪穴。《类经·针刺类·灸寒热》注："足少阳侠溪穴也。"

[8] 腨下陷脉：指承山穴。《类经·针刺类·灸寒热》注："足太阳承山穴也。"

[9] 外踝后：指昆仑穴。《类经·针刺类·灸寒热》注："足太阳昆仑穴也。"

[10] 缺盆骨上切之坚痛如筋者：锁骨上的有压痛的结节。《素问》吴崑注："此非谓穴，乃肉间结核也。"

[11] 膺中陷骨间：指天突穴。《类经·针刺类·灸寒热》注："任脉之天突穴也。"

[12] 掌束骨下：指阳池穴。《黄帝内经素问》王冰注："阳池穴也。在手表腕上陷者中，手少阳脉之所过也。"

[13] 脐下关元三寸：指脐下3寸处的关元穴。《类经·针刺类·灸寒热》注："任脉之关元穴在脐下三寸。"

[14] 毛际动脉：指阴毛两旁有动脉跳动处，即气冲穴。《黄帝内经素问》王冰注："以动脉应手为处，即气街穴也。"

[15] 膝下三寸分间：指足三里穴。《黄帝内经素问》王冰注："三里穴也，在膝下同身寸之三寸，骺骨外廉两筋肉分间，足阳明脉之所入也。"

[16] 足阳明跗上动脉：即冲阳穴。《黄帝内经素问》王冰注："冲阳穴也，在足跗上同身寸之五寸骨间动脉，足阳明脉之所过也。"

[17] 巅上一：指百会穴。《类经·针刺类·灸寒热》注："督脉之百会穴也。"

[18] 犬所嚙：嚙，咬也。即犬咬伤的部位。

[19] 即以犬伤病法灸之：指在犬咬处灸3壮。《黄帝内经素问》王冰注："犬伤而发寒热者，即以犬伤法三壮灸之。"

[20] 二十九处：即大椎一，橛骨一，背俞二，举肩上陷二，两胁之间二，绝骨二，小指次指二，腨下陷脉二，外踝二，缺盆二，膺中一，掌骨二，关元一，毛际动脉二，膝下三寸二，跗上二，巅上一。《类经·针刺类·灸寒热》注："自犬啮之上，共计二十九处。犬伤无定处，故不在数内。"

〔21〕伤食灸之:伤食发寒热者用灸法。《类经·针刺类·灸寒热》注:"伤食而发寒热者,如上法求阳明经穴灸之。"

〔22〕数刺其俞而药之:即多次刺其腧穴,同时配合服药。《素问》吴崑注:"刺以泻其阳,药以和其阴。"

【按语】本段经文专论艾灸调节气血,疏通经脉,治疗寒热病的作用。并详述所用腧穴的定位,值得重视的是提出犬咬伤和伤食所采用的灸法,还提出了针刺数次无效而配合药物治疗的原则。

二、学习小结

本节论述风病、水病、寒热病证的针灸治疗方法,尤其不同部位风病的取穴及灸法治疗寒热的具体应用均与临床治疗密切相关。例如外感风邪,出现"振寒,汗出,头痛,身重,恶寒",可选风府以调其阴阳;"大风汗出",可灸谚语;"憎风"刺攒竹。还论述了治疗落枕、腰痛、鼠瘘的穴位及治法。

叙述了任、督、冲脉的循行、病候。记载任脉为病,"男子内结七疝,女子带下瘕聚",冲脉为病"逆气里急",督脉为病"脊强反折"。论述咳喘和膝痛的证治,介绍了寒热、犬咬、伤食的灸治方法。并说明灸治无效时,当结合其他方法治疗。归纳了治疗水病的五十七穴,虽只分列治疗水病取穴的部位,未提出具体穴名,其理论及思路亦为后世医家所参考沿用。

三、阅读练习(对原文加标点)

夫明堂者黄帝之正经圣人之遗教所注孔穴靡不指的又皇甫士安晋朝高秀洞明医术撰次甲乙并取三部为定如此则明堂甲乙是医人之秘宝后之学人宜遵用之不可苟从异说致乖正理又手足十二经亦皆有俞手足者阴阳之交会血气之流通外劳肢节内连脏腑是以原明堂之经非自古之神解孰能与于此哉故立经以言疾之所由图形以表孔穴之名处比来有经而无图则不能明脉俞之会合有图而无经则不能论百疾之要也由是观之书之与图不可无又人形不同长短异状图象参差差之毫厘则孔穴乖处不可不详也今依准甲乙正经人长七尺五寸之身今半之以为图人长三尺七寸五分其孔穴相去亦半之五分为寸其尺用古尺其十二经脉皆以五色作之奇经八脉并以绿色标记诸家并以三人为图今因十二经而尽图人十二身也经脉阴阳各随其类故汤药攻其内以灸攻其外则病无所逃知火艾之功过半于汤药矣其针法古来以为深奥今人卒不可解经云针能杀生人不能起死人若欲录之恐伤性命今并不录针经唯取灸法其穴墨点者禁之不宜灸朱点者灸病为良其注于明堂图人并可览之黄帝素问摘孔穴原经脉穷万病之所始九卷甲乙及千金方甄权杨操等诸家灸法虽未能远穷其理且列流注及旁通终疾病之状尔(《外台秘要·明堂序》)

复习思考题

1. 本节经文阐述治疗风邪为病的取穴有哪些?
2. 灸寒热病有哪些方法?
3. 如何理解"必视其经之过于阳者,数刺其俞而药之"?

第十三节 水热穴论篇第六十一*(节选)

PPT课件

本篇介绍了治水病的五十七穴和治热病的五十九穴,并论述了其治疗水病、热病的原理,所以篇名称为"水热穴论"。现节选有关针刺治疗水病的原理、四时不同刺法的道理、治疗热病59穴等内容。

一、原文选读

帝曰:水俞五十七處[1]者是何主也? 岐伯曰:肾俞[2]五十七穴,積陰之所聚也,水所從出入也[3]。尻上五行行五者,此肾俞[4]。故水病下爲胕腫大腹,上爲喘呼不得臥者,標本俱病[5]。故肺爲喘呼,肾爲水腫,肺爲逆不得臥,分爲相輸俱受[6]者,水氣之所留也。伏菟上各二行行五者[7],此肾之街[8]也,三陰之所交結于脚也[9]。踝上各一行行六[10]者,此肾脉之下行也,名曰太衝[11]。凡五十七穴者,皆藏之陰絡,水之所客也[12]。

【注释】

[1]水俞五十七处:指治疗水病的57穴。“处”作“穴”解。与下文“肾俞五十七穴”异文同义。

[2]肾俞:指治疗水病的俞穴,非指肾俞一穴。

[3]积阴之所聚也,水所从出入也:指水俞57穴为阴气积聚之处,也是水所出入之处。《素问直解》注:“肾俞五十七穴,其穴从尻至足,在身半以下,地气所主,故曰积阴之所聚也。积阴所聚,水气从之,故水之所从以出入也。”

[4]尻上五行行五者,此肾俞:从尻骨向上,共分5行,每行有5个穴位。《类经·针刺类·肾主水水俞五十七穴》注:“尻上五行者,中行督脉。傍四行,足太阳膀胱经脉也。行五者,中行五穴:长强、腰俞、命门、悬枢、脊中也。次二行各五穴:白环俞、中膂内俞、膀胱俞、小肠俞、大肠俞也。又次二行各五穴:秩边、胞肓、志室、肓门、胃仓也。五行共二十五穴,皆在下焦而主水,故皆曰肾俞。”

[5]标本俱病:肾主水司气化,肺为水之上源,故肾为本,肺为标,水病上见喘粗病在肺,下见胕肿大腹病在肾,故为标本俱病。《太素·气穴》注:“标为肺也,本为肾也,肺为喘呼,肾为水肿,二脏共为水病,故俱病也。”

[6]相输俱受:相输,即肺肾二脏相互输应。俱受,指同时受病。《类经·针刺类·肾主水水俞五十七穴》注:“言水能分行诸气,相为输应而俱受病者,正以水气同类,水病则气应,气病则水应,留而不行,俱为病也。”

[7]伏菟上各二行行五者:在伏兔以上,每侧各2行,每行有5个穴位。《类经·针刺类·肾主水水俞五十七穴》注:“伏兔之上即腹部也,腹部之脉,任居中行,左右各二,侠脐旁两行者,足少阴并冲脉气所发,行各五穴,则横骨、大赫、气穴、四满、中注是也。次外二行者,足阳明经所行,行各五穴,则气冲、归来、水道、大巨、外陵是也。左右共二十穴。”

[8]肾之街:指上述穴位是肾气通行的道路。《素问》吴崑注:“街,往来道也。”

[9]三阴之所交结于脚也:即足三阴经脉交于小腿下的三阴交。《说文解字·肉部》:“脚,胫也。”

[10]踝上各一行行六:内踝上各有1行,每行有6个穴。《类经·针刺类·肾主水水俞五十七穴》注:“踝上各一行,独指足少阴肾而言。行六穴,则大钟、照海、复溜、交信、筑宾、阴谷是也。”

[11]此肾脉之下行也,名曰太冲:此非指太冲穴,言肾脉并冲脉下行,合而盛大,故曰太冲。即肾脉与冲脉相合之处。《类经·针刺类·肾主水水俞五十七穴》注:“肾之大络,并冲脉下行于足,合而盛大,故曰太冲。”

[12]皆脏之阴络,水之所客也:以上57个穴位都是脏的阴络,也是水液停留的地方。《素问》吴崑注:“脏,肾脏。络,支络。”《素问集注》张志聪注:“凡此五十七穴,皆水脏之阴络,水之所客也。客者,谓留舍于脉络之间,非入于脉中也。”

【按语】本段经文论述水病及治疗水病的57个腧穴,此内容在《素问·气穴论》《素问·骨空论》《灵枢·四时气》三篇中也有论述。《黄帝内经》反复提出,说明这是古人总结实践经验所得,有待于进一步研究。

关于57穴名称,诸家注释不一。据王冰、张景岳注:为背部督脉的长强、腰俞、命门、悬枢、脊中5穴,次二行各5穴,为白环俞、中膂内俞、膀胱俞、小肠俞、大肠俞及秩边、胞肓、志室、肓门、胃仓左右 20 穴;腹部足少阴经的横骨、大赫、气穴、四满、中注及足阳明经的气冲、归来、水道、大巨、外陵左右共 20 穴;下肢部为足少阴经的大钟、照海、复溜、交信、筑宾、阴谷左右 12 穴,共为 57 穴。

本段经文指出治水病的 57 穴,亦称"肾俞"为水之所客,说明肾在治疗水肿病中的重要性,肾为水脏,内藏元气,总司人身之气化,气行则水行。并指出肺与水病的形成也有密切关系,故后世有"肺为水之上源"之说。肾肺俱病对于水肿病的形成以及调治肾肺治疗水病的理论,一直在指导临床实践,并不断得到验证。

帝曰:春取络脉分肉何也? 岐伯曰:春者木始治,肝氣始生,肝氣急,其風疾,經脉常深,其氣少,不能深入[1],故取絡脉分肉間。

帝曰:夏取盛經分腠何也? 岐伯曰:夏者火始治,心氣始長,脉瘦氣弱[2],陽氣留溢[3],熱熏分腠,內至于經,故取盛經分腠,絕膚而病去者[4]邪居淺也。所謂盛經者陽脉也。

帝曰:秋取經俞[5]何也? 岐伯曰:秋者金始治,肺將收殺[6],金將勝火[7],陽氣在合,陰氣初勝,濕氣及體[8],陰氣未盛,未能深入,故取俞以寫陰邪,取合以虛陽邪,陽氣始衰,故取于合[9]。

帝曰:冬取井滎何也? 岐伯曰:冬者水始治,腎方閉[10],陽氣衰少,陰氣堅盛,巨陽伏沉[11],陽脉乃去,故取井以下陰逆,取滎以實陽氣[12]。故曰冬取井滎,春不鼽衄,此之謂也。

【注释】

[1] 其气少,不能深入:指春天少阳之气初生,阳气尚微,故宜浅刺。《素问集注》张志聪注:"其经脉之气,随冬令伏藏,久深而始出,其在经之气尚少,故不能深入而取之经。"

[2] 脉瘦气弱:此指夏季为火心主治,心气开始生长,所以脉瘦气弱。《素问注证发微》注:"脏气始长,其脉尚瘦,其气尚弱,因为心气始长,所以脉气未盛。"

[3] 阳气留溢:留,《太素》《针灸甲乙经》作"流",为同音假借。留溢,充盛之意。《类经·针刺类·四时之刺》注:"夏令阳浮于外。"

[4] 取盛经分腠,绝肤而病去者:谓夏季针刺时不宜太深,透过皮肤即可。《素问经注节解》注:"夏热气浮,邪居阳分,用针不必太深。绝肤谓绝其皮肤而病邪已去也。"

[5] 经俞:指各经的经、输穴。《类经·针刺类·四时之刺》注:"经俞者,诸经之经穴、俞穴也。俞应夏,经应长夏,皆阳分之穴。"

[6] 肺将收杀:秋天是金当令,肺金与秋令收杀之气相应,金旺克火。《素问直解》注:"收,收敛。杀,肃杀。"

[7] 金将胜火:秋季为金旺火衰之时,故称"金将胜火"。《黄帝内经素问》王冰注:"金王火衰,故云金将胜火。"

[8] 湿气及体:谓初秋寒湿之气胜,易侵犯人体。《类经·针刺类·四时之刺》注:"阳气初衰,阴气初胜,故寒湿之气及体。"

[9] 故取于合:合,指合穴。《类经·针刺类·四时之刺》注:"阴气未深,犹在阳分,故取经俞以泻阴邪。阳气始衰,邪将收敛,故取合穴以虚阳邪也。"《素问经注节解》注:"肺以太渊为俞,以尺泽为合。"

[10] 肾方闭:冬天是水当令,肺金肾气开始闭藏,阳气衰少,阴气坚盛。《素问经注节解》注:"方闭谓初冬也,阳衰阴盛,冬至之后,一阳始生。"

[11] 巨阳伏沉:巨阳,即太阳,即太阳之气潜藏于里。

[12] 取井以下阴逆,取荥以实阳气:取井穴抑制阴气之太过,取荥穴充实阳气之不足。《素问经注节解》注:"冬阴寒逆,抑之使下,冬阳气微,实之为贵。"《素问集注》张志聪注:"夫井,木也。木生于水,故取

笔记栏

井木以下阴气，勿使其发生而上逆也。荥，火也，故取荥穴以实阳气，乃助其伏藏也。"

【按语】本段经文主要阐述四时不同刺法的道理。根据不同季节针刺不同腧穴，体现了因时制宜的天人相应观。由于五脏之气应四时，四时阴阳有盛衰，五脏之气亦有相应的变化，气血阴阳亦有趋向于表里之异，故有"春取络脉分肉""夏取盛经分腠""秋取经俞""冬取井荥"的不同刺法以调和气血。

四时的深浅不同刺法，在《素问·诊要经终论》《素问·四时刺逆从论》《灵枢·本输》《灵枢·终始》《灵枢·寒热病》《灵枢·四时气》《灵枢·顺气一日分为四时》等篇均有论述，所论基本一致，有以经脉、络脉定深浅，或以皮肤、分肉、骨髓分浅深，或以井、荥、输、经、合定四时的不同，可以互参。

帝曰：夫子言治热病五十九俞，余论其意，未能领别其處，願聞其處，因聞其意。岐伯曰：頭上五行行五者，以越諸陽之熱逆也[1]。大杼、膺俞[2]、缺盆、背俞[3]此八者，以寫胸中之熱也。氣街、三里、巨虛上下廉，此八者以寫胃中之熱也。雲門、髃骨[4]、委中、髓空[5]，此八者以寫四支之熱也[6]。五藏俞傍五此十者，以寫五藏之熱也[7]。凡此五十九穴者，皆熱之左右[8]也。

帝曰：人傷於寒而傳爲熱何也？岐伯曰：夫寒盛則生熱也[9]。

【注释】

[1] 头上五行行五者，以越诸阳之热逆也：头上5行，每行5个穴，可以治疗上部的疾病。《类经·针刺类·热病五十九俞》注："头上五行者，督脉在中，傍四行足太阳经也。中行五穴：上星、囟会、前顶、百会、后顶也。次两傍二行各五穴：五处、承光、通天、络却、玉枕也。又次两傍二行各五穴：临泣、目窗、正营、承灵、脑空也。五行共二十五穴，俱在巅顶之上，故可散越诸阳热气之逆于上者。"

[2] 膺俞：指中府穴。《类经·针刺类·热病五十九俞》注："膺俞，中府也。"《针灸甲乙经》："中府，肺募也，一名膺中俞。"

[3] 背俞：指风门穴。《素问集注》张志聪注："背俞即风门穴。"

[4] 髃骨：即肩髃穴。《黄帝内经素问》王冰注："验今《中诰孔穴图经》无髃骨穴，有肩髃穴，穴在肩端两骨间，手阳明跷脉之会。"

[5] 髓空：指腰俞。《黄帝内经素问》王冰注："按今《中诰孔穴图经》云：腰俞穴，一名髓空，在脊中第二十一椎节下，主汗不出，足清不仁，督脉气所发也。"

[6] 以泻四支之热也：四支，即四肢。《太素·气穴》注："云门近肩，髃骨在肩，并向手臂也；委中在腘，髓空在腰，一名腰输，皆主于脚，故泻四支之热也。"

[7] 五脏俞傍五此十者，以泻五脏之热也：每个脏俞旁，各有1个穴位，左右共10个。《类经·针刺类·热病五十九俞》注："五脏俞傍五，肺俞之傍魄户也；心俞之傍神堂也；肝俞之傍魂门也；脾俞之傍意舍也；肾俞之傍志室也。皆足太阳经穴。凡五脏之系，咸附于背，故此十者，可泻五脏之热。"

[8] 皆热之左右：以上59穴，不论在左在右，都是治疗热病的穴位。《素问·阴阳应象大论》："左右者，阴阳之道路也。"《素问经注节解》注："左右犹言道路。"即热之所经过，刺之可泻热。

[9] 寒盛则生热也：外感寒邪独盛于外，阳气郁闭于内，不得发越，逐渐转化为热。《类经·针刺类·热病五十九俞》注："寒邪外束，则阳气内郁，故传而为热，所以寒盛则生热也。"

【按语】本段经文阐述治疗热病的59穴及其治疗范围，取穴原则，或以局部取穴，或以循经取穴，但总以疏导气血，泻热祛邪为关键。

热病59穴亦见于《灵枢·热病》，所取穴位不一。《灵枢·热病》59穴以取四肢为主，盖以泻热之本。本篇则多随邪之所在，盖以泻热之标，各有不同意义。两篇相同者仅18穴。张介宾认为："皆热俞也，均不可废，凡刺热者当总求二篇之义，各随其宜而取用之，庶乎尽刺热之善矣。"

笔记栏

二、学习小结

本节论述水病、热病的发病与治疗取穴以及四时不同刺法的道理,体现了针灸治病理法方穴结合、天人相应的思想。论述肾、肺在水病形成中的作用是:胕水的发生是由于肾的气化失常,关门不利,水湿积聚。风水的形成是用力汗出的时候,遇到风邪,肺卫受损,汗孔骤闭,余汗未尽,向外不能泄于皮肤,滞留在六腑,舍于皮肤,形成浮肿,并提出治疗的水病 57 个穴位的部位及其与脏气的关系。

指出治疗热病的 59 个腧穴的部位及其适用范围。头部 25 穴,能泄越诸阳经上逆的热邪;胸部 8 穴可以泻除胸中的热邪;下肢 8 穴可以泻除胃中的热邪;其余 8 穴可以泻除四肢的热邪。五脏俞旁的 5 个穴(左右共 10 穴),可以泻除五脏的热邪。

四时寒温不同,经气深浅有别,针刺方法也要与之相应,春天针刺要取络脉分肉,夏天取盛经分腠,秋天取经俞,冬天取井荥,针刺深浅应结合四时。

三、阅读练习(对原文加标点,并注释或翻译加点的词、句)

黄帝问曰少阴何以主肾肾何以主水岐伯对曰肾者至阴也至阴者盛水也肺者太阴也少阴者冬脉也故其本在肾其末在肺皆积水也帝曰肾何以能聚水而生病岐伯曰肾者胃之关也关门不利故聚水而从其类也上下溢于皮肤故为胕肿胕肿者聚水而生病也帝曰诸水皆生于肾乎岐伯曰肾者牝脏也地气上者属于肾而生水液也故曰至阴勇而劳甚则肾汗出肾汗出逢于风内不得入于脏腑外不得越于皮肤客于玄府行于皮里传为胕肿本之于肾名曰风水所谓玄府者汗空也(《素问·水热穴论》)

水俞五十七穴者尻上五行行五伏菟上两行行五左右各一行行五踝上各一行行六穴髓空在脑后三分在颅际锐骨之下一在龂基下一在项后中复骨下一在脊骨上空在风府上脊骨下空在尻骨下空数髓空在面侠鼻或骨空在口下当两肩两髆骨空在髆中之阳臂骨空在臂阳去踝四寸两骨空之间股骨上空在股阳出上膝四寸骱骨空在辅骨之上端股际骨空在毛中动脉下尻骨空在髀骨之后相去四寸扁骨有渗理凑无髓孔易髓无空(《素问·骨空论》)

复习思考题

1. 治疗水病的穴位有哪些?
2. 简述肺、肾二脏在水病形成中的作用。
3. 四时针刺取穴及针刺深浅各有什么要求?
4. "热病五十九俞"的内容是什么?

第十四节　缪刺论篇第六十三(节选)

病在经脉,刺其经穴称经刺,又名巨刺病在络,刺其皮络是谓缪刺。本篇主要论述病在络脉所采取的缪刺方法,故称"缪刺论"。现节选有关缪刺的含义、缪刺与巨刺区别的部分经文。

一、原文选读

黄帝问曰:余闻繆刺[1]未得其意,何謂繆刺? 岐伯對曰:夫邪之客於形也,必先舍於皮毛;留而不去,入舍於孫脈;留而不去,入舍於絡脈;留而不去,入舍於經

PPT 课件

脉;内連五藏,散於腸胃,陰陽俱感,五藏乃傷。此邪之從皮毛而入,極於五藏之次也[2]。如此,則治其經焉[3]。今邪客於皮毛,入舍於孫絡,留而不去閉塞不通,不得入於經,流溢於大絡而生奇病[4]也。夫邪客大絡者,左注右,右注左,上下左右與經相幹[5]而布於四末,其氣無常處,不入於經俞,命曰繆刺。

帝曰:願聞繆刺以左取右以右取左奈何?其與巨刺何以別之?岐伯曰:邪客於經,左盛則右病,右盛則左病,亦有移易[6]者,左痛未已而右脈先病,如此者必巨刺之。必中其經,非絡脈也。故絡病者,其痛與經脈繆處,故命曰繆刺[7]。

【注释】

[1] 繆刺:《辞海》:"繆通谬,错误。"如纰缪。在此有交错之意。《素问识》注:"盖左病刺右,右病刺左,交错其处,故曰繆刺。"即在络脉之病,在左刺右,在右刺左,交错而针。

[2] 极于五脏之次也:极,至也,达到之意。次,次序、层次。指邪气从表而入,逐渐深入,最后侵犯于五脏的次序。

[3] 治其经焉:指邪气从皮毛侵入,渐及五脏这种情况,应当泻其经穴,属于正刺法。《类经·针刺类·繆刺巨刺》注:"治经者,十二经穴之正刺也,尚非繆刺之谓。"

[4] 奇病:奇,作"只"或"独"解。《太平御览》卷七百五十引《风俗通》:"奇,只也。"奇病在此指病只在一侧的络脉。《素问集注》注:"奇病者,谓病气在左而证见于右,病气在右而证见于左。"

[5] 上下左右与经相干:干,干扰、干涉之意。《素问注证发微》注:"其邪客大络,左注于右,右注于左,上下左右,与经相干,其实不得入于经,而止布于四末。"

[6] 移易:同义复词。《广韵》:"移,易也。"移易有改变之意。

[7] 其痛与经脉繆处,故命曰繆刺:即络病的疼痛与经病的疼痛部位不同。《素问直解》注:"繆处,异处也。谓经脉之痛深而在里,络脉之痛,支而横居,病在于络,左右纰缪,故命曰繆刺。"

【按语】 本段经文论述了外邪侵袭人体的传变规律及繆刺的原理。外邪侵袭人体的一般规律是"先舍于皮毛",再依次入舍于孙脉、络脉、经脉、五脏。这种情况要"治其经",即用巨刺法。邪气如果不得入于经,"流溢于大络而生奇病",表现为"左注右,右注左,上下左右与经相干而布于四末,其气无常处,不入于经俞",即采用繆刺法进行针刺。

繆刺法是根据经脉有左右相交相会,左注右、右注左的原理,而采取左病刺右、右病刺左,调节气血,疏导络脉的针刺方法。繆刺法与巨刺法虽都是左病治右、右病治左,但繆刺是调治络脉的浅刺法,即言"有痛而经不病者繆刺之",繆刺法的治疗效果较好,特别适用于痿证、偏枯等病,值得深入探讨。

凡刺之數,先視其經脈,切而從之[1],審其虛實而調之,不調者經刺之[2],有痛而經不病者繆刺之[3],因視其皮部有血絡者盡取之,此繆刺之數也。

【注释】

[1] 切而从之:从,《针灸甲乙经》作"循",《说文解字·从部》:"从,随行也。"即循摩之意,切其脉而循摩之。

[2] 不调者经刺之:指经血不调者,根据经脉而刺治,即巨刺。《太素·量繆刺》注:"不调者,偏有虚实也。偏有虚实者,可从经穴调其气也。"《类经·针刺类·繆刺巨刺》注:"调者,如汤液导引之类皆是也,调之而不调,然后刺其经脉,是谓经刺,亦曰巨刺。"

[3] 有痛而经不病者繆刺之:病痛不涉及经脉者用繆刺法治疗。《类经·针刺类·繆刺巨刺》注:"有痛而经不病者病在大络也,故当繆刺之。"《太素·量繆刺》注:"循经候之,不见有病仍有痛者,此病有异处,故左痛刺右等名曰繆刺。"

【按语】本段经文提出诊疗的方法是先审经脉,据其虚实而调之,不调者当用巨刺;对病痛不在经者用缪刺。缪刺的方法是"视其皮部有血络者尽取之"。

二、学习小结

本节论述外邪侵入人体是由浅入深,逐层深入,即从皮毛开始,然后孙脉、络脉、经脉,最后到脏腑,而奇病的产生是由于病邪没有侵入经脉,即从皮毛开始,侵入孙络后,滞留不行,闭塞不通,流溢于大络而发生奇病。奇病,指病邪在一侧的络脉,或在左、或在右。

论述了邪客于足少阴之络、手少阳之络、足厥阴之络、足太阳之络、手阳明之络等的病候和缪刺方法。说明巨刺和缪刺的区别在于病位不同,缪刺和巨刺都是左刺右,右刺左。但缪刺是刺络,病邪在络脉,病位较浅;巨刺是刺经,因"邪客于经",病位较深。

三、阅读练习(对原文加标点,并注释或翻译加点的词、句)

帝曰愿闻缪刺奈何取之何如岐伯曰邪客于足少阴之络令人卒心痛暴胀胸胁支满无积者刺然骨之前出血如食顷而已不已左取右右取左病新发者取五日已邪客于手少阳之络令人喉痹舌卷口干心烦臂外廉痛手不及头刺手中指次指爪甲上去端如韭叶各一痏壮者立已老者有顷已左取右右取左此新病数日已邪客于足厥阴之络令人卒疝暴痛刺足大指爪甲上与肉交者各一痏男子立已女子有顷已左取右右取左邪客于足太阳之络令人头项肩痛刺足小指爪甲上与肉交者各一痏立已不已刺外踝下三痏左取右右取左如食顷已邪客于手阳明之络令人气满胸中喘息而支胠胸中热刺手大指次指爪甲上去端如韭叶各一痏左取右右取左如食顷已邪客于臂掌之间不可得屈刺其踝后先以指按之痛乃刺之以月死生为数月生一日一痏二日二痏十五日十五痏十六日十四痏邪客于足阳跷之脉令人目痛从内眦始刺外踝之下半寸所各二痏左刺右右刺左如行十里顷而已(《素问·缪刺论》)

复习思考题

1. 经文"邪客于经,左盛则右病,右盛则左病"说明什么?
2. 简述缪刺与巨刺的区别。
3. 如何理解"凡刺之数,先视其经脉,切而从之,审其虚实而调之,不调者经刺之"?

📖 知识拓展

黄帝与《素问》

《素问》是《黄帝内经》的重要组成部分,分为二十四卷,共有八十一篇专论。第一、二卷重点论述摄生与阴阳五行学说,第三卷重点论述藏象,第四卷重点论述治法,第五、六卷重点论述诊法,第七卷重点论述病机,第八卷重点论述针道与病机,第九至十二卷重点论述疾病,第十三至十八卷重点论述俞穴和针道,第十九至二十二卷重点论述运气,第二十二、二十四卷重点论述病机、治则与医德。由于《素问》是汇编性质的医学著作,它的内容并不是十分严格地依据卷篇的界线划分,而常常是交织地分布在不同篇章之中。

1.《素问》与《灵枢》的关系 《素问·八正神明论》说:"法往古者,先知《针经》也。"说明《针经》成书在前,《素问》成书在后。再从两书的内容看,《素问》的"诊要经终论""三部九候论""太阴阳明论""阳明脉解""刺腰痛""厥论"和"脉解"等篇都是讨论阐述《灵枢·经脉》的;再如《素问》中的"金匮真言论""宝命全形论""离合真邪论""奇病论""针解"和"标本病传论"等篇是讨论和阐发《灵枢·九针十二原》的。在《灵枢》各篇之间,或《素问》各篇之间,甚至同一篇章之中,还可以分析出许多先后关系。同时也说明,《黄帝内经》一书并非一时一人之作。它不但是中医基本理论的渊源,也是我国优秀文化遗产的重要组成部分。

2. 为什么《黄帝内经》要托名"黄帝" "内经"之前冠以"黄帝",但本书并非出于黄帝岐伯之手,也不是黄帝时代的著作,而是托名黄帝。黄帝是中华民族的祖先,先秦时期的文化制度、发明创造、书籍名称多冠以黄帝,反映了当时的崇古思想,以示学有所本。"世俗之人,皆善古而贱今,故为道者必托之于神农、黄帝而后能入说(《淮南子》)"。

关于黄帝的故事,春秋战国时期有很多传说。黄帝战胜炎帝、蚩尤等部族取得帝位,经过许多战事,并有各种发明创造。《韩非子·杨权》说:"黄帝有言曰:上下一日百战。"《孙子·行军》说,"凡此四军之利,黄帝之所以胜四帝也。"讲兵法的书一般都提到黄帝,所以说"兵家之法皆始于黄帝"(《孙子兵法》张预注)。孔子删订《尚书》时没有采用关于黄帝的记载,只留尧舜以后的史料。司马迁在《史记·五帝本纪》中写道:"《尚书》独载尧以来,而百家言黄帝,其文不雅驯,荐绅先生难言之。"百家,主要有兵家、法家、墨家、道家,在他们的著作中都提到黄帝。但儒家认为其内容不够正规,所以不愿去谈。战国时期号称"百家争鸣",这样神农、黄帝等早期的人物,就有理由用来与尧舜相抗衡。如"有为神农之言者许行"提倡农耕;"百家言黄帝",讲"刑名法术之学",以与儒家对峙。《老子》一书效法自然,因此西汉初期常推重黄帝、老子的书,合称"黄老"。司马迁还说战国时的申不害之学"本于黄老而主刑名",慎到"学黄老道德之术",韩非"喜刑名法术之学,而归本于黄老";汉初的"曹参荐盖公,言黄老",窦太后喜"治黄老言,不好儒术"。可见从战国至汉初的政治路线与黄老之学有联系。如韩非的著作就是将《老子》一书按法治观点进行解释。这一时期正是《黄帝内经》理论的形成时期,其托名"黄帝",也表明了其学术思想的渊源。

据《汉书·艺文志》记载,战国至汉初托名黄帝的书共二十一家,其中属"方技"(医药之书)的就有十家,《黄帝内经》是其中之一。其他属"道家"的有《黄帝四经》《黄帝君臣》等,据刘向说是"六国时所作","与《老子》相似"。近来长沙三号汉墓出土的一部分帛书可能属于这方面的著作。从《汉书·艺文志》书目可以看出,黄帝与方技、道家、兵家的书关系最大。这些书有一个共同的特点就是都讲阴阳、五行。刘向说过:"言阴阳五行,以为黄帝之道也。兵家讲五行,早在《周语》中就有分五色为阵,《墨子》中也讲五方用五兵,旗分五色。可贵的是,《墨子》和《孙子》都提出"五行无常胜",没有拘泥于生克关系,而是强调因物变化的观点。这一观点给予《黄帝内经》以积极的影响。《史记》说黄帝"以师兵力营卫",《黄帝内经》关于"营气""卫气"的概念可能即由此而来。《灵枢》论"八风"与《太公兵书》相同,而与《吕氏春秋》和《淮南子》不同。这均说明,《黄帝内经》之托名黄帝,显然有其学术体系上的原因。

《黄帝内经》托名黄帝,正说明它是属于以黄帝为宗的学术。应当说,《黄帝内经》首先是医家的书。医家在医疗实践中,接受了兵家和后期道家思想的积极影响,这是反映在《黄帝内经》中的基本思想。从《黄帝内经》全书来看,它继承了古代医家的好传统。如春秋时期秦国的医和,认为"阴、阳、风、雨、晦、明"六气的不正常(六淫)是发病的主要原因,摒弃了巫祝所宣扬的鬼神致病说;至战国时期,如名医扁鹊综合运用针灸、按摩、方药等治法,游历各国为群众治病。不少像扁鹊这样的民间医生在与疾病作斗争中积累了许多医疗经验,并逐步上升为理论,到了战国后期才开始由某些人编集成书。其中早期文字当与韩非子著书时相近,约为公元前3世纪。如近年于长沙马王堆汉墓出土的帛书和湖北江陵张家山出土的简书中有关医书,都反映了这种早期医籍的风貌。

(杨丽美 刘 刚 郑雪峰 刘延祥)

第三章

《难经》选读

1. 掌握五输穴、原穴、俞穴、募穴的临床应用及错误使用针刺补泻导致的危害;
2. 熟悉补泻的原则及补母泻子法的应用;
3. 了解《难经》的针灸学术思想及各种补泻法。

PPT课件

第一节　经穴理论与应用

　　本节选辑六十二难至六十八难,阐述对井、荥、输、原、经、合等特定穴内容的发挥,不但将井、荥各穴的含义、脉气出入的关系、所属脏腑予以区别,而且对其阴阳属性、主治等作了详细介绍,还阐述了俞、募穴的治疗作用。

一、原文选读

　　六十二難曰:藏井滎有五[1],府獨有六者,何謂也?

　　然,府者陽也,三焦行於諸陽[2],故置一俞,名曰原[3]。府有六者,亦與三焦共一氣也[4]。

【注释】

　　[1]脏井荥有五:脏,指阴经,井、荥代指五输穴。《难经本义》:"脏之井荥有五,谓井荥俞经合也。"

　　[2]三焦行于诸阳:指三焦通行原气,行于诸阳经。《三十八难》:"有原气之别焉,主持诸气,有名而无形……此外腑也。"《难经汇注笺正》注:"三焦行于诸阳者,乃指人身上中下三部之阳气而言,非手少阳之三焦一经,故曰行于诸阳。否则,三焦经亦诸阳之一,何可浑漠言之,竟谓三焦能行于诸阳。六十六难又谓三焦之所行,气之所留止。又谓三焦为原气之别使,主通行三气,则且明示以上中下三部之气,其非手少阳之三焦,尤为不言可喻。"

　　[3]故置一俞,名曰原:俞,指穴位。原,指原穴。此言六腑多置了一个穴位,即原穴。《难经集注》杨玄操注:"原者,元也。元气者,三焦之气也。其气尊大,故不应五行,所以六腑有六俞,亦以应六合于乾道也。"

　　[4]亦与三焦共一气也:指六阳经的井荥输原经合,与三焦元气相通。《难经正义》注:"三焦为阳气之根,六腑属阳,其气皆三焦所出,故曰共一气也。"

【按语】本难论述脏腑井荥的区别及六腑多置一原穴的缘由。十二经在肘、膝关节以下,各有五个重要腧穴,即井、荥、输、经、合,称为五输穴。但六腑除五输穴外,还有一个原穴,故六腑有六个重要的腧穴,即井、荥、输、原、经、合。据《灵枢·九针十二原》记载肺、心、肝、脾、肾的原穴分别是太渊、大陵、太冲、太白、太溪,《灵枢·本输》记载这些穴也是五脏的输穴,可见五脏的输穴与原穴为一穴。《难经》说是"以输代原"。而《灵枢·本输》记载六腑的输穴、原穴为两穴。

为什么六腑多置一原穴，《灵枢·本输》说"所过为原"，由于阳经的脉气比较长，故在"输"穴之后，另设一"原"穴。本难说："腑者阳也，三焦行于诸阳"，即三焦为气之所终始，阳气之根，气化所在，六腑也有气化作用，三焦之气通于六腑，共成一气，故六腑多置一原穴。这些论述丰富了原穴理论，扩大了原穴的临床应用范围。

《灵枢·九针十二原》和《灵枢·本输》记载了原穴的名称和作用，本难说明六腑又置原穴的缘由。对于三焦与原气的关系，《难经·六十六难》认为"脐下肾间动气者，人之生命也，十二经之根本也，故名曰原。三焦者，原气之别使也，主通行三气，经历于五脏六腑。原者三焦之尊号也，故所止辄为原。"说明三焦是把原气运送到五脏六腑的使者，原气经过和留止的腧穴称为原穴。

六十三難曰:《十變》[1]言,五藏六府滎合,皆以井為始者,何也?

然,井者東方春也,萬物之始生。諸蚑行喘息[2],蜎飛蠕動[3],當生之物,莫不以春而生,故歲數始於春,日數始於甲[4],故以井為始也[5]。

【注释】

[1]《十变》:《古本难经阐注》注:"古经名也。"

[2]蚑(qí)行喘息:即生物逢春,开始活动之意。蚑,可泛指一切生物的活动。《说文解字·虫部》:"蚑,徐行也,凡生之类,行皆曰'蚑'"。"'行',举首行也。"喘息,《难经经释》注:"言有气以息,"即呼吸气息,非指喘息之病。

[3]蜎(xuān)飞蠕动:蜎,本为蚊子幼虫,此作飞翔貌。蠕,虫爬行貌。此句指虫类缓慢飞舞活动之意。《难经正义》注:"蚑虫行喘息,蜎虫飞蠕动,皆春气发生之义耳。"

[4]日数始于甲:《难经正义》注:"谓东方属甲乙,为干之首也。"

[5]以井为始也:《灵枢·九针十二原》:"所出为井"。即水之出泉为井。喻十二经的循行,井穴为起点,如万物生发始于春。《难经集注》杨玄操注:"山谷之中,山泉初出之处,名之曰井,井者,主出之义也。"《难经本义》注:"十二经所出之穴皆谓之井,而以为荥俞之始者,以井主东方木,木者,春也,万物发生之始也。"

【按语】本难论述井穴为始的原理,井穴为十二经在四肢最远端的穴位,清阳实四肢,四肢为诸阳之本,取其为经气开始,初生之意,而以东方主于春,喻井穴是经气发生之处,如同春天万物开始生发一样,其生机旺盛。在治疗上有去病回春之意。按照五输穴的五行属性理论,则阴经井穴属木,阳经井穴属金(如《六十四难》所示)。

《灵枢·九针十二原》:"所出为井。"本难比类取象于大自然,提出井穴应春气,以"岁数始于春,日数始于甲"一年的时序为例,说明井穴为四肢的最远端腧穴,如水之出泉,万物生发,取春之象而象征经气由此生发,以井为始的原理。而《六十四难》是以五行生克规律说明五输穴的阴阳配属,刚柔相济的制约关系,侧重不同,可互参。

六十四難曰:《十變》又言,陰井木,陽井金;陰滎[1]火,陽滎水;陰俞[2]土,陽俞木;陰經[3]金,陽經火;陰合[4]水,陽合土。陰陽皆不同,其意何也?

然,是剛柔之事[5]也。陰井乙木,陽井庚金。陽井庚,庚者,乙之剛[6]也;陰井乙,乙者,庚之柔[7]也。乙為木,故言陰井木也;庚為金,故言陽井金也。餘皆倣此。

【注释】

[1]滎:《灵枢·九针十二原》:"所溜为滎,"溜,即流动之意,如细水缓缓流动。《说文解字》:"绝小水也。"《难经集注》杨玄操注:"泉水既生,留停于近,滎迂未成大流,故名之曰滎。滎者,小水之状也。"

[2]俞:与"输"同。《灵枢·九针十二原》:"所注为俞",如水之汇集而流注。《说文解字》:"输,委输也,从车俞声。"即输注之谓。

[3]经:与"径"同。《灵枢·九针十二原》:"所行为经。"即水流经过之意。《尔雅·释水》:"直波为径。"《难经本义》注:"由俞而经过于此,乃谓之径。"

[4]合:如百川汇合。《难经集注》杨玄操注:"经行既达,合会于海,故名之曰合。合者,会也。此是水行流转之意,人之经脉亦法于此,故取名焉。"

[5]刚柔之事:阴阳之事也。十天干分属五行,甲乙木,丙丁火,庚辛金,戊己土,壬癸水。每一行又分阴阳,即甲为阳木,乙为阴木……十天干则刚柔相配为甲己合,乙庚合,丙辛合,丁壬合,戊癸合。《古本难经阐注》注:"言阳与阴配合,取刚柔之义耳。如阴井木,阳井金。是乙与庚合也。乙为阴木,合庚之阳金,故曰庚乃乙之刚,乙乃庚之柔也。"

[6]庚者,乙之刚:庚金属阳,为乙木属阴之刚。刚柔相济之意。以十二天干,配属阴经、阳经。庚属阳干,乙属阴干。阳性刚,阴性柔,故庚为乙之刚。庚乙所以相配,又按五行相克之理金克木之意。

[7]乙者,庚之柔:即乙木属阴,庚金属阳,乙木为庚金之柔。《难经正义》注:"如此配合,则刚柔相济,然后气血流行而不息,乃见人身经穴脏腑,俱有五行配合,无时不交也。"

【按语】本难论述五输穴的阴阳五行属性。《黄帝内经》有五输穴配五行的记载,本难具体完善了阴阳各经五输穴的五行属性,使五输穴与五行相生、相克联系起来,创立了生我、我生的母子关系。以十个天干配属阴经、阳经。即阳干配阳经,阴干配阴经,以说明阴阳相配则刚柔相济。根据五行相生的关系,把阴经井穴配乙木,依次相生,荥穴配丁火,输穴配己土,经穴配辛金,合穴配癸水;再以五行相克的关系,把阳经的井穴配庚金,依次为:荥穴配壬水,输穴配甲木,经穴配丙火,合穴配戊土(表3-1)。其意义在于应用阴阳相互制约,五行相生相克的原理,治疗五脏的各种疾病;以五输穴五行属性相生相克取穴,作为补泻的治疗原则,为临床配穴提供了依据。

表3-1 五输穴阴阳五行属性及相生相克表

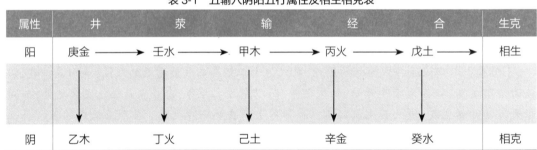

属性	井	荥	输	经	合	生克
阳	庚金 →	壬水 →	甲木 →	丙火 →	戊土 →	相生
阴	乙木	丁火	己土	辛金	癸水	相克

六十五難曰:經言所出為井,所入為合,其法奈何?

然,所出為井,井者東方春也,萬物之始生,故言所出為井也;所入為合,合者北方冬也,陽氣入藏,故言所入為合[1]也。

【注释】

[1]所出为井……所入为合:《难经集注》杨玄操注:"春夏主生养,故阳气在外。秋冬主收藏,故阳气在内,人亦法之。"《古本难经阐述》注:"此言井荥俞经合,如春夏秋冬之周而复始,东南西北之循环无端。自井而生发,至合而入藏,如天地一岁而有四时,一日亦有四时,人身随其气而运行,所以一呼一吸,阴阳无不周遍也。"

【按语】本难论述井穴、合穴的含义。井穴在四肢的末端,言经气之微小,初入经脉,如水之出于泉,合穴位于肘、膝大关节,言经气洪大,逐渐深入而内循于脏腑。故以春之阳气初生喻"井",冬之阳气内藏喻"合"。

六十六難曰:《經》言肺之原出於太淵;心之原出於大陵[1];肝之原出於太衝;脾之原出於太白;腎之原出於太溪;少陰之原出於兑骨[2];膽之原出於丘墟;胃之原出於衝陽;三焦之原出於陽池;膀胱之原出於京骨;大腸之原出於合谷;小腸之原出於腕骨。十二經皆以俞為原[3]者何也?

然,五藏俞者三焦之所行[4]。氣之所留止也。三焦所行之俞為原者,何也?

然,臍下腎間動氣[5]者,人之生命也,十二經之根本也,故名曰原。三焦者,原氣之別使[6]也,主通行三氣[7],經歷於五藏六府。原者三焦之尊號也,故所止輒為原[8]。五藏六府之有病者皆取其原也。

【注释】

[1]大陵:大陵为手厥阴心包经之原穴,以包络代心行令之故。

[2]兑骨:兑骨,掌后锐骨,指神门穴。《难经悬解》(黄元御)注:"少阴之原,出于兑骨,谓神门也。"

[3]十二经皆以俞为原:实际是五脏以输穴为原穴,而六腑则输和原分别为两穴,《难经汇注笺正》注:"盖五脏阴经,止以俞为原,六腑阳经,既有俞,仍别有原。"

[4]三焦之所行:指三焦之气运行出入而言。

[5]肾间动气:指命门之真阳之气,为人身真气之根本。《难经集注》杨玄操注:"脐下肾间动气者,丹田也。丹田者,人之根本也,精神之所藏,五气之根元。"

[6]原气之别使:别使,别行使道。《古本难经阐注》注:"分别致使。"三焦为通行原气之道。《难经经释》注:"言根本原气,分行诸经,故曰别使"。《三十八难》:"三焦也有原气之别焉,主持诸气,有名而无形。"

[7]三气:是指宗气、营气、卫气。也就是真气的统称。《难经本义》注:"通行三气,即纪氏所谓下焦,禀真元之气,即原气也。上达至中焦,中焦受水谷精悍之气,化为荣卫,荣卫之气与真元之气,通行达于上焦也。"

[8]所止辄为原:原指原穴,三焦之气留止之处,即称为原穴。

【按语】本难论述了十二经原穴与三焦之气的关系,强调原穴的重要意义。原穴为三焦原气通行之处,为人的生命所系、十二经之根本,故五脏六腑之疾可选取原穴进行调治。十二经脉皆有原穴,六阴经均以输为原,六阳经则有输穴和原穴,故对"十二经皆以俞为原"应理解其精神实质,不可拘泥于个别词句。本难所谓"十二经皆以俞为原",包括阴经输穴和阳经原穴,都是运行三焦之气。

《灵枢·九针十二原》所指原穴为五脏之原左右2个,再加"膏之原,鸠尾一""肓之原,脖胦一"共为十二原。《灵枢·本输》提出胆、胃、三焦、膀胱、大肠、小肠阳经的原穴。本难补充了"少阴之原出于兑骨",即神门。形成十二经原穴的概念。不同的是现在称神门为心经原穴,大陵为心包经原穴,神门多用于治疗神志病,而大陵多用于治疗心脏的病证。

《灵枢·九针十二原》说十二原主治五脏之疾,本难对原穴治疗脏腑疾病的机制做了进一步阐发。原穴之所以重要,是由于原穴为三焦之气所运行和留止之处,三焦为原气之别使,原气是脐下肾间动气,它是人体维持生命的动力,也是十二经脉的根本。三焦通行原气以达周身五脏六腑,促进脏腑功能的发挥,故针刺原穴可以调节脏腑的功能,可治疗五脏六腑之疾。

六十七難曰:五藏募皆在陰[1],而俞皆在陽[2]者,何謂也?

然,陰病行陽,陽病行陰[3],故令募在陰,俞在陽也。

【注释】

[1]五脏募皆在阴:五脏之募穴均在胸腹部,以腹为阴,故五脏之募皆在阴。《难经本义》注:"募,犹募结之募,言经气之聚于此也。"

[2] 俞皆在阳:"皆"原无,据《难经句解》补。《难经本义》注:"俞,《史记·扁鹊传》作输,犹委输之输,言经气由此而输于彼也。"俞,有转输之意,即经气由此转输于彼处。五脏的背俞穴均在背,以背为阳,故称为阳俞。

[3] 阴病行阳,阳病行阴:《难经本义》注:"阴阳经络,气相交贯,脏腑腹背,气相通应,所以阴病有时而行阳,阳为有时而行阴也。"《难经集注》杨玄操注:"内脏有病,则出行于阳,阳俞在背也;外体有病则入行与阴,阴募在腹也。"

【按语】本难论述五脏俞、募穴的含义及治疗作用。俞、募穴是脏腑经气聚结和转输的枢纽,是内脏与体表病邪出入的门户。《素问·气府论》提出"六腑之俞各六",未列出穴名。《灵枢·背腧》记载有五脏背俞的穴名和位置,晋代王叔和《脉经》补充了肺、肾、心、脾、胃、大肠、小肠、胆、膀胱的背俞穴位置,以及期门、日月、巨阙、关元、章门、太仓(中脘)、中府、天枢、京门、中极10个募穴的名称和位置。

"阴病行阳,阳病行阴"是说脏腑经络之气可以由阴行阳,由阳行阴,阴阳互通,维持相对平衡;在病理上阳病及阴、阴病及阳,阴阳相互影响。在治疗上,募穴在腹部,可从阴引阳,可治疗腑病;俞穴在背部,可从阳引阴,可治疗脏病。这不仅概括了俞、募穴的治疗作用,也发挥了《黄帝内经》"从阴引阳,从阳引阴"的思想。

这种阴阳相互影响的学术思想,不独指五脏,六腑之募、俞穴亦包括在内,正如徐灵胎在《难经经释》中说:"六腑募亦在阴,俞亦在阳,不特五脏为然。"俞募取穴治疗脏腑病为脏病取背俞,腑病取腹募的治疗方法奠定了理论基础。

六十八難曰:五藏六府,各有井滎俞經合,皆何所主?

然,經言所出為井,所流為滎,所注為俞,所行為經,所入為合。井主心下滿[1],滎主身熱[2],俞主體重節痛[3],經主喘咳寒熱[4],合主逆氣而泄[5]。此五藏六府其井滎俞經合所主病[6]也。

【注释】

[1] 井主心下满:指井穴主治心下满。《难经集注》虞庶注:"井法木以应肝,脾位在心下,今邪在肝,肝乘脾,故心下满,今治之于井,不令木乘土也。"

[2] 荥主身热:荥穴主治各种热证。《难经集注》虞庶注:"荥为火以法心,肺属金,外主皮毛,今心火灼于肺金,故身热,谓邪在金也。故治之于荥,不令火乘金,则身热必愈也。"

[3] 俞主体重节痛:输穴主治身体困重、关节疼痛。《难经集注》虞庶注:"输者法土应脾,今邪在土,土必刑水,水者肾,肾主骨,故病则节痛,邪在土,土自病则体重,宜治于输穴。"

[4] 经主喘咳寒热:经穴属金应肺,肺病则喘咳寒热,以经穴主治。《难经本义》注:"经主喘咳寒热,肺金病也。"《难经集注》虞庶注:"经法金,应肺,今邪在经则肺为病,得寒则咳,得热则喘,今邪在金,金必刑木,木者肝,肝在志为怒,怒则气逆乘肺,致喘……治疗之于经,则金不刑于木实。"

[5] 合主逆气而泄:合穴属水应肾,肾病则气逆而泄泻,以合穴主治。《难经本义》注:"合主逆气而泄,肾水病也。"

[6] 此五脏六腑其井荥俞经合所主病:《难经正义》注:"此论五脏为病之一端耳。不言六腑者,举脏足以该腑也。"

【按语】本难论述十二经井、荥、输、经、合五输穴的经气运行及主治病证。井穴属木,与属木的肝脏相联系,肝经的分布自足上行,上贯膈,散布胁肋,凡有属于心下痞满(即胸胁以下痞积胀满的症状),都可以选用井穴治疗。荥穴属火,与属火的心脏相联系,心主火,与热病相关,所以针刺荥穴可以治身热。输穴属土,与属土的脾脏相联系,脾主肌肉、四肢,所以针刺输穴可治身体困重、运动障碍,以及关节疼痛等病。经穴属金,与属金的肺脏相联系,肺主皮毛,凡外邪侵袭肌表皮肤而发生怕冷、发热的症状,以及气喘、咳嗽等,都是肺经受病,故针刺经穴可治喘咳寒热等病。合穴属水,与属水的肾脏相联系,肾主水液,肾间动气又为元气的根本,故对于气逆而津液外泄的症状都可选用合穴治疗。关于五输主治,《灵枢·顺气一日分为四时》也有记载,当结合来看(表 3-2)。

表 3-2　五输穴主病表

五输	《灵枢·顺气一日分为四时》	《难经·六十八难》
井	脏变病深	主心下满
荥	病变于色	主身热
输	病时间时甚	主体重节痛
经	病变于音	喘咳寒热
合	经满而血者,病在胃,及以饮食不节得病者	逆气而泄

本难五输主病,只言脏未及腑,且六腑五输穴的五行属性亦与此不同,应具体分析,不可一概而论。故徐灵胎在《难经注释》中说:"然此亦论其一端耳,两经辨病取穴之法,实不如此,不可执一说而不知变通也。"

二、学习小结

本节主要论述五脏的重要腧穴有五,即井、荥、输、经、合,六腑的重要腧穴有六,即井、荥、输、原、经、合。并说明六腑多置一原穴的缘由,以及与三焦之气的关系。论述井、荥、输、经、合五输穴的含义、主治及阴阳五行属性。以阴经的井穴属木和阳经的井穴属金为例,说明井、荥、输、经、合的阴阳刚柔、五行配属规律。论述井穴、合穴的含义及井穴为始的道理。经气的运行由井穴开始,至合穴后即入内,并用春、冬来做比喻,按时令的顺序,说明经气循行于五输穴的情况,以取类比象的方法说明井穴是五输穴之始。

论述十二经原穴与三焦之气的关系。说明十二经原穴的名称以及脏腑有病取用原穴的原理。论述五脏俞穴和募穴的阴阳属性、部位、意义及治疗作用。脏腑的募穴在胸腹部、属阴,五脏的俞穴在腰背部,属阳;阴病行阳,阳病行阴,是说明病气有行阴行阳之别,故刺募穴可治疗腑病;刺俞穴可治疗脏病。

三、阅读练习(对原文加标点)

黄帝八十一难经者斯乃勃海秦越人之所作也越人受桑君之秘术遂洞明医道至能彻视脏腑刳肠剔心以其与轩辕时扁鹊相类乃号之为扁鹊按史记正义引此文乃作仍又家于卢国因命之曰卢医世或以卢扁为二人者斯实谬矣按黄帝有内经二帙帙各九卷而其义幽赜殆难穷览越人乃采摘英华抄撮精要二部经内凡八十一章勒成卷轴伸演其道按原本误作首依滑氏本义引此文改探微索隐传示后昆名为八十一难以其理趣深远非卒易了故也既宏畅圣言故首称黄帝斯乃医经之心髓救疾之枢机所谓脱牙角于象犀收羽毛于翡翠者矣逮于吴太医令吕广为之注解亦会合元宗足可垂训而所释未半余皆见阙余性好医方问道无倦斯经章句特承师授既而耽研无暇十载于兹虽未达其本源盖亦举其纲目此教所兴多历年代非唯文句舛错抑亦事绪参差后人传览良难领会今辄条贯编次使类例相从凡为一十三篇仍旧八十一首吕氏未解今并注释吕氏注不尽因亦伸之并别为音义以彰厥旨昔皇甫元晏总三部为甲乙之科近世华阳陶贞白广肘后为百一之制皆所以留情极虑济育群生者矣余今所演盖亦远慕高仁迩遵盛德但恨庸识有量圣旨无涯绠促汲深元致难尽(《难经集注·序》)

笔记栏

复习思考题

1. 简述你对五脏"以输为原"的含义。
2. "以井为始"和"十二经流注次序"有何异同？
3. 简述井穴、合穴的含义。
4. 为何独称"少阴之原出于兑骨"？

PPT课件

第二节 补泻理论与应用*

六十九难至七十六难，主要论述针刺补泻（如子母补泻法、迎随补泻法等）。根据疾病的属性而确定针刺从阴引阳、从阳引阴或补阴与补阳的先后以调和营卫气血，达到治疗的目的，并要注意治疗中针刺和季节的关系。

一、原文选读

六十九難曰：《經》言虛者補之，實者寫之，不實不虛，以經取之，何謂也？

然，虛者補其母，實者寫其子[1]，當先補之，然後寫之。不實不虛以經取之者，是正經自生病[2]不中他邪也，當自取其經，故言以經取之[3]。

【注释】

[1] 虚者补其母，实者泻其子：指虚证取本经母穴，如肝虚取其合穴曲泉；实证取本经子穴，如肝实取其荥穴行间。《难经经释》注："母，生我之经，如肝虚则补肾经，母气实则生之益力；子，我生之经，如肝实则泻心经也，子气衰则食其母益甚。"

[2] 正经自生病：正经，指十二经脉，十二经内属于脏腑，此处主要指五脏。凡五脏的病邪没有传入他经，或他经有病没有传入本经的称正经自病。五脏受邪后，传变而影响他脏的称五邪所伤。

[3] 以经取之：即取本经腧穴治疗。《难经集注》注："不实不虚，是谓脏不相乘也，故云自取其经。"

【按语】 本难论述补母泻子的治疗原则。虚者补其母，实者泻其子，就是依据本经五输穴的五行属性，以其相生关系，进行选穴针刺的方法。如肝虚补其母穴曲泉，肝实泻其子穴行间。后人在此理论的基础上，提出了"异经子母补泻法"。徐灵胎在《难经经释》中说："母，生我之经，如肝虚则补肾经……子，我生之经，如肝实则泻心经。"说明在治疗疾病时还可根据经穴之间的五行属性，选取相关的经穴补虚泻实。如肝虚当补肾经合穴（属水）阴谷，肝实当泻心经荥穴（属火）少府，进行补泻。

此法不但应用在针灸上，而且对于药物治疗也有其指导意义。但应根据具体病情，辨证分析，不可拘泥。正如《难经经释》说："《内经》补泻之法，或取本经，或杂取他经，或先泻后补，或专补不泻，或专泻不补，或取一经，或取三四经，其论俱在，不可胜举，则补母泻子之法，亦其中之一端，若竟以为补泻之道尽如此，则不然也。"

七十難曰：經言春夏刺淺，秋冬刺深者，何謂也？

然，春夏者陽氣在上，人氣亦在上，故當淺取之；秋冬者陽氣在下，人氣亦在下，故當深取之。

春夏各致一陰，秋冬各致一陽[1]者，何謂也？

然，春夏溫，必致一陰者，初下針，沉之至腎肝之部，得氣，引持之陰也；秋冬寒,必致一陽者,初內針,淺而浮之,至心肺之部[2],得氣,推內之陽[3]也。是謂春夏必致一陰,秋冬必致一陽。

【注释】

［1］各致一阴……各致一阳:阴、阳,指针刺的深浅部位,深部为阴,浅部为阳。《难经集注》虞庶注:"经言春夏养阳,言取一阴之气以养于阳,虑成孤阳……秋冬养阴,言至阴用事,无阳气以养其阴,故取一阳之气以养于阴,免成孤阴也。"《难经经释》注:"致,取也。谓用针以取其气也。"

［2］肾肝之部……心肺之部:指肢体的深浅部位,与上述"阴""阳"同义。人体皮毛至筋骨的层次中,与皮毛相当的为肺部,与血脉相当的为心部,与筋相当的是肝部,与骨相当的是肾部。引持之阴:指得气后,将针从深部提引至浅部而保持不动,亦不出针。之,可作"其"字解。引,提引,引出。持,执持,保持不动。《难经经释》注:"引,谓引其气而出之至于阳之分也。"

［3］推内之阳:得气后,将针从浅部向深部推入。《难经经释》注:"推,谓推其气而入之,至于阴之分也。此即经文所谓从阴引阳,从阳引阴之义。"

【按语】本难以天人相应的理论,论述经气与四时阴阳升降的相应关系,提出四时的不同刺法,以说明阴病取阳、阳病取阴、阴阳相生、相互制约的辩证关系,并应用由浅入深、由深出浅的针刺方法,阐述从阴引阳、从阳引阴的道理。正如杨玄操所言"引阴以和阳""内阳以和阴",虞庶所说"取一阴之气以养于阳""取一阳之气以养于阴"。

"春夏必致一阴",即针由深出浅;"秋冬必致一阳",即针由浅入深的针刺方法。针刺的深浅应当顺应四时阴阳的升降变化,春夏针刺由深出浅和秋冬针刺由浅入深,要根据病情的具体变化、人体气血在不同季节循行部位的深浅、时令气候的寒热温凉,或浅刺或深刺,掌握针刺的深度,引导人体经气,顺应自然界的阴阳升降。春夏气候温热,阳气偏盛,要通过针刺引导人体的阴气,其针刺的方法是先深刺到肝肾所主的筋骨深层,得气后再提针,使阴气达于阳分;秋冬之时气候寒凉,阴气偏盛,针刺时必须引导阳气,针刺方法是先浅刺心肺所主的阳分,得气后再推针深入,以引导阳气深抵阴分。进一步发挥了《黄帝内经》"从阴引阳,从阳引阴"的意义。

七十一難曰:《經》言刺榮無傷衛,刺衛無傷榮。何謂也?

然,針陽者,臥針而刺[1]之;刺陰者,先以左手攝按[2]所針榮俞之處,氣散乃內針。是謂刺榮無傷衛,刺衛無傷榮也。

【注释】

［1］卧针而刺:即横刺。

［2］摄按:摄,牵曳引持。按,按摩。摄按即用手引持按摩,使腧穴浅表部分的卫气散去。荣气深而卫气浅,故刺荣时必须摄按穴位,卫气散离时再行刺法,则针至荣勿伤正。

【按语】本难论述针刺荣卫深浅的不同方法。刺荣、刺卫,在于针刺的深浅,使针至病所,祛邪不伤正,故刺卫应横刺,则不伤荣;刺荣则摄按皮肤,使浅表的卫气离散而深刺至荣,则不伤卫。因荣卫发病的不同,而决定针刺深浅。

七十二難曰:《經》言能知迎隨[1]之氣,可令調之。調氣之方,必在陰陽[2],何謂也?

然,所謂迎隨者,知榮衛之流行,經脉之往來也。隨其逆順[3]而取之,故曰迎隨。調氣之方必在陰陽者,知其內外表裏,隨其陰陽而調之,故曰調氣之方必在陰陽。

【注释】

［1］迎随:经脉气血旺盛时进针泻邪称为迎,也就是逆取;经脉气血衰弱时进针扶正称为随,也就是顺

笔记栏

取。《难经集注》杨玄操注:"迎者,逆也;随者,顺也。"即逆从的意思。

[2] 调气之方,必在阴阳:方,即方法。在:察,省视,观察。《难经集注》杨玄操注:"调气之方,必在阴阳者,阴虚阳实,则补阴泻阳;阳虚阴实,则补阳泻阴。或阳并于阴,阴并于阳,或阴阳俱虚,或阴阳俱实,皆随病所在而调其阴阳,则病无不已。"《大戴礼记》:"存往者,在来者。"

[3] 逆顺:指经脉气血的盛衰。

【按语】本难提出迎随补泻的针刺方法,迎其气来而针为泻,随其气去而针为补。关于迎随,后世有多种解释:①以经气开始来到时进针为迎,经气去的时候进针为随;②以泻其子为迎,补其母为随;③以吸气时进针、呼气时出针为迎,以呼气时进针、吸气时出针为随;④以经脉走向与针尖方向相逆为迎,相顺为随(针向补泻)。此外,还有以经气流注于脏腑的时辰分迎随,有以荣卫昼夜运行与病在阴分和在阳分分迎随,有以针体捻转方向分迎随,有以进出针的疾与徐分迎随等。可见,迎随是针刺补泻手法的总称。明代张世贤在《图注八十一难经》中将迎随具体演化为"针向补泻"。

七十三難曰:諸井者肌肉淺薄,氣少不足使[1]也,刺之奈何?

然,諸井者木也;滎者火也。火者木之子,當刺井者以滎寫之[2]。故《經》言補者不可以為寫,寫者不可以為補,此之謂也。

【注释】

[1] 使:用的意思,即用手针刺,此处指泻法。

[2] 刺井者以荥泻之:即《难经·六十九难》所谓"实则泻其子"之意。《难经集注》丁德用注:"井为木,是火之母,荥为火,是木之子,故肝木实,泻其荥。"

【按语】本难论述刺井泻荥法的运用。刺井泻荥法是根据"实则泻其子"的原则进行取穴。对于临床有一定的意义,但不可拘泥,应灵活运用,如对急性热病可以刺十二井出血,以泻邪热。

"气少不足使"是指井穴位于手指末梢,肌肉浅薄,气藏于肌肉之内,肉薄则气微。可以荥穴代替井穴。如胃经实证当泻其井穴厉兑,可改用其荥穴内庭。《难经》中未言及补井之法,明代汪机在《针灸问对》中说:"此说为泻井者言也,若当补井,则必补其合。"因此,有"泻井须泻荥,补井当补合"之说。

七十四難曰:《經》言春刺井,夏刺滎,季夏刺俞,秋刺經,冬刺合者,何謂也?

然,春刺井者,邪在肝[1];夏刺滎者,邪在心;季夏刺俞者,邪在脾;秋刺經者,邪在肺;冬刺合者,邪在腎。

其肝、心、脾、肺、腎而系於春夏秋冬者,何也?

然,五藏一病,輒有五也[2]。假令肝病,色青者肝也,臊臭者肝也,喜酸者肝也,喜呼者肝也,喜泣者肝也,其病眾多不可盡言也。四時有數[3],而並系於春夏秋冬者也。針之要妙,在於秋毫[4]者也。

【注释】

[1] 春刺井者,邪在肝:春刺井穴是由于邪在肝,阴井属木主肝,故刺井穴,以泻肝经之邪。并非所有的疾病都要春刺井穴。《古本难经阐注》注:"此章言春夏秋冬之刺井荥输经合,非必春刺井。其邪在肝者,刺井也,井属木,春也,故云春刺井也,余脏皆然。"

[2] 辄有五也:五,指色、臭、味、声、液五者。《难经集注》丁德用注:"五脏一病辄有五者,谓五声、五色、五味、五液、五臭。"

[3] 四时有数:即四时变化有一定的规律。《难经经释》注:"言病虽万变而四时实有定数,治之之法,

总不出此,其道简约易行也。"

[4] 秋毫:指秋季鸟兽长出极为纤细的绒毛,以此形容事物的精细难察。

【按语】本难以五脏应四时阴阳,以及五脏与五输的五行相属关系,论述肝病应春取井,心病应夏取荥,脾病应长夏取输,肺病应秋取经,肾病应冬取合的因病因时取穴方法。针刺取穴,应以辨证施治为准则,因病因时采取不同方法,灵活掌握,故称"针之要妙,在于秋毫者也。"《黄帝内经》中对四时五脏的针刺方法论述甚多,且其说不一。如《灵枢·顺气一日分为四时》中说:"脏主冬,冬刺井;色主春,春刺荥;时主夏,夏刺俞;音主长夏,长夏刺经;味主秋,秋刺合,是谓五变以主五俞。"即是五行的"子能令母虚"的取穴法,故与本难有所不同。正如叶霖说:"盖以五脏之气应有五时之变,而取五俞,各有所主,刺隔一穴者,皆从子以透发母气也。一言刺之正,一言刺之变,所以不同也。"此外,《灵枢·四时气》还有根据病变的所在,而有"春取经、血脉、分肉之间……夏取盛经孙络……秋取经俞……冬取井荥,必深以留之"等记载。

七十五難曰:《經》言東方實西方虛,寫南方補北方,何謂也?

然,金木水火土,當更相平[1]。東方木也,西方金也,木欲實金當平之[2];火欲實水當平之;土欲實木當平之;金欲實火當平之;水欲實土當平之。東方肝也,則知肝實;西方肺也,則知肺虛。寫南方火補北方水[3]。南方火,火者木之子也;北方水,水者木之母也,水勝火。子能令母實,母能令子虛,故寫火補水,欲令金不得平木[4]也。《經》曰不能治其虛,何問其餘,此之謂也。

【注释】
[1] 当更相平:更,更递。平,去其有余而使之平衡。即金木水火土应当相互制约,保持相对平衡状态。《古本难经阐注》注:"平者,调四方虚实之法也。"

[2] 木欲实金当平之:即以五行相胜的规律,制约其有余之气。《难经本义》注:"金木水火土之相平,以五行所胜而制其贪也。"余仿此。

[3] 泻南方火补北方水:即泻心经,补肾经,以治肝实、肺虚的方法。火为木之子,泻火可令母虚,而达到泻肝(木)的目的;金为水之母,补水可令母实,而达到补肺(金)的目的。《难经本义》注:"泻南方火者,夺子之气,使食母之有余;补北方水者,益子之气,使不食母也。如此则过者退,而抑者进,金得平其木,而东西二方无复偏胜偏亏之患矣。"

[4] 欲令金不得平木:《难经本义》注:"不字疑衍。"《针灸大成·难经补泻》记载:"泻火补水而旁治之,不得径以金平木。"两说均可参考。

【按语】本难论述泻南补北法的原理及应用。泻南补北(即泻火补水)是运用五行生克理论,进行选穴补泻的方法。东方代表肝木,西方代表肺金,南方代表心火,北方代表肾水。东方实,西方虚,即木(肝)实金(肺)虚,是一种"木实侮金"的反克表现。在木实金虚的情况下,木实生火,火实克金是必然的,所以要泻心火救肺金,以制肝木,即实则泻子法;但金虚何以不补土母(脾)而要补水,这是古人通过实践提出的权宜之法,即在土平无恙的情况下,补土使实,则犯制水之忌,水亏无以克火,火旺则更伐金。因此,补水可以制火(心),使火不能刑金,金虚得治,金实而能制木,则木因而平。泻南补北法是对"虚者补其母,实者泻其子"理论的补充。

本难提出"子能令母实,母能令子虚",与《难经·六十九难》中说:"虚则补其母,实则泻其子"的方法相辅相成,相互补充。《难经·六十九难》补母泻子法是以五行学说中"母能令子实,子能令母虚"理论为基础的,而本难肝实肺虚证的治疗提示"子能令母实,母能令子虚"。只有全面理解"母实子亦实,母虚子亦虚;子实母亦实,子虚母亦虚"的母子之间相互关系,才能领悟五行中生我、我生的含义和补母泻子、泻南补北法的精妙,临床应视疾病的传变而定治疗之法。

七十六難曰:何謂補寫？當補之時,何所取氣？當寫之時,何所置氣[1]？

然,當補之時,從衛取氣[2];當寫之時,從榮置氣[3]。其陽氣不足,陰氣有餘,當先補其陽而後寫其陰;陰氣不足,陽氣有餘,當先補其陰而後寫其陽。榮衛通行,此其要也。

【注释】

[1] 何所取气……何所置气:取,捕取也,引气而捕之。气,指经气。置,弃置。此有放散而泻之义。《难经经释》注:"言取何气以为补,而其所泻之气则置之何地也。"

[2] 当补之时,从卫取气:先刺浅部,再深入而补虚。《难经集注》虞庶注:"肺行五气,溉灌五脏,通注六经,归于百脉,凡取气,须自卫取气,得气乃推内针于所虚之经脉,浅深分部之,所以补之。故曰当补之时,从卫取气,此之谓也。"《古本难经阐注》注:"欲补,从卫取气,浅针之,俟得气,乃推内针于所虚之处。"

[3] 当泻之时,从荣置气:直针刺至深部,得气后,再向浅出,而泻其邪气。《难经集注》虞庶注:"邪在荣分,故内针于所实之经,待气引针而泻之。故曰当泻之时,从荣置气。"《古本难经阐注》注:"欲泻,从荣置气,深针之,于所实之处,俟得气,引针泄之。"

【按语】 本难论述了荣卫补泻的针刺方法,卫行脉外其位较浅,荣行脉中其位较深,先刺卫分得气后,再深入以纳气至虚处为补法;先刺营分得气后,再引气浅出,以散放于外为泻法。

本难根据营卫理论,发展了《黄帝内经》补泻法。"得气,因推而内之是谓补,动而伸之是谓泻",说明针下得气后,由浅向深插从卫取气,引气内入以扶正气,起到补益作用为补法;由深向浅抽提从营引气,借助营气,托邪外出,达到泻实目的为泻法。后世医家把补法从卫取气和泻法从营取气作为补泻法的规范,以先浅后深,紧按慢提为补;以先深后浅,紧提慢按为泻。如《金针赋》说"慢提紧按""先浅后深"的手法为补;"紧提慢按""先深后浅"的手法为泻,从而形成针灸临床常用的"提插补泻法"。

二、学习小结

在配穴上本节根据《黄帝内经》虚补、实泻的原则,结合五行相生规律,提出"虚者补其母,实者泻其子"的治疗原则,及本经自病取治本经,刺井泻荣的治疗方法。以五行生克的规律,来说明肝实肺虚的病证论述泻南补北(泻火补水)原理和应用。同时说明了五行生克的意义,即五脏之间,必须互相生成、互相制约,才能维持平衡,失去平衡则为病态。

论述四时的不同说明春夏应刺浅,秋冬应刺深的原理,并以五脏应四时,以五脏与五输的五行相属关系,论述肝病春取井,心病夏取荣,脾病长夏取输,肺病秋取经,肾病冬取合的因病因时的取穴方法。提出补虚泻实的操作方法,具体说明"从卫取气""从荣置气"的方法步骤。阐述"刺荣无伤卫,刺卫无伤荣"刺浅刺深的原则及"春夏各致一阴,秋冬各致一阳"的具体操作。

论述迎随的含义,迎随补泻,首先要知道营卫之气在经脉的循行,然后根据营卫之气内外表里,随其阴阳而调之,运用迎随补泻主要在于区分阴阳,掌握病情的表里虚实等情况,采用调节之法使阴阳恢复平衡。

三、阅读练习(对原文加标点)

二十四难曰手足三阴三阳气已绝何以为候可知其吉凶不然足少阴气绝则骨枯少阴者冬

脉也伏行而温于骨髓故骨髓不温即肉不着骨骨肉不相亲即肉濡而却肉濡而却故齿长而枯发无润泽无润泽者骨先死戊日笃己日死足太阴气绝则脉不营其口唇口唇者肌肉之本也脉不营则肌肉不滑泽肌肉不滑泽则人中满人中满则唇反唇反则肉先死甲日笃乙日死足厥阴气绝即筋缩引卵与舌卷厥阴者肝脉也肝者筋之合也筋者聚于阴器而络于舌本故脉不营则筋缩急筋缩急即引卵与舌故舌卷卵缩此筋先死庚日笃辛日死手太阴气绝则皮毛焦太阴者肺也行气温于皮毛者也气弗营则皮毛焦皮毛焦则津液去津液去则皮节伤皮节伤则皮枯毛折毛折者则毛先死丙日笃丁日死手少阴气绝则脉不通脉不通则血不流血不流则色泽去故面色黑如黧此血先死壬日笃癸日死三阴气俱绝者则目眩转目瞑目瞑者为失志失志者则志先死死即则目瞑也六阳气俱绝者则阴与阳相离阴阳相离则腠理泄绝汗乃出大如贯珠转出不流即气先死旦占夕死夕占旦死(《难经》)

复习思考题

1. 如何理解"不实不虚,以经取之"?
2. "刺荣无伤卫,刺卫无伤荣"如何操作?
3. 泻南补北法的原理及其应用如何?

03章03节PPT

PPT 课件

第三节　上工与中工技术的差别*

七十七难至八十一难主要论述"上工治未病,中工治已病",通过对针刺押手、进针候气及出针的论述,说明上工、中工的用针差别,及上工、中工对疾病治疗的不同。

一、原文选读

七十七難曰:經言上工治未病,中工治已病者,何謂也?

然,所謂治未病者,見肝之病,則知肝當傳之於脾,故先實其脾氣,無令得受肝之邪,故曰治未病[1]焉。中工治已病者,見肝之病,不曉相傳,但一心治肝,故曰治已病也。

【注释】

[1]治未病:《难经集注》丁德用注:"《素问》曰:春胜长夏,长夏胜冬,冬胜夏,夏胜秋,秋胜春,此四时五行相胜之理也。人之五脏,有余者行胜,不足者受邪,上工先补不足,无令受邪,而后泻有余,此是治未病也。"《难经集注》杨玄操注:"五脏得病,皆传其所胜,肝病传脾之类是也。若当其王时,则不受传,即不须行此方也。"

【按语】本难提出上工、中工处理疾病的不同方法。治未病包括未病先防和已病防变。本难即以肝病为例,提示预防传变,治之宜早的重要意义。疾病传变是多方面的,故其防治之法,不只局限于五行乘侮之变,应根据具体病情而采取防治之法。

七十八難曰:針有補寫,何謂也?

然:補寫之法,非必呼吸出内針[1]也。然知為針者信其左,不知為針者信其右[2]。當刺之時,必先以左手厭[3]按所針滎俞之處[4],彈而努[5]之,爪而下之。其氣之來如動脈之狀,順針而刺之,得氣,因推而内之是謂補,動而伸之是謂寫。不得氣,乃與男外女内[6];不得氣,是謂十死不治也。

【注释】

[1] 呼吸出内针:即指呼吸补泻手法。《难经集注》杨玄操注:"补者呼则出针,泻者吸则内针,故曰呼吸出内针也。"

[2] 信其左……信其右:信,依靠,使用。左、右,指医生的左、右手。《难经经释》注:"信其左,谓其法全在善用其左手,如下文所云是也。信其右,即上呼吸出内针也,持针以右手,故曰信其右。"

[3] 厌:与"压"通。

[4] 荥俞之处:泛指全身腧穴。

[5] 努:通"怒"。即使腧穴部经气充盈,皮肤凸起。《难经本义》注:"弹而努之,鼓勇之也。"

[6] 男外女内:指浅刺、深刺的提插法。《难经集注》杨玄操注:"卫为阳,阳为外,故云男外;荣为阴,阴为内,故云女内也。"

【按语】 本难提出知为针(善针)者也就是上工,重视左手的配合作用,论述针刺补泻关键在于得气,在气至的基础上向内推插针为补法;得气后,摇大针孔向外提针为泻法。并强调左手按压腧穴、弹动皮肤、切皮肤的针刺操作技术,对临床操作有重要意义。

双手协调针刺,左手配合按、压、弹、爪针刺部位,对宣导气行和候气有重要作用。《金针赋》"下针十四法"和杨继洲的《针灸大成》"下手八法口诀"就是遵照《难经》的这些思想发展而来的。临床实践证明,在定穴及进针、候气、催气、得气、补泻、出针等行针过程中,如能充分运用左右双手的协同配合,不但可以探寻穴位的准确位置,还能促使经气的聚散,感知穴位处的皮肉、筋、脉、骨分布和气血循行等情况,并能减轻或免除进出针时的不适感,以保证针刺手法的有效实施等。

七十九難曰:經言迎而奪之,安得無虛? 隨而濟之,安得無實? 虛之與實,若得若失[1];實之與虛,若有若無[2],何謂也?

然,迎而奪之者寫其子也,隨而濟之者補其母也。假令心病,寫手心主俞[3],是謂迎而奪之者也;補手心主井[4],是謂隨而濟之者也。所謂實之與虛者,牢濡之意也。氣來實者為得,濡虛者為失,故曰若得若失也。

【注释】

[1] 虚之与实,若得若失:即虚证用补法,使病人感觉有所得,正气充实;实证用泻法则使病人感觉有所失,邪气衰减。《灵枢·小针解》:"为虚与实,若得若失者,言补者佖然若有得也,泻则怳然若有失也。"

[2] 实之与虚,若有若无:即实证针刺时,有脉气充盛的感觉;虚证针刺时,有脉气虚弱的感觉。《灵枢·小针解》:"言实与虚若有若无者,言实者有气,虚者无气也。"

[3] 泻手心主俞:心属火,手心主之输穴属土,土为火之子,即实则泻其子。《难经本义》注:"心火也,土为火之子,手心主之俞大陵也,实则泻之,是迎而夺之也。"

[4] 补手心主井:井属木,为火之母,即虚则补其母。《难经本义》注:"木者火之母,手心主之井,中冲也,虚则补之,是随而济之也。"

【按语】 本难进一步阐述迎随补泻方法,即根据"实则泻其子,虚则补其母"的原则,以心病为例,说明实证可泻手心主包络的输穴(属土);虚证可补手心主包络的井穴(属木),即是母子迎随补泻法。这是本经的母子补泻,正如杨玄操在《难经集注》中所说:"此是当脏自病而行斯法,非五脏相乘也。"《黄帝内经》也认为心不受邪,如《灵枢·邪客》:"诸邪之在于心者皆在于心之包络"。故以包络代之受邪,故取心主包络之输、井穴,亦是取本经之意。

八十難曰:經言有見如入,有見如出[1]者,何謂也?

然,所謂有見如入、有見如出者,謂左手見氣來至乃內針,針入見氣盡乃出針,是謂有見如入、有見如出也。

八十一難曰：經言無實實虛虛[2]，損不足而益有餘，是寸口脉耶？將病自有虛實耶？其損益奈何？

然，是病[3]非謂寸口脉也，謂病自有虛實也。假令肝實而肺虛，肝者木也，肺者金也，金木當更相平，當知金平木。假令肺實而肝虛，微少氣，用針不補其肝，而反重實其肺，故曰實實虛虛[4]，損不足而益有餘。此者，中工之所害也。

【注释】

[1] 有见如入，有见如出：见，同"现"。颜师古说："见，显露也。"如，与"而"古通用。《难经本义》注："'如'读若'而'。《孟子》书望道而未之见，'而'读若'如'盖通用也。"《难经本义》注："有见而出入者，谓左手按穴，待气来至乃下针。针入，候其气应尽而出针也。"《古本难经阐注》注："此言候气到而内针，候气尽而出针之义。"

[2] 无实实虚虚：《难经经释》注："无实实无虚虚"，文义较顺。

[3] 是病：《难经本义》："'是病'二字，非误即衍"，可参。

[4] 实实虚虚：即实证用补法，虚证用泻法。《难经本义》注："若肺实肝虚，则当抑金而扶木也，用针者，乃不补其肝，而反重实其肺，此所谓实其实而虚其虚，损不足而益有余。"

【按语】 八十难强调上工重视候气，得气进针，气尽出针，可以提高针刺的疗效。中工误用补泻往往导致不良的后果。肝实肺虚时，针刺治疗理当佐金平木；肺实肝虚时，针刺治疗理当泻肺补肝。然而，在肺实而肝虚的时候，中工却错误地用补肺泻肝，使肺之邪气更加亢盛，金盛乘木，肺实则肝更虚，犯了"实实虚虚"的错误。正如叶霖在《难经正义》中说："夫治病之法，以平为期，虚者补之，实者泻之，不足者益之，有余者损之。若实者宜泻，而反补之；虚者宜补，而反泻之；不足者反损之，有余者反益之，此皆误治也，故曰无实实无虚虚，损不足益有余也。"告诫后人，必须严格遵守治疗原则，否则会造成严重后果。

二、学习小结

本节论述上工、中工处理疾病的不同方法，一是治未病，一是治已病，说明上工是具有见病知源、防微杜渐的预见性，并以肝病传脾为例，区别上工、中工在技术上的差别。论述双手协同操作的针刺补泻手法，提出"得气，因推而内之是谓补，动而伸之是谓泻"的补泻手法，阐述候气的重要，针下得气是好的表现，如在留针以后气还不至，可再用提插方法，使其得气；如果超过时间还无反应，是经气内绝的将死候。

论述迎随，提出本经子母补泻法，以心经病证说明补母泻子的取穴方法，说明针刺的关键在于候气。并提出针刺时，候气至而进针，气尽而出针的方法。强调不明虚实，误用补泻会为针害。以肺实肝虚宜补肺泻肝为例，说明治疗时必先审其病虚实，而后根据"虚则补之""实则泻之"的原则治之，切不能益其实而损其虚，犯虚虚实实之戒。

三、阅读练习（对原文加标点）

二十七难曰脉有奇经八脉者不拘于十二经何也然有阳维有阴维有阳跷有阴跷有冲有督有任有带之脉凡此八脉者皆不拘于经故曰奇经八脉也经有十二络有十五凡二十七气相随上下何独不拘于经也然圣人图设沟渠通利水道以备不虞天雨降下沟渠溢满当此之时霶霈妄行圣人不能复图也此络脉满溢诸经不能复拘也二十九难曰奇经之为病何如然阳维维于阳阴维维于阴阴阳不能自相维则怅然失志溶溶不能自收持阳维为病苦寒热阴维为病苦心痛阴跷为病阳缓而阴急阳跷为病阴缓而阳急冲之为病逆气而里急督之为病脊强而厥任之为病其内苦结男子为七疝妇子为瘕聚带之为病腹满腰溶溶若坐水中此奇经八脉之为病也二十八难曰其奇经八脉者既不拘于十二经皆何起何继也然督脉者起于下极之俞并于脊里上至风府入属于

脑任脉者起于中极之下以上毛际循腹里上关元至咽喉冲脉者起于气冲并足阳明之经夹脐上行至胸中而散也带脉者起于季胁回身一周阳跷脉者起于跟中循外踝上行入风池阴跷脉者亦起于跟中循内踝上行至咽喉交贯冲脉阳维阴维者维络于身溢蓄不能环流灌溉诸经者也故阳维起于诸阳会也阴维起于诸阴交也比于圣人图设沟渠沟渠满溢流于深湖故圣人不能拘通也而人脉隆盛入于八脉而不环周故十二经亦不能拘之其受邪气畜则肿热砭射之也（《难经》）

复习思考题

1. 如何理解上工治未病？
2. 针刺过程中双手如何配合？
3. 简述迎随补泻法的应用。

知识拓展

扁鹊与《难经》

扁鹊,战国时期医学家,学医于长桑君。有丰富的医疗实践经验,反对巫术治病,他遍游各地行医,擅长各科,在赵国为"带下医",至周国为"耳目痹医",入秦国则为"小儿医",医名甚著。扁鹊在前人医疗经验的基础上,总结出望、闻、问、切的四诊法。在这四诊法中,扁鹊尤擅长望诊和切诊。《史记》非常生动地记载了他四望齐桓侯(公)为其开列医方,而齐桓侯(公)不听,终于死亡的病案。扁鹊后来周游到虢国,治好了虢太子假死的病。从此,天下人便称扁鹊能"起死回生"。当时,扁鹊的切脉技术高超,名扬天下。

他到各地行医,为民解除痛苦。由于扁鹊医道高明,为百姓治好了许多疾病,赵国劳动人民送他"扁鹊"称号。在《史记》中记载晋国"专国事"的大夫赵简子生了重病,已5天不省人事。扁鹊为赵简子治好病后,为答谢扁鹊,赵简子便将今邢台市内丘县蓬山4万亩土地赐封予扁鹊。扁鹊接受了这份赐封,从此便在此居住下来,上山采药,入乡巡医,邢台便成为他的第二故乡。

扁鹊看病行医有"六不治"原则:一是依仗权势,骄横跋扈的人不治(骄恣不论于理);二是贪图钱财,不顾性命的人不治(轻身重财);三是暴饮暴食,饮食无常的人不治(衣食不能适);四是病深不早求医的不治(阴阳并,脏气不定);五是身体虚弱不能服药的不治(形羸不能服药);六是相信巫术不相信医道的不治(信巫不信医)。扁鹊"病有六不治"的原则,体现了扁鹊的医疗思想、治学态度和治病原则。

后来,扁鹊行医到秦国,医治秦武王病,秦太医令李醯"自知技不如扁鹊",十分嫉妒他,便派人刺死了扁鹊。虢太子千方百计把扁鹊的头颅从秦国找回,葬在内丘蓬山,并立庙祭祀,由此这个山村便更名为"神头"。邢台内丘的扁鹊庙汉唐有之,始建不详。自汉至今,历代均有修葺,现存为元代建筑。

扁鹊在中国医学史上享有崇高的地位,两千多年来一直受到人们的敬仰,人们在他的故乡和全国许多地方建庙立碑来祭祀和纪念他。内丘扁鹊庙便是规模最大、最著名的一座。人们称赞虢国太子的忠义,便把他和扁鹊采药的山峰称为"太子岩"。太子岩位于内丘县城西部30km处,险峰千仞,峻岩百层,草木丰茂,松柏秀荣。自周代以来,其上相继建有诸多庙宇。

《难经》传说为秦越人(扁鹊)所作。约成书于东汉以前(一说在秦汉之际)。内容包括脉诊、经络、脏腑、阴阳、病因、病理、营卫、腧穴、针刺等基础理论,同时也列述了一些病证。该书以基础理论为主,结合部分临床医学,在基础理论中更以脉诊、脏腑、经脉、腧穴为重点。其中 1~22 难论脉,23~29 难论经络,30~47 难论脏腑,48~61 难论病,62~68 难论腧穴,69~81 难论针法。书中对命门和三焦的学术见解以及所论七冲门和八会(脏、腑、筋、髓、血、骨、脉、气等精气会合处)等,丰富和发展了中医学的理论体系。该书还明确提出"伤寒有五"(包括中风、伤寒、湿温、热病、温病),并对五脏之积、泄痢等病多有阐发,为后世医家所重视。全书内容简扼,辨析精微,在中医学典籍中常与《黄帝内经》并提,被认为是最重要的古典医籍之一。有多种刊本和注释本。《难经》把"脐下肾间动气"即原气的理论与原穴结合起来,认为原气散发三焦,通过十二经,所止之处就是原穴。又如《难经》提出的"井主心下满"与"病在脏者取之井",都是指内脏疾病;"荥主身热""俞主体重节痛""经主喘咳寒热""合主逆气而泄"与《灵枢》意思相近,并可相互补充。此外,《难经》提到的"从卫取气""从荥置气";"虚者补其母""实者泻其子";泻南补北等至今仍有实用价值。

(张全爱)

第四章

《针灸甲乙经》选读

学习目标

1. 掌握胀病、头痛、妇科病的病因、病机及证治；
2. 熟悉辨证审因、审机及选穴施治的规律；
3. 了解这三类病证的证治内容,以提高针灸治疗复杂病证的水平。

第一节　五脏六腑胀第三*（全篇）

本篇为《针灸甲乙经》第八卷中第三篇,主要论述五脏六腑胀病,其内容涉及胸腹、膻中、胃、咽喉、少腹、五窍、廉泉、玉英等生理功能和胀病的病因、病机、症状,并提出了治胀"工在疾泻""补虚泻实"的刺法,此部分内容出自《灵枢·胀论》。指出了五脏六腑胀的具体主治腧穴,这部分内容为《明堂孔穴针灸治要》佚文。

一、原文选读

黄帝問曰:脉之應於寸口,如何而脹? 岐伯對曰:其至大堅直以濇者脹也[1]。問曰:何以知其藏府之脹也? 對曰:陰為藏而陽為府也[2]。

對曰:夫氣之令人脹也,在於血脉之中耶? 抑藏府之內乎? 對曰:二者皆在焉,然非脹之舍也。問曰:願聞脹舍[3]。對曰:夫脹者皆在於藏府之外,排[4]藏府而廓胸脅[5]脹皮膚,故命曰脹。

問曰:藏府之在內也,若匣匱之禁器[6]也,各有次舍,異名而同處,一域之內,其氣各異,願聞其故。對曰:夫胸腹者,藏府之城廓;膻中者心主之中宮也;胃者太倉也;咽喉小腸者,傳道也;胃之五竅者,閭里之門戶也[7];廉泉玉英[8]者,津液之道路也。故五藏六府各有畔界,其病各有形狀。營氣循脉,衛氣逆為脉脹,衛氣並血脉循分肉為膚脹。取三里寫之,近者一下,遠者三下,無問虛實,工在疾寫也[9]。

【注释】

[1] 至大堅直以濇者脹也:脉大堅弦而濇是脹病。《类经·疾病类·脏腑诸胀》注:"脉大者,邪之盛也。脉坚者,邪之实也。濇因气血之虚而不能流利也。大都洪大之脉,阴气必衰;坚强之脉,胃气必损,故大坚以濇,则病当为胀。""直",谓端直,弦脉也,脉大坚弦,邪盛伤正之象。

[2] 阴为脏而阳为腑也:出现阴脉者其胀在五脏,出现阳脉者其胀在六腑。《类经·疾病类·脏腑诸胀》

注:"脉病在阴,则胀在脏;脉病在阳,则胀在腑。"

　　[3]胀舍:胀病存留的地方。

　　[4]排:排挤的意思。

　　[5]廓胸胁:廓,扩大的意思。《方言》:"张小使大谓之廓。"廓胸胁,是指胀病能排挤脏腑,扩大胸胁空处而言。

　　[6]匮匮之禁器:匮匮:藏物器之大者为匮,次为匮。禁器:禁秘的物品。

　　[7]胃之五窍者,闾里之门户也:是指咽门、贲门、幽门、阑门、魄门为胃气所行的五个门户。《类经·疾病类·脏腑诸胀》注:"闾,巷门也。里,邻里也。胃之五窍,为闾里门户者,非言胃有五窍,正以上自胃脘,下至小肠、大肠,皆属于胃,故曰闾里门户,如咽门、贲门、幽门、阑门、魄门,皆胃气之所行也,故总属胃之五窍。"

　　[8]玉英:玉堂穴之别名,属任脉。

　　[9]取三里泻之……工在疾泻也:取足三里用针刺泻法,病程短者针1次,病程长者针3次,无论病属虚属实,都应采取急泻的治法。《类经·疾病类·脏腑诸胀》注:"三里,足阳明经穴,阳明为五脏六腑之海,而主肌肉,故胀在肌肤者,当以针泻之,一下、三下,谓一次、再次、三次也,盖邪有远近,故泻有难易耳。"

　　【按语】本段指出胀病的脉象,进一步通过阴脉和阳脉来鉴别胀在五脏还是六腑,提出了胀病的病因是气逆,涉及血脉和脏腑,两者都可能发生胀病,但却不是胀病存留的地方,胀病是通过向内排挤脏腑而开大胸胁表现在充胀皮肤上。五脏六腑在胸腹各居其位,各有界限,因此其胀病表现也各有不同的症状,列举卫气的循行逆乱影响营气,或并于血脉、聚气行于分肉之间的不同,而有脉胀和肤胀的不同。提出用足三里治胀病,并根据病程来决定治疗次数,以及"无问虚实,工在疾泻"针刺治胀法则,对针灸临床有重要的参考价值。

　　問曰:願聞脹形? 對曰:心脹者煩心短氣,臥不得安;肺脹者虛滿而喘咳;肝脹者,脅下滿而痛引少腹;脾脹者善噦,四肢煩悗,體重不能衣;腎脹者腹滿引背怏怏然,腰髀痛;胃脹者腹滿胃脘痛,鼻聞焦臭,妨於食,大便難;大腸脹者腸鳴而痛濯濯,冬日重感於寒則泄,食不化;小腸脹者少腹䐜脹,引腰而痛;膀胱脹者,小腹滿而氣癃;三焦脹者氣滿於皮膚中,殼殼[1]然而不堅;膽脹者脅下痛脹,口苦,好太息。凡此諸脹,其道在一,明知逆順,針數不失。寫虛補實,神去其室[2]。致邪失正,真不可定,粗工所敗,謂之夭命。補虛寫實,神歸其室,久塞其空[3],謂之良工。

　　問曰:脹者焉生,何因而有名? 對曰:衛氣之在身也,常並脈循分肉,行有逆順,陰陽相隨,乃得天和[4],五藏皆治,四時皆叙,五穀乃化。然而厥氣在下,營衛留止,寒氣逆上,真邪相攻,兩氣相薄,乃舍為脹。問曰:何以解惑? 曰:合之於真,三合而得。

　　問曰:無問虛實,工在疾寫,近者一下,遠者三下,今有三而不下,其過焉在? 對曰:此言陷於肉肓[5]而中氣穴者也。不中氣穴而氣內閉藏,不陷肓則氣不行;不越中肉則衛氣相亂,陰陽相逆,其於脹也,當寫而不寫,故氣不下,必更其道[6],氣下乃止,不下復起,可以萬全,惡有殆者乎? 其於脹也,必審其診,當寫則寫,當補則補,如鼓之應桴,惡有不下者乎?

　　【注釋】

　　[1]殼殼:指以手按之似實而不堅。《太素·脹論》注:"似实而不坚也。"

　　[2]神去其室:心藏神,神离于心,神不守舍之意。《太素·脹论》注:"神室,心藏也。补实泻虚伤神,故神去其室。"

[3] 久塞其空:指神气安守于内,营卫充实于外,腠理致密,邪气就不能侵害了。《灵枢集注》注:"塞其空者,外无使经脉肤腠疏空,内使脏腑之神气充足。"

[4] 天和:谓自然的和气,此指正常无病的状态。

[5] 肉肓:腔腹脏腑之间的空隙之处。《类经·疾病类·痹证》注:"肓者,凡腔腹肉里之间,上下空隙之处,皆谓之肓。"

[6] 必更其道:指更换穴位再刺之。《类经·疾病类·脏腑诸胀》注:"三而不下,必未得其所也,故当更穴再刺之。"

【按语】本段具体指出了五脏六腑发生胀病时出现的症状,是对上段经文中提到的"五脏六腑各有畔界,其病各有形状"的进一步阐述,在临床上可以根据其症状来判断是哪一脏或腑的胀病。虽然各脏腑的胀病在症状上表现有许多不同,但在病机上的共同点是卫气逆乱。明白这一道理,可以通过恰当的针刺补泻手法来调整营卫循行的顺逆,达到治疗目的,应"补虚泻实",勿犯"泻虚补实"的错误。

心胀者心俞主之,亦取列缺。肺胀者肺俞主之,亦取太渊。肝胀者肝俞主之,亦取太冲。脾胀者脾俞主之,亦取太白。肾胀者肾俞主之,亦取太谿。胃胀者中脘主之,亦取章门。大肠胀者天枢主之。小肠胀者中窌主之。膀胱胀者,曲骨主之。三焦胀者,石门主之。胆胀者,阳陵泉主之。五藏六府之胀,皆取三里。三里者,胀之要穴也。

【按语】本段指出脏腑胀病应取的具体腧穴和五脏六腑胀病都要取足三里穴,并强调足三里是治疗胀病的要穴。在五脏胀病的用穴中,除了心胀取心的背俞穴心俞和肺经的络穴列缺外,其余四脏胀病皆取各自的背俞穴和所属经脉的原穴,由此可见背俞穴和原穴有治疗五脏胀的作用。在六腑胀病中,胃胀取胃的募穴、腑会穴中脘穴或脏会章门穴;小肠胀取膀胱经的中髎穴,膀胱胀取任脉的曲骨穴,三焦胀取任脉的石门穴,胆胀取胆经的合穴和胆的下合穴阳陵泉穴。

二、学习小结

本篇主要论述五脏六腑胀病,其内容涉及五脏胀病和六腑胀病的鉴别方法,胀病的病因,提出了治胀"工在疾泻""补虚泻实"的刺法。本篇还具体描述了五脏六腑发生胀病时出现的症状,并可以根据其症状来判断是哪一脏或腑的胀病。提出胀病的临床症状虽然不同,但病机都属卫气逆乱。本篇强调足三里是治疗胀病的要穴,背俞穴和原穴可以治疗五脏胀;募穴、八会穴、合穴、下合穴可以治疗六腑胀。

三、阅读练习(对下列原文加标点,注释或翻译加点的词、句)

臣闻通天地人曰儒通天地不通人曰技斯医者虽曰方技其实儒者之事乎班固序艺文志称儒者助人君顺阴阳明教化此亦通天地人之理也又云方技者论病以及国原诊以知政非能通三才之奥安能及国之政哉晋皇甫谧博综典籍百家之言沉静寡欲有高尚之志得风痹因而学医习览经方遂臻至妙取黄帝素问针经明堂三部之书撰为针灸经十二卷历古儒者之不能及也或曰素问针经明堂三部之书非黄帝书似出于战国曰人生天地之间八尺之躯脏之坚脆脏之坚脆腑之大小谷之多少脉之长短血之清浊十二经之血气大数皮肤包络其外可剖而视之乎非大圣上智孰能知之战国之人何与焉大哉黄帝内经十八卷针经三卷最出远古皇甫士安能撰而集之惜简编脱落者已多是使文字错乱义理颠倒世失其传学之者鲜矣唐甄权但修明堂图孙思邈从而和之其余篇第亦不能尽言之国家诏儒臣校正医书今取素问九墟灵枢太素经千金方及翼外台

秘要诸家善书校对玉成缮写将备亲览恭惟主上圣哲文明光辉上下孝慈仁德蒙被众庶大颁岐黄远及方外使皇化兆于无穷和气浃而充塞此亦助人灵顺阴阳明教化之一端云(《针灸甲乙经·林序》)

复习思考题

1. 如何通过脉象鉴别胀病的病位在脏还是在腑?
2. 胀病的病机是什么?
3. 五脏胀病的用穴规律是什么?

PPT 课件

第二节　大寒内薄骨髓阳逆发头痛第一*(全篇)

本篇为《针灸甲乙经》第九卷的第一篇,主要论述由于大寒侵入骨髓或者阳邪逆于阳经所致的各种头痛的症状和主治腧穴。本篇将《素问》第四十七篇、《灵枢》第二十一篇、第二十四篇、第二十六篇和《明堂孔穴针灸治要》三书中的相关内容合而为一,由此可见《针灸甲乙经》取此三书"使事类相从"之一斑。

一、原文选读

黄帝問曰:病頭痛,數歲不已,此何病也?岐伯對曰:當有所犯大寒,内至骨髓。骨髓者,以腦為主,腦逆,故令頭痛齒亦痛[1]。

陽逆頭痛[2],胸滿不得息,取人迎。

厥頭痛[3],面若腫起而煩心,取足陽明、太陽。

厥頭痛,脈痛,心悲喜泣,視頭動脈反盛者乃刺之,盡去血,後調足厥陰[4]。

厥頭痛,噫,善忘,按之不得[5],取頭面左右動脈,後取足太陰。

厥頭痛,員員[6]而痛,寫頭上五行行五[7]。先取手少陰,後取足少陰。

厥頭痛,項先痛,腰脊為應,先取天柱,後取足太陽。

厥頭痛,痛甚,耳前後脈湧[8],熱,先寫其血,後取足太陽、少陰。

厥頭痛,痛甚,耳前後脈湧,有熱,寫其血,後取足少陽。

真頭痛[9],痛甚,腦盡痛,手足寒至節,死不治[10]。

頭痛不可取於俞[11]。有所擊墜,惡血在內,若內傷痛,痛未已,可即刺之,不可遠取。

頭痛不可刺者,大痹[12]為惡,風日作者,可令少愈,不可已。

頭半寒痛[13],先取手少陽、陽明,後取足少陽、陽明[14]。

頷痛,刺手陽明與頷之盛脈出血。

頸痛不可俛仰,刺足太陽,不可顧,刺手太陽。

頷痛,刺足陽明曲周[15]動脈,見血立已;不已,按經刺人迎[16],立已。

頭痛,目窗及天衝、風池主之。

厥頭痛,孔最主之。

厥頭痛,面腫起,商丘主之。

【注释】

[1] 头痛齿亦痛：大寒入于骨髓，又流入于脑中，故而发头痛；齿为骨之余，故齿也痛。《太素·头齿痛》注："大寒入于骨髓，流入于脑中，以其脑有寒逆，故头痛数岁不已。齿为骨余，故亦齿痛。"

[2] 阳逆头痛：阳邪逆于阳经而发的头痛。

[3] 厥头痛：厥是逆的意思，厥头痛是感受外邪，邪逆于经，上窜于脑而发的头痛。《类经·针刺类·刺头痛》注："厥，逆也。邪逆于经，上干头脑而为痛者，曰厥头痛也。下仿此。"

[4] 厥头痛……后调足厥阴：本型厥头痛与肝有关，故除了在头动脉动盛之处刺血治标外，还应调肝经以治本。《类经·针刺类·刺头痛》注："头脉痛者，痛在皮肉血脉之间也。心悲善泣者，气逆在肝也。故当先视头脉之动而盛者，刺去其血，以泻其邪；然后取足厥阴肝经而调补之，以肝脉会于巅也。"

[5] 按之不得：寻按不得痛所。孙鼎宜注："阳邪在头而无定所，则按之不得。"

[6] 员员：旋转的意思。《灵枢·厥病》为"贞贞"，为不移动的意思。

[7] 头上五行行五：头上五行，指头部中央的督脉及两旁的足太阳膀胱经、足少阳胆经。行五，指上述五行每行的5个腧穴，共计25穴，即督脉上的上星、囟会、前顶、百会、后顶，左右足太阳的五处、承光、通天、络却、玉枕；左右足少阳经的头临泣、目窗、正营、承灵、脑空。

[8] 耳前后脉涌：《太素·厥头痛》注："耳前后脉涌动者有热也。"

[9] 真头痛：不因经气逆乱上冲头部而因邪气在脑所致的剧烈头痛。《难经·六十难》云："手三阳之脉受风寒，伏留而不去者，则名厥头痛；入连在脑者，名真头痛。"虞庶注："头脑中痛甚，而手足冷至肘、膝者，为真头痛，其寒气入深故也。"

[10] 死不治：指真头痛已达到元阳衰败不可治的危候了。《类经·针刺类·刺头痛》注："头痛有二：上文言厥头痛者可治，此言真头痛不可治。盖头为诸阳之会，四肢为诸阳之本，若头痛甚而遍尽于脑，手足寒至节者，以元阳败竭，阴邪直中髓海，故最为凶兆。"

[11] 不可取于俞：是指不可远端取穴刺治。

[12] 大痹：严重的痹证，这里指寒湿之气入脑的头痛。《太素·厥头痛》注："谓寒湿之气入脑，以为大痹。"

[13] 头半寒痛：指偏头有冷痛感。《类经·针刺类·刺头痛》注："头半寒痛者，偏头冷痛也。"

[14] 先取手少阳、阳明，后取足少阳、阳明：手足少阳、阳明经均循行于偏头与头角，先取手少阳、阳明经，后取足少阳、阳明经，有急则治其标、缓则治其本之意。《类经·针刺类·刺头痛》注："手足少阳、阳明之脉，皆循耳上行头角，故当先取手经，以去其标，后取足经以去其本也。"

[15] 足阳明曲周：指足阳明胃经的颊车穴。《灵枢注证发微》注："额痛者，当取足阳明胃经颊车穴以刺之。此穴在耳下曲颊端，动脉环绕一周，故曰曲周也。"

[16] 按经刺人迎：是说用手按人迎穴处，避开动脉而浅刺的意思。

二、学习小结

本节阐述了头痛日久不愈的病因，即曾经感受了大寒，寒气内侵到骨髓或阳邪逆于阳经所致，随即列举了14种头痛、3种项额痛的病证所应取的腧穴或经脉及方法，其中不同证治的厥头痛达9种之多。本篇在治疗头痛方面的要求：一是要根据头痛的兼症来了解其发生的原因与病机来选取穴位与针刺的方法；二是局部与远端取穴配合应用；三是在治疗头痛之时，先治其标，后治其本。这些都对后世治疗头痛有很大的影响。

三、阅读练习（对下列原文加标点，并注释或翻译加点的词、句）

夫医道所兴其来久矣上古神农始尝草木而知百药黄帝咨访岐伯伯高少俞之徒内考五脏六腑外综经络血气色候参之天地验之人物本性命穷神极变而针道生焉其论至妙雷公受业传之于后伊尹以亚圣之才撰用神农本草以为汤液中古名医有俞跗医缓扁鹊秦有医和汉有仓公其论皆经理识本非徒诊病而已汉有华佗张仲景其佗奇方异治施世者多亦不能尽记其本末若知直祭酒刘季琰病发于畏恶治之而瘥云后九年季琰病应发发当有感仍本于畏恶病动必死终

如其言仲景见侍中王仲宣时年二十余谓曰君有病四十当眉落眉落半年而死令服五石汤可免仲宣嫌其言忤受汤而勿服居三日见仲宣谓曰服汤否仲宣曰已服仲景曰色候固非服汤之诊君何轻命也仲宣犹不信后二十年果眉落,后一百八十七日而死终如其言此二事虽扁鹊仓公无以加也华佗性恶矜技终以戮死仲景论广伊尹汤液为十数卷用之多验近代太医令王叔和撰次仲景遗论甚精皆事施用按七略艺文志黄帝内经十八卷今有针经九卷素问九卷二九十八卷即内经也亦有所亡失其论遐远然称述多而切事少有不编次比按仓公传其学皆出于素问论病精微九卷是原本经脉其义深奥不易觉也又有明堂孔穴针灸治要皆黄帝岐伯选事也三部同归文多重复错互非一甘露中吾病风加苦聋百日方治要皆浅近乃撰集三部使事类相从删其浮辞除其重复论其精要至为十二卷易曰观其所聚而天地之情事见矣况物理乎事类相从聚之义也夫受先人之体有八尺之躯而不知医事此所谓游魂耳若不精通于医道虽有忠孝之心仁慈之性君父危困赤子涂地无以济之此固圣贤所以精思极论尽其理也由此言之焉可忽乎其本论其文有理虽不切于近事不甚删也若必精要后其闲暇当撰核以为教经云尔(《针灸甲乙经·序》)

复习思考题

1. 本篇论述头痛的病因是什么?
2. 本篇对头痛的辨治方法是什么?
3. 简述厥头痛、真头痛的表现与治疗。

PPT课件

第三节 妇人杂病第十(节选)

本篇为《针灸甲乙经》第十二卷中的第十篇,全篇论述了妇人杂病的症状和治法,故以此名篇。其主要内容有妇人重身九月而瘖的道理,怀妊的脉象;产后热病的预后诊断;妇人杂病的不同症状和腧穴主治。

一、原文阅读

乳子下赤白[1],腰俞主之。女子絶子,陰挺出,不禁白瀝[2],上窌主之。女子赤白瀝,心下積脹,次窌主之《千金》云腰痛不可俛仰,先取缺盆,後取尾骶與八髎。

女子赤淫時白[3],氣癃,月事少,中窌主之。女子下蒼汁不禁,赤瀝,陰中癢痛,引少腹控䏚[4],不可俛仰,下窌主之。刺腰尻交者,兩胂上[5],以月死生為痏數,發針立已。

婦人乳餘疾[6],肓門主之。

乳癰寒熱短氣,臥不安,膺窗主之。乳癰,淒索寒熱,痛不可按,乳根主之。絶子,灸臍中,令有子。

女子手腳拘攣,腹滿,疝,月水不通,乳餘疾,絶子,陰癢,陰交主之。腹滿疝積,乳餘疾,絶子陰癢,刺石門。女子絶子,衃血[7]在內不下,關元主之。

女子禁中癢[8],腹熱痛,乳餘疾,絶子內不足,子門[9]不端,少腹苦寒,陰癢及痛,經閉不通,中極主之。

婦人下赤白沃后,陰中乾痛,惡合陰陽,少腹膜堅[10],小便閉,曲骨主之(《千金》作屈骨)。女子血不通,會陰主之。婦人子藏[11]中有惡血,內逆滿痛,石關主之。

月水不通,奔泄氣上,下引腰脊痛,氣穴主之。女子赤淫,大赫主之。

女子胞中痛,月水不以時休止,天樞主之。(《千金》云腹脹腸鳴,氣上衝胸,刺天枢。)小腹脹滿,痛引陰中,月水至則引腰脊痛,胞中瘕,子門有寒,引髕髀,水道主之。女子陰中寒,歸來主之。女子月水不利,或暴閉塞,腹脹滿癃,淫濼身熱,腹中絞痛,癀疝陰腫,及乳難,子上搶心,若胞衣不出,眾氣盡亂,腹滿不得反息,正偃臥,屈一膝,伸一膝,並氣衝,針上入三寸,氣至寫之。婦人無子及少腹痛,刺氣衝。

婦人產餘疾,飲食不下,胸脅楂滿[12],目眩,足寒,心切痛,善噫,聞酸臭,脹瘕腹滿,少腹尤大,期門主之。婦人少腹堅痛,月水不通,帶脈主之。婦人下赤白,裏急,瘈疭,五樞主之。

妒乳[13],太淵主之。絕子,商丘主之。女子疝瘕,按之如以湯沃其股[14],內至膝,飧泄,灸刺曲泉。婦人陰中痛,少腹堅急痛,陰陵泉主之。婦人漏下,若血閉不通,逆氣脹,血海主之。

【注释】

[1]乳子下赤白:指哺乳期间而患赤白带下。

[2]白沥:指白带淋漓。

[3]女子赤淫时白:指女子阴道流出赤色浊物,有时还流出白色浊物。

[4]胁:季胁下空软处。

[5]刺腰尻交者,两胂上:刺下髎穴和髂嵴部位的肌肉坚实处。

[6]妇人乳余疾:妇人哺乳期间患的病证。

[7]坏血:指凝聚成紫黑色的瘀血。

[8]禁中痒:阴道痒。黄龙祥校注《黄帝明堂针灸甲乙经新校本》据明抄本将"痒"改为"央":"禁中央:原作'禁中痒'。据明抄本改,与《外台》合。《明堂》作禁中,杨上善注云:'禁中谓不得合阴阳也',义长。"

[9]子门:一说指子宫外口,一说指阴道,但多倾向于第一种说法。

[10]少腹䐜坚:䐜,胀满的意思。少腹胀满坚硬的意思。

[11]子脏:指子宫。

[12]胸胁楂(zhī)满:胸胁胀满的意思。《辞海》:"柱子的跟脚。引申为支柱,支撑。"

[13]妒乳:即乳痈。《释名》:"乳痈曰妒(妬)。"妬,"妒"的异体字。

[14]按之如以汤沃其股:按之似用热汤浇过两股中一样的热痛。

二、学习小结

本文叙述了十余种临床常见的妇科病证及其主治腧穴。所涉及的病证有带下、不孕、月经不调、崩漏、经闭、癥瘕、阴挺、阴肿痛、乳痈、哺乳期杂证及性交困难等。在治疗这些妇科病证中用穴也有规律可循,一是用腰骶部的腧穴,如腰俞、八髎、肓门及髂嵴两旁的肌肉坚实处(两胂上);二是腹部的腧穴,尤其是任脉如石门、神阙、阴交、关元、中极、曲骨、会阴等,肾经的腧穴有大赫、石关,胃经的腧穴有天枢、水道、归来、气冲,胆经的腧穴有带脉、五枢等。

三、阅读练习(对下列原文加标点)

足不仁刺风府腰以下至足清不仁不可以坐起尻不举腰俞主之痹会阴及太渊消泺照海主之嗜卧身体不能动摇大温三阳络主之骨痹烦满商丘主之足下热胫痛不能久立湿痹不能行三阴交主之膝内廉痛引髌不可屈伸连腹引咽喉痛膝关主之足大指搏伤下车挃地适背指端伤为筋痹解溪主之痹胫重足跗不收跟痛巨虚下廉主之胫痛足缓失履湿痹足下热不能久立条口主之胫苦苔痹膝不能屈伸不可以行梁丘主之膝寒痹不仁不可屈伸髀关主之肤痛痿痹外丘主之

膝外廉痛不可屈伸胫痹不仁阳关主之髀痹引膝股外廉痛不仁筋急阳陵泉主之寒气在分肉间痛攻上下筋痹不仁中渎主之髀枢中痛不可举以毫针寒留之以月生死为痏数立已长针亦可腰胁相引痛急髀筋瘈胫痛不可屈伸痹不仁环跳主之风寒从足小指起脉痹上下胸胁痛无常处至阴主之（《针灸甲乙经·阴受病发痹》）

复习思考题

1. 妇女产余疾如何治疗？
2. 本篇论述的乳痈的表现有哪些？如何治疗？
3. 带下病证如何辨治？

知识拓展

《明堂孔穴针灸治要》简介

皇甫谧《针灸甲乙经·序》说："今有《针经》九卷，《素问》九卷，又有《明堂孔穴针灸治要》，皆黄帝、岐伯选事也。"指出《明堂孔穴针灸治要》一书与《黄帝内经》一样，都属于黄帝、岐伯等先人的著述。由此也可知《明堂孔穴针灸治要》一书流传到晋代已有相当长的历史，但此书内容系介绍《黄帝内经》，其成书年代应比《黄帝内经》晚。

《汉书·艺文志》方技类书目记载有《黄帝内经》《黄帝外经》等，而无《明堂孔穴针灸治要》。"明堂"作为医学类书名出现，最早见于晋代葛洪的《抱朴子·杂应》和《肘后备急方·序》，其中提到《明堂流注偃侧图》等，说明那时不但有"明堂"的书，还有"明堂"的图。再从《针灸甲乙经》所引的《明堂孔穴针灸治要》主治条文看，文中多次出现"癃"字，而不用"淋"字，即书中没有避汉殇帝刘隆的名讳。这些说明《明堂孔穴针灸治要》的成书上限在《汉书·艺文志》之后，而下限则在汉殇帝延平元年（106 年）之前。

1.《明堂孔穴针灸治要》的修订和注释 《明堂孔穴针灸治要》自成书以来就受到历代医家的重视。汉魏时期的医家就指出作为医生必须熟悉《明堂孔穴针灸治要》。晋代皇甫谧将《明堂孔穴针灸治要》与《针经》《素问》三书合编成《针灸甲乙经》。

六朝时期，《明堂孔穴针灸治要》还有多种不同名称和卷数的传本。据《隋书·经籍志》载，有《明堂流注》六卷，《明堂孔穴》五卷、重见二卷，《明堂孔穴图》三卷，《明堂蛤蟆图》一卷，《神农明堂图》一卷，《黄帝十二经脉明堂五脏人图》一卷，《黄帝明堂偃人图》十二卷等。

《旧唐书·经籍志》和《唐书·艺文志》均载有"明堂经脉类"；《明堂孔穴针灸治要》在唐代被指定为法定的医学教材之一（《唐书·百官志》和《唐六典》）。杨上善、杨玄操、甄权等著名医家曾将《明堂孔穴针灸治要》重新修订，并加注释；杨上善撰注《黄帝内经明堂类成》，甄权修订《明堂人形图》，杨玄操撰注《黄帝明堂经》。当时的一些医学著作对明堂类内容转抄引用，如《千金方》中的"明堂"部分来源于甄权的《明堂人形图》；《外台秘要》中的"明堂"部分来源于《针灸甲乙经》《千金方》及甄权和杨玄操的著作。这一时期可以说是明堂学术的鼎盛时期。

在隋唐医学的影响下，日本、朝鲜等国也在同时期的医学法令中将该书列为医学的必习课之一,如日本 701 年的"大宝律令"、757 年的"天平宝字敕令"和 820 年的"弘任勒令"都有这方面的内容。宋代官修的《太平圣惠方》也提及"夫为医者,先须谙《甲乙》《素问》《明堂》《针经》……"

2.《明堂孔穴针灸治要》的内容 《明堂孔穴针灸治要》的早期传本已不存在,现在我们只能通过《针灸甲乙经》和其他古书的引载来研究其内容。《针灸甲乙经》对《明堂孔穴针灸治要》的载录最为全面,《针灸甲乙经》的卷三全部、卷五的一部分、卷七至卷十二的孔穴主治部分,均出自《明堂孔穴针灸治要》。

《明堂孔穴针灸治要》与《黄帝内经》相比较,《黄帝内经》是医学基础理论书,只讲到部分腧穴,而且定位不详,主治证也不多,而《明堂孔穴针灸治要》则是经穴的专书,在腧穴的定位、主治等方面更为详细,也是对《黄帝内经》的继承和发展。

在腧穴数目上,《明堂孔穴针灸治要》增补了不少《黄帝内经》中未载的穴名。《黄帝内经》共载腧穴 200 余个,《明堂孔穴针灸治要》则增至 349 个,奠定了现有经穴的基础。

对腧穴的定位和主治证,《明堂孔穴针灸治要》将《黄帝内经》中所载的一些针刺部位和主病落实到具体穴位上。如《素问·缪刺论》中所说的"手中指次指爪甲上""足大指爪甲上""足小指次指爪甲上"等,在《明堂孔穴针灸治要》中则具体记为关冲、大敦、至阴、厉兑等,使腧穴的定位和主治更为明确。

《明堂孔穴针灸治要》还详细记述了每一腧穴之后都有"……脉气所发"或"……脉……脉之会",明确了腧穴与经络的关系。这也是绘制经络循行图的主要依据。

在刺灸法方面,《明堂孔穴针灸治要》论述了每一腧穴的针刺深浅、留针时间和施灸壮数,将经穴针灸的方法具体化,对临床具有指导意义。

对腧穴主治证,《明堂孔穴针灸治要》在《黄帝内经》的基础上作了补充和删改。如《灵枢》中的"天牖五部"穴的绝大部分内容为《明堂孔穴针灸治要》所吸收,只有少部分出于遗漏或删改而未予收录;《灵枢·厥病》中有 5 条"厥心痛",《明堂孔穴针灸治要》中有 3 条在症状和取穴上与之基本相同;对于《灵枢》中"六腑下合穴"在主治证与六腑的对应关系,《明堂孔穴针灸治要》在具体主治症状方面有所发展;《灵枢》中十五络脉的主病,绝大多数为《明堂孔穴针灸治要》的络穴所继承,少部分似经重新编写。此外,《明堂孔穴针灸治要》还将《黄帝内经》中经脉病候(即是动病、所生病)落实到该经所统的腧穴上,使腧穴主治更加充实、完整。

3. 皇甫谧对《明堂孔穴针灸治要》做出的贡献 皇甫谧(215—282 年),幼名静,字士安,自号玄晏先生。安定朝那县(今甘肃平凉)人,生于东汉建安二十年,卒于西晋太康三年,魏晋时期文学者、医学家和历史学家。皇甫谧大器晚成,42 岁(即公元 256 年)前后得了风痹,悉心攻读医学,集《灵枢》《素问》与《明堂孔穴针灸治要》三书中有关针灸学内容分类合编而成《针灸甲乙经》(又名《黄帝三部针灸甲乙经》),该书成为最早的针灸学专著;皇甫谧在史学和文学方面造诣也较高,著有《历代帝王世纪》《年历》《高士传》《逸士传》《列女传》《郡国志》《国都城记》等文史著作。

《针灸甲乙经》成书于 256—282 年,该书最早、最完整地收集和整理了魏晋以前针灸方面的大量原始资料,可以视为《黄帝内经》和《明堂孔穴针灸治要》在魏晋时期的重要传本之一。该书总成 12 卷,128 篇,该书卷一、二、四、五、六为基础理论;卷三为腧穴,共列腧穴 349 个;卷七至卷十二,为病证论及主治腧穴。开创了"以经统穴"的先河,对十四经腧穴做了全面系统的归纳整理,对 349 个穴位的别名、部位、取法、何经所会、何经脉气所发、禁刺、禁灸以及误刺误灸所带来的不良后果、针入深度、留针时间、艾灸壮数等都进行了具体的记述,保证了针刺的安全,是针灸医学的一大进步;发展了腧穴的主治作用,根据交会穴等理论,扩大了腧穴的主治范围。

《针灸甲乙经》保留了最早的孔穴专著——《明堂孔穴针灸治要》的原文,《明堂孔穴针灸治要》是经穴的专书,在腧穴的定位、主治等方面更为详细,也是对《黄帝内经》的继承和发展。此外,《明堂孔穴针灸治要》还将《黄帝内经》中经脉病候落实到该经所统的腧穴上,使主治更加充实、完整。

(樊　旭)

中 篇

医 论 选 读

笔记栏

思政元素

为师为医得大道

"师者,所以传道、授业、解惑也。"道无德不兴,学无术不精。师者不仅传道,尤重育德,寓德于教,仁术兼优,"以高尚的精神塑造人"。师德是大医必备之德。"医者圣智之长,神明之业也。"大医之道在于医者之高尚人格、神圣济世职业及仁爱情操,在于集为师之德与为医之德于一身。中医学在其产生和发展的历史过程中,始终重视为师和为医的德行修养。《黄帝内经》《难经》《针灸甲乙经》是中医针灸基础理论奠基之作,也是针灸理论与临床辨证体系的肇始之作。医论是中国古代灿烂文化的重要组成部分,记录了大量医者"博极医源,精勤不倦""天道无亲,唯德是授""医本活人,学之不精,反为夭折"的鲜活事例示教后人。

唐代著名医学家孙思邈"博采群经,删裁繁重,务在简易",著《千金方》,提出"人命至重,有贵千金",他在传承中华文化的基础上著成《大医精诚》,创建以"仁爱"为核心,从"为人师之德"及"为医者之德"两个维度阐释了"精""诚"的医德文化,奠定了我国医德文化的基础,是中医学典籍中系统完整地论述医德文化的著名篇章,也是我国传统医德文化形成的重要标志。同时,孙思邈还强调医者对病人要有高度的同情心和责任感,不得有丝毫恃技自矜、孟浪轻率的工作作风。正如孔子所云:"敬人者,人恒敬之;爱人者,人恒爱之。"

北宋著名医家王惟一不但穷极医理,于1026年撰著完成针灸经穴标准《铜人腧穴针灸图经》,还精于技艺,于1027年设计并主持铸造铜人针灸腧穴模型2具,开创了用针灸铜人作为人体模型进行针灸教学的先河。2017年1月,中国向世界卫生组织赠送针灸铜人雕塑,针灸铜人第一次以"国礼"身份登上了世界舞台,展现了新时代中医药文化的魅力。

在历史的长河中,中医学得以发展的内在生命力是历代名医名家重为师之品行、重医术之精湛,是历代名医名家重经典传承与不断地创新。在世界医学科学发展日新月异的今天,医者必须坚守为师、为医之德,坚守"身教最为贵,知行不可分",必须坚守"传承精华,守正创新",自觉践行社会主义精神文明核心价值观,做一个"心为民所系"、德术兼优的人民医生。

第五章

《备急千金要方》选读

> **学习目标**
>
> 1. 掌握针刺的注意事项、辨脉施针、手指同身寸法、灸治取穴法；
> 2. 熟悉针刺的深浅、施灸的先后顺序、灸之生熟法、保健灸法等；
> 3. 了解施灸时艾炷的大小及施灸量的壮数、施灸的时间等内容。

PPT 课件

第一节　用针略例第五*（节选）

　　本篇论述了针刺治病的补泻手法、针刺深浅及根据脉象辨证用针等应注意的一些问题。指出针灸必须明了孔穴理论、补泻手法和人体气血的运行，故名为"用针略例"。现节选针刺的注意事项、针刺深浅问题和针刺治病时要根据脉象辨证用针等原文。

一、原文选读

　　夫用針刺者先明其孔穴，補虛寫實，送堅付濡[1]，以急隨緩，榮衛常行，勿失其理。夫爲針者不離乎心，口如銜索[2]，目欲内視[3]，消息[4]氣血，不得妄行。

　　針皮毛腠理者，勿傷肌肉；針肌肉者，勿傷筋脈；針筋脈者，勿傷骨髓；針骨髓者，勿傷諸絡。

【注释】

[1] 送坚付濡：送，追逐。坚，指邪气实。付，给予。濡，指正气虚。意思是医者用针时，首先要明确应取的腧穴及其位置，施针时要掌握补虚泻实的手法，以逐其坚实而补其濡弱，达到实者虚而虚者实，缓者急而急者缓，以保持荣卫气血的正常运行。

[2] 口如衔索：衔，口中含物。索，大绳。指口中像含物，不能说话，比喻医者施针时应精神专一。

[3] 内视：古代道家修炼的一种方法，谓能洞观己身内脏，以此比喻医者精力集中。

[4] 消息：消，消减。息，增长。指调整气血之意。

【按语】 本文提出医者在针刺时应注意的事项。一要明确针刺应取的腧穴及位置；二要掌握补虚泻实的针刺手法以调其荣卫，保持气血正常运行；三要医者精神专一；四要掌握好针刺的深度，勿损伤其他部位，以防"五乱"发生。这些都是医者在针灸临床中应遵循的原则。

　　針傷筋膜者，令人愕視失魂[1]；傷血脈者，令人煩亂失神[2]；傷皮毛者，令人上氣失魄[3]；傷骨髓者，令人呻吟失志[4]；傷肌肉者，令人四肢不收失智[5]。此爲五亂,因針所生。若更失度者有死之憂也,所謂針能殺生人,不能起死人,謂愚人妄針必死,不能起生人也。

【注释】

［1］令人愕视失魂:愕视,惊视。失魂,心神无主。指肝藏魂而主筋脉,针伤筋膜则内动于肝,使肝不能藏魂而见愕视失魂。

［2］令人烦乱失神:心藏神而主血脉,针伤血脉则内动于心,使心不能藏神而见心中烦乱失神。

［3］上气失魄:肺主气、肺藏魄而主皮毛,针伤皮毛则内动于肺,使肺失肃降、肺不能安魄而见上气失魄。《类经》注:"魄之为用,能动能作,痛痒由之而觉也。"

［4］令人呻吟失志:肾藏志而生髓,其声为呻,针伤骨髓则内动于肾,使肾不能藏志而见呻吟失志。志,《灵枢·本神》说:"意之所存谓之志。"《类经·卷三》注:"意之所存,谓之决而卓有所立者曰志。"

［5］四肢不收失智:脾藏意而主肌肉、四肢,针伤肌肉则内动于脾,使脾不能藏意而见肌肉无力,四肢不能收持及失智。智,智慧、聪明。《灵枢·本神》云:"心有所记谓之意……因虑而处物谓之智。"

【按语】本文指出不按法度误刺伤筋脉、血脉、皮毛、骨髓、肌肉而内动五脏所导致的病证。尽管临床所见不尽如此,如果严重违背针刺法度,则有使患者丧失生命之患。因此,在针刺时要注意深浅问题,否则会出现严重的后果。所谓"针能杀人",不能解救危重患者就是指那些不懂针刺法度的庸医滥用针刺所产生的不良后果。故说"此为五乱,因针所生。若更失度者有死之忧也"。

凡用鋒針針者,除疾速也。先補五呼[1],刺入五分留十呼,刺入一寸留二十呼,隨師而將息之[2]。刺急者,深內而久留之;刺緩者,淺內而疾發針;刺大者,微出其血;刺滑者疾發針,淺內而久留之;刺澀者必得其脈,隨其逆順久留之,疾出之,壓其穴,勿出其血;諸小弱者勿用大針,然氣不足宜調以百藥[3]。

余三針者,正中破癰堅瘤結息肉也,亦治人疾也[4]。火針亦用鋒針,以油火燒之,務在猛熱,不熱即于人有損也。隔日一報[5],三報之後,當膿水大出爲佳。巨闕太倉上下管[6],此之一行有六穴[7],忌火針也。大癥塊當停針轉動須臾[8]爲佳。

每針常須看脈,脈好乃下針,脈惡勿亂下針也。下針一宿,發熱惡寒,此爲中病勿怪之。

【注释】

［1］先补五呼:呼,指一呼一吸的时间长。指先补五个一呼一吸的时间。

［2］随师而将息之:根据患者的情况进行调摄。师,《尔雅·释言》:"师,人也。"

［3］刺急者,深内而久留之……然气不足宜调以百药:本句见于《灵枢·邪气脏腑病形》:"刺大者,微泻其气,无出其血。刺滑者,疾发针而浅内之……诸小者阴阳形气俱不足,勿取以针而调以甘药。"而文稍异。

［4］余三针者……亦治人疾也:三针,《针灸聚英·卷三》:"三针者,是铍针、锋针、火针也。"人,众也。人疾,指多种疾病。此言铍针、锋针和火针可破痈疽瘤结息肉,也可治其他疾病,但在刺痈疽时应端正刺其正中部位。

［5］隔日一报:报,《说文解字》:"复也。"指隔一天刺一次。

［6］管:今作"脘"。

［7］六穴:指下脘、建里、中脘、上脘、巨阙、鸠尾。

［8］须臾:短暂的时间。

【按语】本文强调针刺治病时要根据脉象辨明寒热虚实,采用适宜的针具及相应的刺法。并告诫脉弱小者不可用大针刺治,气不足者应以药物调补。本段经文所谈的只是刺法的部分原则,《黄帝内经》中此类内容尚多,应结合参阅。

本文再次提出针刺时应辨脉象,强调诊脉在针刺治疗中的重要作用。所谓脉好,即指虽见病脉而尚无败象,故可针刺治疗。所谓脉恶,即指已见绝脉,证属危重,故不宜针刺。至于"下针一宿,发热恶寒,此为中病勿怪之"则认为是临床上有可能是疾病已经发生了变化,故须认真观察,辨证论治,不可掉以轻心。

二、学习小结

本节强调用针时要集中精力"先明其孔穴";施针时要"补虚泻实,送坚付濡,以急随缓,荣卫常行";医者针刺时要"不离乎心,口如衔索,目欲内视,消息气血,不得妄行"。指出针刺深浅要有度,勿损伤其他部位。因脏腑与五体、五志关系密切,如针刺深浅不遵法度,则损伤人体的筋脉、血脉、皮毛、骨髓、肌肉等五体。五体与五脏相应,外伤五体则内伤五脏,神不内藏,表现出五脏不能藏神的症状,即为五乱。强调脉象在针刺治疗中的重要作用,治病时要根据脉象,辨明寒热虚实,采用适宜的针具及刺法。提出"脉好乃下针,脉恶勿乱下针也"。

三、阅读练习(对下列原文加标点)

夫清浊剖判上下攸分三才肇基五行俶落万物淳朴无得而称燧人氏出观斗极以定方名始有火化伏羲氏作因之而画八卦立庖厨滋味既兴疴瘵萌起大圣神农氏悯黎元之多疾遂尝百药以救疗之犹未尽善黄帝受命创制九针与方士岐伯雷公之伦备论经脉旁通问难详究义理以为经论故后世可得根据而畅焉春秋之际良医和缓六国之时则有扁鹊汉有仓公仲景魏有华佗并皆探赜索隐穷幽洞微用药不过二三灸炷不逾七八而疾无不愈者晋宋以来虽复名医间出然治十不能愈五六良由今人嗜欲太甚立心不常淫放纵逸有阙摄养所致耳余缅寻圣人设教欲使家家自学人人自晓君亲有疾不能疗之者非忠孝也末俗小人多行诡诈倚傍圣教而为欺绐遂令朝野士庶咸耻医术之名多教子弟诵短文构小策以求出身之道医治之术阙而弗论吁可怪也嗟乎深乖圣贤之本意吾幼遭风冷屡造医门汤药之资罄尽家产所以青衿之岁高尚兹典白首之年未尝释卷至于切脉诊候采药合和服饵节度将息避慎一事长于己者不远千里伏膺取决至于弱冠颇觉有悟是以亲邻国中外有疾厄者多所济益在身之患断绝医门故知方药本草不可不学吾见诸方部帙浩博忽遇仓猝求检至难比得方讫疾已不救矣(《备急千金要方·序》)

复习思考题

1. 怎样理解"夫用针刺者先明其孔穴"?
2. 临床中如果没有掌握好针刺的深度,导致的"五乱"是什么?
3. 根据脉象的寒热虚实,应采用什么适宜的针具及相应的刺法?

第二节 灸例第六*(全篇)

本篇主要论述了灸法的取穴法、施灸量、施灸顺序、灸之生熟法、灸以防病和取阿是穴法等有关灸治法的内容,故以"灸例"名篇。

一、原文选读

凡孔穴在身皆是藏府榮衛血脈流通,表裏往來,各有所主,臨時救難[1]必在審詳。人有老少,體有長短,膚有肥瘦,皆須精思商量准而折之[2],無得一概致有

05篇02节PPT

PPT 课件

差失。其尺寸之法，依古者八寸爲尺[3]，仍取病者，男左女右，手中指上第一節爲一寸。亦有長短不定者，即取手大拇指第一節橫度爲一寸，以意消息[4]，巧拙在人。其言一夫者，以四指爲一夫。又以肌肉文理節解縫會宛陷之中[5]，及以手按之，病者快然。如此仔細安詳用心者乃能得之耳。

【注释】

[1] 救难：指救治疾病。

[2] 折之：指量出穴位所在之处。

[3] 八寸为尺：《备急千金要方·明堂三人图第一》说："其尺用夏家古尺，司马六尺为步，即江淮吴越所用八寸小尺是也。"《类经图翼·古今尺寸不同说》："盖古之尺小，大约古之一尺，得今之八寸。"

[4] 以意消息：根据患者身体胖瘦进行调整。

[5] 肌肉文理节解缝会宛陷之中：指腧穴多在肌肉纹理中、筋之结节间、骨关节缝隙或按之有凹陷之处。

【按语】本文首先论述了腧穴系脏腑、荣卫、气血流通贯注之处，故各有所主；继而论述取穴尺寸的三种方法，即手中指上第一节之长度为1寸，手拇指第一节之横度为1寸，四横指为一夫，并强调尺寸之法还要根据患者肥瘦长短的具体情况折合计算；最后论腧穴之部位多在肌肉纹理、筋之结节间和骨关节缝隙中，按之患者有舒适感。

凡經云橫三間寸[1]者，則是三灸兩間，一寸有三灸，灸有三分[2]，三壯之處即爲一寸。黃帝曰灸不三分，是謂徒冤[3]。炷務大也，小弱炷乃小作之[4]，以意商量[5]。

凡點灸法皆須平直，四肢又無使傾側，灸時孔穴不正，無益于事，徒破好肉耳。若坐點則坐灸之，臥點則臥灸之，立點則立灸之，反此亦[6]不得其穴矣。

【注释】

[1] 横三间寸：横三间寸，指一寸之间有三个灸炷。三灸两间，指三个灸炷之间，有两个间隙。

[2] 灸有三分：指灸炷的根部直径广约3分。

[3] 是谓徒冤：不能祛除病邪，却徒伤好的肌肤。

[4] 小弱炷乃小作之：灸小儿体弱患者时，灸炷可做小些。

[5] 以意商量：根据实际情况决定灸炷大小。

[6] 亦：《针灸资生经》《针灸大全》作"则"，可参。

【按语】本文提出了对艾炷大小的要求，一般艾炷底部的直径为3分宽，如果灸炷底部直径不到3分，则火力不足就不能祛除疾病，只是白白地灼伤肌肤，艾炷务必要足够大。但如果是身体虚弱或小儿患者，艾炷可适当做小些。依患者的身体状况而决定艾炷的大小。提出点灸时，不论是坐、卧、立点灸，身体都应平直而不歪斜，以保证所灸腧穴的准确性。

凡言壯數者，若丁壯[1]遇病，病根深篤[2]者，可倍多于方數[3]，其人老小羸弱者可復減半。依扁鵲灸法有至五百壯、千壯，皆臨時消息之。《明堂本經》多云針入六分，灸三壯，更無餘論。曹氏灸法有百壯者，有五十壯者。《小品》諸方亦皆有此，仍須准病輕重以行之[4]，不可膠柱守株[5]。

凡新生兒七日以上，周年以還[6]，不過七壯，炷如雀屎大。

【注释】

[1] 丁壮：丁，男子成年曰丁。壮，三十岁曰壮。古人谓男子少壮可任力役者为丁壮。

〔2〕病根深笃:指病情重。

〔3〕方数:常规灸法应灸的壮数。

〔4〕仍须准病轻重以行之:《针灸大全》《针灸资生经》《针灸聚英》均引作"故后人不准,惟以病之轻重而增损之",可参。

〔5〕胶柱守株:用成语胶柱鼓瑟、守株待兔说拘泥于某种形式,不知变通。

〔6〕周年以还:还,返也,在此有"止"意。指出生以后至一周岁。

【按语】 本文论述灸之壮数多少应取决于患者的体质强弱和疾病的轻重。若是壮年而患病深重,灸的壮数可多一些。若是老幼体弱者患病,灸的壮数应少一些。新生儿不仅应减少壮数,而且艾炷宜小。并列举了古代施灸量作为参考。至于古人有灸至百壮千壮者,今已少用。

凡灸當先陽後陰,言從頭向左而漸下,次後從頭向右而漸下,先上後下,皆以日正午已後乃可下火灸之,時謂陰氣未至,灸無不著[1]。午前平旦穀氣虛,令人癲眩[2],不可針灸也,慎之。其大法如此,卒急者不可用此例。

【注释】

〔1〕灸无不著:著,明显。指灸治的疗效没有不显著的。

〔2〕癲眩:精神萎靡不振,头晕目眩。

【按语】 本文论述施灸的顺序及施灸的最佳时间。关于施灸的顺序,根据阳行于左、阴行于右和阳在上、阴在下的理论,提出先阳后阴、先左后右、先上后下的施灸顺序。关于施灸的时间,认为在一般情况下以正午后为最佳,因为正午后阳气正旺而阴气未至,此时施灸其疗效显著。而在午前或平旦(清晨),谷气尚虚,不宜针灸。

灸之生熟法,腰以上爲上部,腰以下爲下部,外爲陽部榮,內爲陰部衛[1],故藏府周流名曰經絡。是故丈夫四十已上氣在腰,老妪四十已上氣在乳。是以丈夫先衰于下,婦人先衰于上。灸之生熟亦宜搏而節之[2],法當隨病遷變,大法外氣務生,內氣務熟[3],其餘隨宜耳。

頭者身之元首[4],人神之所法[5],氣口精明三百六十五絡皆上歸于頭,頭者諸陽之會也[6]。故頭病必宜審之,灸其穴不得亂,灸過多傷神,或使陽精玄熟[7],令陰魄再卒[8],是以灸頭正得滿百[9]。脊背者是體之橫梁,五藏之所系著,太陽之會合[10],陰陽動發,冷熱成疾[11],灸太過熟大害人也。臂脚手足者人之枝幹,其神繫于五藏六府,隨血脈出,能遠近采物,臨深履薄[12],養于諸經,其地狹淺,故灸宜少。灸過多,即內神不得入,精神閉塞,否滯不仁,即臂不舉,故四肢之灸,不宜太熟也。然腹藏之內,爲性貪于五味,無厭成疾,風寒結痼,水穀不消,宜當熟之。

然大杼、脊中、腎俞、膀胱八窌,可至二百壯。心主、手足太陰,可至六七十壯。三里、太谿、太衝、陰陽二陵泉、上下二廉,可至百壯。腹上下管、中管、太倉、關元,可至百壯。

若病重者皆當三報之,乃愈病耳。若治諸沈結寒冷病,莫若灸之宜熟。若治諸陰陽風者、身熱脈大者,以鋒針刺之,間日一報之。若治諸邪風鬼注[13],痛處少氣,以毫針去之,隨病輕重用之。表針內藥,隨時用之,消息將之,與天同心[14],百年永安,終無橫病。此要略說之,非賢勿傳,秘之。

凡微數之脈慎不可灸,傷血脈,燋筋骨。凡汗已後勿灸,此爲大逆。脈浮熱甚勿灸[15]。

【注释】

[1] 外为阳部荣,内为阴部卫:外、内,是指人身之外部与内部。外属阳,因人的气血盛衰表现于外,故外为阳部荣;内属阴,因人的气血循行固摄于内,故内为阴部卫。

[2] 搏而节之:搏,趋也。节,法度也。指应常依此法度不能乱灸。

[3] 外气务生,内气务熟:外气、内气,指病气在外部和内部。生、熟,指灸的程度。凡灸的壮数少,艾炷小者为生,凡灸的壮数多、艾炷大者为熟。

[4] 元首:君主也。在此指头为人身神明的主宰。

[5] 人神之所法:脑为元神之府,故人神活动为头所统治。法,《尔雅·释诂》:"法,常也。"

[6] 诸阳之会也:诸阳经之脉皆上会于头面,故曰"头为诸阳之会。"

[7] 阳精玄熟:阳气过于亢盛。

[8] 阴魄再卒:阴精衰竭。

[9] 是以灸头正得满百:《普济方》作"是以灸头不得满百",可参此言。

[10] 脊背者……太阳之会合:人体脊背像房屋之横梁,五脏依附于内,也是足太阳与督脉相会和循行之处。故曰为"体之横梁"。

[11] 阴阳动发,冷热成疾:如果阴阳之气活动异常,则易造成偏盛偏衰而发为冷热之疾。

[12] 远近采物,临深履薄:远近采物,远伸近缩,采摘食物。临深履薄,越过深渊,走过薄冰。

[13] 鬼注:《诸病源候论·鬼注候》:"注之言住也,言其连滞停住也。人有先无它病,忽被鬼排击(此应视为卒中邪气),当时或心腹刺痛,或闷绝倒地,如中恶之类。"

[14] 与天同心:顺应自然规律。

[15] 凡微数之脉……脉浮热甚勿灸:此文见《伤寒论》,而文稍异。言脉数为热,灸之是以热助热,使热更炽,而伤血脉燋筋骨。热病已发汗,其阴已伤,再用灸法,使阴更伤,热病而脉浮发热甚者,亦同此理而不可灸。

【按语】 本文论述灸之生熟法。灸之生熟法是依病情、病位、脉象而确定的灸量原则。"外气务生,内气务熟",是指病在外、在经脉则灸量宜小,病在内、在脏腑,灸量宜大。此外,还对头、脊背、四肢等腧穴的灸量作了论述,提出"头不宜多灸"的观点。这些论述颇有可取之处,但对文中所讲灸之壮数则应灵活对待,使用时还应"法当随病迁变",不必过于拘泥。

关于"凡微数之脉……脉浮热甚勿灸"之说,古代文献和现代临床均有不同论述,也有提出"热病可灸",这是因为灸法也有补泻的不同作用。

頭面目咽,灸之最欲生少;手臂四肢,灸之欲須小熟,亦不宜多;胸背腹灸之,尤宜大熟,其腰脊欲須少生。大體皆須以意商量,臨時遷改,應機千變萬化,難以一准耳。

其溫病隨所著而灸之[1],可百壯余,少至九十壯。大杼、胃管可五十壯,手心主、手足太陽可五十壯,三里、曲池、太衝可百壯,皆三報之乃可愈耳。風勞沈重,九部盡病[2],乃毒氣爲疾者,不過五十壯,亦宜三報。若攻藏府成心腹疹者[3],亦宜百壯。若卒暴百病,鬼魅所著者,灸頭面四肢宜多,灸腹背宜少,其多不過五十,其少不減三五七九壯。凡陰陽濡風口喎僻者,不過三十壯,三日一報,報如前,微者三報,重者九報,此風氣濡微細入,故宜緩火溫氣,推排漸抽以除耳;若卒暴催迫,則流行細入成痼疾,不可愈也,故宜緩火。凡諸虛疾,水穀沉結流滴者[4],當灸腹背,宜多而不可過百壯。大凡人有卒暴得風,或中時氣,凡百所苦,皆須急灸療，慎勿忍之停滯也，若王相者，可得無佗[5]，不爾漸久，後皆難愈，深宜知此一條。

凡人吳蜀地游官，體上常須三兩處灸之，勿令瘡暫差，則瘴疠、溫瘧、毒氣不能著人也，故吳蜀多行灸法。

有阿是之法，言人有病痛，即令捏其上，若理當其處，不問孔穴，即得便快成痛處，即云阿是，灸刺皆驗，故曰阿是穴也[6]。

【注释】

[1]温病随所著而灸之：著，附着。温病的灸治，应随邪气所舍处灸之。

[2]风劳沉重，九部尽病：风劳，为一种风疾，多见臂肘不仁，嗜卧，四肢不得动及腰脊痛等症状。九部，泛指全身各部。

[3]攻脏腑成心腹疹者：疹，疾也，亦作久病解。疹，《普济方》作"疼"，可参。指风邪若内侵脏腑而成心腹之疾。

[4]凡诸虚疾，水谷沉结流漓者：一切虚证皆可因阳气不足，运化无力，而致水谷不化，或结聚于里，或泄泻流漓。

[5]若王相者，可得无佗：王，旺也。相，形色。佗，异也，加也。指患者形色充实旺盛，虽暂时失治，病尚可无其他变化。

[6]有阿是之法……故曰阿是穴也：此为取阿是穴之法，即于人有病痛时，医者按其皮肤，若所按之处正当病所，则患者即有爽快或疼痛感，此处便是阿是穴。

【按语】本文对某些疾病、部位、腧穴，提出施灸的壮数。同时指出"大体皆须以意商量，临时迁改，应机千变万化，难以一准耳"的因人因证制宜的观点，颇有临床价值。

文中还论及用灸法防病保健，说明灸法有扶正祛邪的作用。另外，孙氏提出阿是取法，至今仍广泛使用，对腧穴学的发展有重要意义。

二、学习小结

本节提出灸法的取穴要求，无论坐、卧、立，均应身体平直而不倾斜，腧穴点定后不可再改变体位。提出艾炷的大小和施灸的多少，以"外气务生，内气务熟"为临床应用时的原则，并详细记载了身体各部的灸量，体现了根据患者的身体强弱和病情轻重因人施灸的原则，提出"先阳后阴、先上后下、先左后右"的施灸顺序，施灸的时间认为以中午之后为佳，倡导灸法用于保健防病，扩大了灸法的适用范围。

提出手指同身寸法，发展了《黄帝内经》的骨度分寸法，提出阿是穴的名称和取穴法，对腧穴学的发展做出了贡献。

三、阅读练习（对下列原文加标点）

论曰夫生民之道莫不以养小为大若无于小卒不成大故易称积小以成大诗有厥初生民传曰声子生隐公此之一义即是从微至著自少及长人情共见不待经史故今斯方先妇人小儿而后丈夫耆老者则是崇本之义也然小儿气势微弱医士欲留心救疗立功瘥难今之学人多不存意良由婴儿在于襁褓之内乳气腥臊医者操行英雄讵肯瞻视静言思之可为太息者矣短剧方云凡人年六岁以上为小十六岁以上为少巢源外台作十八以上为少三十以上为壮巢源外台作二十以上为壮五十以上为老其六岁以下经所不载所以乳下婴儿有病难治者皆为无所承据也中古有巫妨巢源作巫方者立小儿颅囟经以占夭寿判疾病死生世相传授始有小儿方逮于晋宋江左推诸苏家传习有验流于人间齐有徐王者也有小儿方三卷故今之学人颇得传授然徐氏位望隆重何暇留心于少小详其方意不甚深细少有可采未为至秘今博采诸家及自经用有效者以为此篇

笔记栏

凡百居家皆宜达兹养小之术则无横夭之祸也（《备急千金要方·序例》）

复习思考题

1. 孙氏提出艾炷的大小和施灸的顺序是什么？
2. 简述"灸之生熟法"的含义。
3. 孙思邈对针灸经络腧穴学术的贡献有哪些？

知识拓展

唐代著名医家孙思邈

孙思邈(581—682年)，京兆华原(今陕西省铜川市耀州区)人，他自幼好学，《旧唐书·孙思邈传》记载"七岁就学，日诵千余言，弱冠善谈老庄及百家之说，兼好释典"，他学识渊博，通晓百家之说，尤精于医，撰有《备急千金要方》《千金翼方》，孙氏在《备急千金要方》"大医精诚"中全面论述了医生必须恪守的道德准则，指出医学为"至精至微之事""学者必须博极医源，精勤不倦"，还要有为病人服务的爱心，把病人的痛苦当成自己的事情来对待，救治必须一心一意，无欲无求。

在养生养老方面，孙氏提出"啬神""爱气""养形""导引""言论""饮食""房事""反俗""医药""禁忌"等要点，不仅汇集了医道儒佛诸家之长，而且结合自身经验，方法切实可行。对杂病辨治提纲挈领，提出脏腑寒热辨证纲领，治疗方法灵活多样；治疗外感热病既宗仲景之法，又用清热解毒，为金代刘河间的伤寒论治、明清温病学说奠定了基础。

1. "凡欲针灸，必先看脉"　孙思邈继承了王叔和诊病先看脉的学术思想，非常重视脉诊，提出"夫脉者医之大业也，既不深究其道，何以为医者哉""每针常须看脉，脉好乃下针，脉恶勿乱下针也"(《备急千金要方·用针略例第五》)。他还根据张仲景热证忌灸思想，对浮、数之脉提出了禁灸的告诫，如《备急千金要方·灸例第六》说"凡微数之脉，慎不可灸""脉浮热甚，勿灸"。以脉诊为指导，看脉用针施灸思想，有一定的临床价值。

2. 重视针灸"医未病"　孙氏提出"上工医未病之病""神工则探究萌芽"。提倡对疾病的预防和早期治疗，他用灸法预防传染病，"凡人吴蜀地游官，体上常须两处灸之，勿令疮暂瘥，则瘴疠温疟毒气不能著人也"(《备急千金要方·灸例第六》)。孙氏在《备急千金要方》卷十七中提出灸百会、风池、大椎、肩井、曲池、间使、足三里防治中风，针灸预防疾病有重要的临床意义。

在发病之后、急重证候显露之前，积极治疗，已病防变截断病势，如"痈疽初发如微，人多不以为急，此实奇患，惟宜速治之，治之不速，病成难救"(《千金翼方》卷二十三)。在具体操作上，既用针刺，也用艾灸。《备急千金要方》卷八记载治疗中风："惟风宜防耳，针耳前动脉及风府，神良。"又云："夫诸急卒病多是风，初得轻微，人所不悟，宜速与续命汤，依输穴灸之。"在患病之后他提倡及时治疗，如《备急千金要方》卷七说："凡脚气初得脚弱，使速灸之，并服竹沥汤，灸讫可服八风散，无不瘥者，惟急速治之。"他还谆谆告诫说："此病轻者，登时虽不即恶，治之不当，根源不除，久久期于杀人，不可不精以为意。"从未病到已病针灸预防措施贯穿其中，孙氏的预防思想是很全面的。

3. "知针知药"是良医　孙思邈指出"良医之道"是"汤药攻其内，针灸攻其外"，他认为医生要掌握针灸、药物的作用,只有这样,"则病无逃矣,方知针灸之功,过半于汤药矣"。故"知针知药,固是良医","内外相扶,病必当愈"。强调针、灸、药物各有所长,针灸与药物不可偏废,孙思邈根据长期临床实践总结出"若治诸沉结寒冷病,莫若灸之宜熟;若治诸阴阳风者,身热脉大者,以锋针刺之,间日一报之;若治诸邪风鬼注,痛处少气,以毫针去之,随病轻重用之"(《备急千金要方·灸例第六》)。根据治疗病证的需要,或只针不灸,或只灸不针,或针灸并用,有的虽两法同用,但要分主次先后。如治疗"崩中带下,因产后恶露不止,中极穴……妇人断绪最为要穴,四度针即有子,若未有,更针入八分,留十呼,得气即泻。灸亦佳,但不及针"(《千金翼方》卷二十六)。再如治疗角弓反张,于"鼻交頞中一穴,针入六分……亦宜灸,然不如针"(《千金翼方》卷二十六)。有些病证则宜灸不宜针,如"心痛冷气上,鸠尾上一寸半,名龙额,灸百壮,不针"。有些病要针灸结合,如《千金翼方》卷二十六记载"偏风半身不遂,脚重热风,疼不得履地,针入四分,留三呼,得气即泻,疾出针,于针痕上灸之,良"。《千金翼方》卷十七记载,华佗为曹操治头风时说,可惜当时只针不灸,故后来头痛复发,如针后加灸,其病或可除根。这些论点,虽不能认为完全正确,但强调针灸各有其适用病证是比较科学的。

4. 重视隔物灸法 孙氏临床应用隔蒜、盐、豆豉、葶苈子、附子、商陆灸等。如治少年房多短气,"盐灸脐孔中二七壮"(《千金翼方》卷二十七)。治淋病,"著盐脐中灸三壮"(《备急千金要方》卷十七)。治发背,"小觉背上痒痛有异,即火急取净土,水和为泥,捻作饼子,厚二分,阔一寸半,以粗艾大作炷,灸泥上,贴着疮上灸之,一炷易一饼子,若粟米大时,可灸七饼子即瘥。如榆荚大,灸七七饼炷即瘥。如钱大可日夜灸之,不限壮数"(《备急千金要方》卷二十二)。治恶露疮,"捣薤菜敷疮口,以大艾炷灸药上,令热入内即瘥"(《备急千金要方》卷二十二)。

还有一些特殊的灸法,如麻花艾灸、苇筒灸等。尤其可贵的是,他在记述了用艾炷灸治疗蛇毒的方法以后,接着补充了一个权宜的应急措施:"无艾,以火头称疮孔大小热之。"这是考虑到蛇毒的救治需要及时,而仓促之际每苦无艾,故以"火头"代之。这种急人危难、一心赴救的精神和临机应变的方法都是值得学习的。

5. 量化施用艾灸 孙氏在《备急千金要方》中提出了灸量的概念,一是对艾炷的大小进行规定,他采用了当时流行的艾炷底部的直径要有三分,一寸之间放三个艾炷,《备急千金要方·灸例第六》说:"凡经云横三间寸者,则是三灸两间,一寸有三灸,灸有三分,三壮之处,即为一寸。黄帝曰灸不三分,是谓徒冤。"如果小于三分,则起不到应有的治疗效果。二是对施灸壮数的多少作了要求,提出灸有"生熟"说。根据人体部位和病情,孙氏提出"外气务生,内气务熟"的灸治原则。"头面目咽,灸之最欲生少;手臂四肢,灸之欲须小熟,亦不宜多;胸背腹灸之,尤宜大熟,其腰脊欲须生少"(《备急千金要方·灸例第六》)。具体灸的壮数,该篇说:"其温病随所著而灸之,可百壮余,少至九十壮。大杼、胃管可五十壮,手心主、手足太阳可五十壮,三里、曲池、太冲可百壮,皆三报之乃可愈耳,风劳沉重,九部尽病,及毒气为疾者,不过五十壮,亦宜三报之。若攻脏腑成心腹痛者,亦宜百壮。若卒暴百病,鬼魅所著者,灸头面四肢宜多,灸腹背宜少,其多不过五十,其少不减三五七九壮。"体质壮实者可以多灸,老弱患者应减少壮数,要灵活掌握,"凡言壮数者,若丁壮遇病,病根深笃者,可倍多于方数,其人老小羸弱者,可复减半……仍须准病轻重以行之,不可胶柱守株。"大小生熟在记载上虽有一定之数,在临证时却须机灵以应,以知常达变,"灸之生熟亦宜搏而节之"。

笔记栏

6. 创立阿是取穴法　孙氏在《黄帝内经》"以痛为输"的基础上,提出"有阿是之法,言人有病痛,即令捏其上,若里当其处,不问孔穴,即得便快成痛处,即云阿是,灸刺皆验"(《备急千金要方·灸例第六》)。还提出"手中指上第一节为一寸""手大拇指第一节横度为一寸"(《备急千金要方·灸例第六》)的指寸取穴法,来折量全身的骨度分寸,丰富和发展了《黄帝内经》的取穴内容,他强调取穴的关键在于灵活,要求"精思商量""以意消息",提出腧穴的准确位置在"肌肉文理节解缝会宛陷之中,及以手按之,病者快然",这些方法至今仍有应用价值。

7. 整理经外奇穴　孙氏在著作中大量记述了经外奇穴内容,主要包括两大类:一类是有穴名、部位、取穴法者,如《备急千金要方》中的寅门、当阳、当容、燕口、浊浴,《千金翼方》中的转谷、始素等,共有 120 多个。另一类是仅有部位、取穴法,而无名称的,如《备急千金要方》中所谓"小儿暴痫,灸顶上回毛中"等共有 70 余处。其中有的穴位,唐以前文献无名称,孙氏为之命名,如葛洪《肘后备急方》有"上唇里弦弦者",孙氏命名为"悬命";也有些穴位在《千金方》中均无名称,如"十指头",后世医家命名为"十宣"。

8. 绘制彩色经穴图　北朝时期,针灸经穴图谱已经出现,由于师承不同,传写错误较多,造成腧穴定位不一。孙氏鉴于"去圣久远,学徒蒙昧,孔穴出入,莫测经源,济危扶弱,临事多惑"(《备急千金要方》卷二十九),乃着手对经络腧穴进行校勘,他根据《针灸甲乙经》等古代文献及当时针灸名家的经穴图,进行了认真的考订。《千金翼方·取孔穴法第一》提到"余退以《甲乙》校《秦承祖图》",发现秦图缺漏角孙等 17 穴,还有 49 穴"上下倒错""前后易处",可见其校勘工作细致认真;并用彩色绘制十二经脉,分成正人、伏人、侧人三幅明堂图。用彩色绘制经穴图,这在针灸发展史上是一个创举,可惜这几幅图已经散佚不见了。

孙思邈三人明堂图,以前传统的明堂图主要指全身腧穴总图,一般为正人、伏人、侧人三人明堂图,故这一时期的明堂图也称作"偃侧图"。

孙思邈所绘图系彩绘,而且所用之色彩与相应经脉的五行属性相对应。绘图的尺寸采用正常人大小的一半高度按比例绘制。值得注意的是,孙氏所绘明堂人形尺寸采用的是《明堂孔穴针灸治要》"七尺六寸四分",而不是《灵枢经》的"七尺五寸",并注明其所用尺度为夏家小尺。孙思邈这一绘图体例对于随后的唐代王焘以及宋以后的明堂铜人图的演变产生了深远的影响。孙氏的原图没有流传下来,今天已经很难精确考察其腧穴定位的详情,然而从传世不同传本的"三人明堂图"的腧穴排列次序(结合《千金翼方》《外台秘要》《医心方》《铜人腧穴针灸图经》等)中依然能获得一些重要信息。另外,孙氏三人明堂图与唐以前明堂图一样,只是四肢部腧穴按经排列,其他部位腧穴不按经排列,也就是说此时的明堂图中还没有出现完整的连接十二经或十四经穴的经穴连线。

(冯麟　艾霞)

第六章

《针灸资生经》选读

PPT 课件

> **学习目标**
>
> 1. 掌握针、灸、药相须的意义和作用；
> 2. 熟悉古代的用灸规律；
> 3. 了解古医籍中有关名词术语的涵义。

一、原文选读

《千金》云病有須針者,即針刺以補寫之;不宜針者,直尔灸之[1]。然灸之大法,其孔穴與針無忌[2],即下白針[3]或溫針訖乃灸之,此爲良醫。其脚氣[4]一病最宜針,若針而不灸,灸而不針,非良醫也;針灸而藥[5],藥不針灸,亦非良醫也。但恨下裏間[6]知針者鮮尔。所以學者須解用針,燔針[7]白針皆須妙解,知針知藥,固是良醫,此言針灸與藥之相須也。今人或但知針而不灸,灸而不針,或惟用藥而不知針灸者,皆犯孫真人所戒也。而世所謂醫者,則但知有藥而已,針灸則未嘗過而問。人或诰[8]之則曰是外科也,業貴精不貴雜也。否則曰富貴之家未必肯針灸也,皆自文其過尔[9],吾故詳著《千金》之說以示人云。

【注释】

[1] 直尔灸之:直,径也;尔,犹然也,词缀。指病不宜针者,则直接采用灸法进行治疗。

[2] 忌:禁忌,忌讳。

[3] 白针:指不烧不温的一般针刺而言。

[4] 脚气:据《诸病源候论》记载:"凡脚气病皆由感风毒所致,得此病多不即觉,或先无他疾而忽得之,或因众病后得之。初甚微,饮食嬉戏,气力如故,当熟察之。其状自膝至脚有不仁,或若痹,或淫淫如虫所缘,或脚趾及膝胫洒洒尔,或脚屈弱不能行,或微肿,或酷冷,或痛疼,或缓纵不随,或挛急,或至困能食者,或有不能者,或见饮食而呕吐,恶闻食臭,或有物如指,发于腨肠,径上冲心,气上者,或举体转筋,或壮热头痛,或胸心冲悸,寝处不欲见明,或腹内苦痛而兼下者,或言语错乱有善忘误者,或眼浊精神昏愦者,此皆病之证也。"

[5] 针灸而药:疑为"针灸不药",只用针灸而不配以药物治疗。乃以上下文顺应。

[6] 下里间:乡里、民间。

[7] 燔针:烧针,即今之火针。

[8] 诰:《说文解字》:"告也。"

[9] 皆自文其过尔:文,掩饰。指都是掩饰自己的过错。

【按语】 本文见《针灸资生经》第二"针灸须药",阐述孙思邈针灸、药并重的学术思想,要求医者(良医)治病时,应根据病情的需要,或针刺或灸治,或针灸并用,或针、药并用,做到

"针灸与药之相须也"。若只知针灸而不知药,或只知药而不知针灸均非良医,此内容见《备急千金要方》。

　　經云爪甲與爪甲角內間與外間、內側與外側、與夫陷中宛宛中[1]要精審。如某穴去[2]某處幾寸,與其穴去處同者,自各有經絡。

　　《灸膏肓》云其間當有四肋三間,灸中間者,謂四肋必有三間,當中間灸,不灸邊兩間也。《千金》曰:經云橫三間寸者,則是三灸兩間,一寸有三灸,灸有三分,三莊之處即為一寸也。又曰凡量一夫之法,覆手并舒四指,對度四指上下節橫過為一夫。夫有兩種,有三指為一夫者,若灸腳弱,以四指為一夫也。

【注释】

[1]陷中宛宛中:均指该处有凹陷,但宛宛中却似水的漩涡中心,明显而深。《针灸甲乙经》对太溪的定位为"太溪者,土也,在足内踝后,跟骨上动脉陷者中。"而对涌泉的定位则是"屈足卷指宛宛中"。

[2]去:距离。

【按语】本文见《针灸资生经》第二"审方书",告诫人们研读医书时,务必要注意辨析,尤其对名词术语要精审词意,不可望文生义。文中提到"四肋三间"取膏肓的方法,见《备急千金要方·杂病第七》。即肩胛骨上下部位有四肋,四条肋骨之间有三个间隙,即所谓"四肋必有三间",灸时则灸其中间的间隙。

　　《千金》云:黃帝曰灸不三分是謂徒冤。炷務大也,小弱乃小作之,又云小兒七日以上,周歲以還,不過七壯,炷如雀糞。《明堂下經》云:凡灸欲艾炷根下廣三分,若不三分,即火氣不能遠達,病未能愈。則是艾炷欲其大,惟頭與四肢欲小爾。至《明堂上經》乃云:艾炷依小竹箸頭作[1],其病脈粗細狀如細線,但令當脈灸之,雀屎大炷亦能愈疾。又有一途,如腹內疝瘕痃癖塊伏梁氣[2]等,惟須大艾炷。故《小品》曰:腹背爛燒,四肢則但去風邪而已。如巨闕、鳩尾,雖是胸腹穴,灸之不過四七炷,祇[3]依竹箸頭大,但令正當脈灸之,艾炷若大復灸多,其人永無心力。如頭上灸多,令人失精神。臂腳灸多,令人血脈枯竭,四肢細無力。既失精神又加於細,即令人短壽。此論甚當故備著之。

【注释】

[1]艾炷依小竹箸头作:言艾炷的大小,应依照小竹筷子之头部大小制作。箸,"箸"的异体字,俗名筷子。

[2]疝瘕痃癖块伏梁气:疝瘕,《诸病源候论》:"疝者痛也,瘕者假也。其病虽有结瘕,而虚假可推移,故谓之疝瘕也。由寒邪与脏腑相搏而成。其病腹内急痛,腰背相引痛,亦引小腹痛。"痃,《中国医学大辞典》:"积聚之悬于腹中者,此证多因阴阳之气不和,或忿怒而适当饮食,食气相搏,而痰火附之,遂合并成形,近脐左右,各有一条筋脉扛起,大者如臂如筒,小者如指如笔管如弦。"癖,《中国医学大辞典》:"积聚之潜匿于两肋间者,此证因起居饮食无节,伤及脾胃,或强力作劳,精血亏损,邪冷之气搏结不散,藏于隐僻之所,按之若无物,有时而痛,始觉有物。"伏梁气,《诸病源候论》:"心之积,名曰伏梁,起于脐上,大如臂,诊得心积,脉沉而芤,时上下无常处,病腹中热而咽干,心烦掌中热,甚则唾血。"

[3]祇:通"只"。仅仅,只。

【按语】本文见《针灸资生经》第三"艾炷大小",论述艾炷的大小,一般应为艾炷根部广三分,但年少体弱、灸头部及四肢时艾炷要小一些,灸小儿只可作雀粪大小的艾炷。提出疝瘕痃癖块伏梁气等疾惟须大艾炷,巨阙、鸠尾及四肢部不宜多灸。这些原则临床上颇有实用价值。

二、学习小结

本节论述了针、灸、药各有优势,以及全面掌握配合应用的重要意义。临床上不得偏执一法,而应针、灸、药三者结合使用。提出对医书中某些名词的含义要精审,如"灸膏肓""横三间寸"等。

提出艾炷大小的一般标准及不同年龄、病证、部位和腧穴所用艾炷的大小。根据本节所述,艾炷施灸过程中,施灸壮数选择的一般原则:①不同年龄灸量须有差别;②施灸部位不同,灸量也有差别;③依据病情病证,酌情而定;④灸不过度,过则损身。

三、阅读练习(对下列原文加标点,并注释或翻译加点的词、句)

经云凡着艾得疮发所患即瘥不得疮发其疾不愈甲乙经云灸疮不发者用故履底灸令热熨之三日即发今用赤皮葱三五茎去青于火中煨熟拍破热熨疮十余遍其疮三日自发予见人灸不发者频用生麻油渍之而发亦有用皂角煎汤候冷频点之而发亦有恐气血衰不发于灸前后煎四物汤服以此汤滋养气血故也盖不可一概论也予尝灸三里各七壮数日过不发再各灸两壮右足发左足不发更灸左足一壮遂发两月亦在人以知取之若任其自然则终不发矣此人事所以当尽也凡着灸住火便用赤皮葱薄荷煎汤温洗疮周回约一二尺令驱逐风气于疮口出兼令经脉往来不滞自然疮坏疾愈若灸疮退火痂后用东南桃枝青嫩柳皮煎汤温洗能护疮中诸风若疮内黑烂加胡荽煎若疮疼不可忍多时不较加黄连煎神效凡贴灸疮春用柳絮夏用竹膜秋用新棉冬用兔腹上白细毛猫儿腹毛更佳今人多以膏药贴之日三两易全不疼但以膏药贴则易干尔若要脓出多而疾除不贴膏药尤佳(《针灸资生经·治灸疮》)

复习思考题

1. 简述王氏针、灸、药并用的学术特色。
2. 如何理解并做到"业贵精不贵杂"?
3. 请描述膏肓穴的取穴方法。
4. 横三间寸灸法指的是哪种灸法?横三间寸灸法对所用的艾炷有何要求?
5. 施以艾炷灸时,需从哪几个方面选择艾炷大小及灸炷大小?
6. 就施灸部位而言,哪些部位需要大炷多壮?哪些部位不可多灸?
7. 根据本节所述,在施灸过程中,过度施灸对人体有什么危害(请用原文作答)?
8. 如何理解"腹背烂烧,四肢则但去风邪而已"?

📖 知识拓展

王执中对腧穴研究的贡献

王执中,字叔权,南宋针灸家,东嘉(今浙江省瑞安)人。乾道五年己丑(1169年)进士,曾任从政郎、澧州(今属湖南省澧县)教授,他集宋以前针灸文献,加上他的见解写成《针灸资生经》,刊行于嘉定庚辰(1220年)。在书中辨疑考证了前代典籍中有关腧穴的数目、名称、定位、取穴方法、进针深浅、刺灸禁忌等,是一部有较高实用价值的传世名著。王氏对"审方书"有专论,特别是腧穴名称、定位、针刺深度等做了大量考订、校勘、审定工作。

笔记栏

1. 审穴名　如太渊穴,"《铜人》曰太渊,《明堂》曰太泉,疑是二穴也。予按《千金方》注云,太泉即太渊也。避唐祖(指李渊)讳改之",此是对一穴出现二名的考证。又如魄户,《铜人》有魄户穴,《明堂经》亦同。而《下经》既有魄户穴,又有魂户穴,皆云在三椎下……意者魂户即魄户而两出之",是对"魄""魂"二字的审校。还有禾髎穴,认为《明堂上经》及《铜人腧穴针灸图经》将"禾"作"和"字而改称"和髎"。曲鬓穴,《明堂下经》误将"鬓"作"髮"字等均进行了订正。

2. 审定位　如前顶穴,"在囟会后寸半骨陷中,甄权云是一寸,今依《素问》半寸为定"。又如大椎,"《铜人》云大椎在第一椎上陷中……惟《明堂下经》云在第一椎下……必是《下经》误写上字作下字也"。还有足三里,"《铜人》云在膝下三寸,《明堂》《素问》注皆同……皆不得其穴所在也,予按……犊鼻之下三寸方是"。对难以定论的穴位,王氏则两说并存,如秩边,《素问·气府论》注谓在二十一椎下两旁,而《铜人腧穴针灸图经》及《明堂孔穴针灸治要》则称在二十椎下两旁,因"未知孰是",故"两存其说"。足见其治学严谨。

3. 审深度　即针刺深度。如睛明穴,"《明堂》云针一分半,《铜人》乃云入一寸半,二者必有一误……《素问·气府论》亦云刺入一分,则是《铜人》误写一分为一寸也",纠正了《铜人腧穴针灸图经》的笔误。对于有些穴,认为针刺过深可能产生不良后果,如"云门刺太深令人逆息""肩井刺深令人闷倒",似是引起气胸、血胸,甚至高压性气胸的临床表现,属经验总结,应高度注意。

4. 审宜忌　即腧穴针灸宜忌。如囟会穴,"八岁以下不得针,缘囟门未合,刺入不幸,令人夭"。因小儿囟门未闭合,针囟会易误入脑中,有引起出血感染以致夭亡之虞。又如心俞,《铜人腧穴针灸图经》认为禁灸,王氏据《千金方》认为可灸。少海、尺泽等,古方书禁灸、可灸之说互见,亦定为可灸。这些不同的学术观点,可作为临床参考。

5. 审遗漏　对缺漏的某些腧穴,王氏则依据文献记载补入。如气海、督俞、关元俞,《铜人腧穴针灸图经》无之,均予增补。一些经外奇穴,如四神聪、眉冲、当阳、胁堂也给以补入。对"有其穴而无其名"的腧穴虽无法补充,则称"当依本经所说而针灸之,不可泥此经之无穴名而不针灸也"。

6. 临床用穴经验　王氏提出"按之酸痛是穴",这是继孙思邈之后,对腧穴定位提出的有重大临床意义的学说。在"膏肓"穴一节中称:"灸膏肓功效,诸经例能言之,而取穴则未也。"他提出"以手指摸索第四椎下两旁各3寸……按之酸痛是穴",指出以指按四椎下旁3寸处,以患者感明显酸痛处为定位标准。又《针灸资生经·背痛》谓:"膏肓为要穴,予尝于膏肓之侧,去脊骨四寸半,隐隐微疼,按之则疼甚,谩以小艾灸三壮,即不疼……方知《千金方》之阿是穴犹信云。"进一步指出不必按书载去脊三寸处取穴,只要按之疼甚即可定位。此疼痛反应,既是症状,又是体征,即《备急千金要方》所说的阿是穴。

王氏还往往找定酸疼处,让患者自行施灸,如《针灸资生经·癫疾》说:"必为之按风池穴,皆应手酸疼,使灸之而愈。"又《针灸资生经·肠风》说:"为一老妪按大肠俞疼甚,令归灸之而愈。"《针灸资生经·肾虚》,治梦遗"为点肾俞穴酸疼,令其灸而愈"。《针灸资生经·赤白带》说:"有来觅灸者,每为之按此穴,莫不应手酸疼,予知是正穴也。令归灸之,无有不愈。其穴在两胁季肋之下一寸八分。"

王氏不但按压痛敏感点施灸获良效,而且用针亦奏殊功。如治哮喘"为按肺俞,无不酸疼,皆为缪刺肺俞,令灸而愈",并称其弟患此,"按其肺俞,云其疼如锥刺,以火针微刺之，即愈"，并指出"按肺俞不酸疼者，然后点其他穴云"。他认为找压痛敏感点，不必局限于原有经穴，可广泛探索，故在"产后余疾"中，他对北宋著名针灸家许希提出的"妇人产后浑身疼……遇痛处即针"之说十分赞同。

王氏十分重视"按之酸痛是穴"即"受病处"（诊察压痛点），作为确定施灸穴位的依据。如《针灸资生经·足麻痹不仁》说："……但按略酸疼，即是受病处，灸之无不效也。"书中还记载了"点按酸痛"部位的验案，如《针灸资生经·历节风》选用曲池、合谷、绝骨、三里等穴，"予与人按此等穴皆酸疼故也"。又如《针灸资生经·足杂病》提到治膝及膝上下、踝上下病宜灸的十余个穴，"然须按其穴酸疼处灸方效"。对"偏风"的治疗，提到"半身不遂……若灸则当先百会、囟会，次风池、肩髃、曲池……环跳、风市……不必拘旧经'病左灸右，病右灸左'之说，但按酸疼处，灸之。"《针灸资生经·便血》称："治下血不止，量脐心与脊平，于脊骨上灸七壮即止。如再发即再灸……予尝用此穴灸人肠风皆除根本……然亦须按骨突处酸疼，方灸之，不疼则不灸也。"以上均是经验之谈。

王氏所说的受病处，即疾病的反应点，大多为按之酸疼处。除似《黄帝内经》所认为的"以痛为输"、孙思邈提出的"阿是之法"外，有的不少受病处本身又居于穴位之上，如治足（杂）病宜灸环跳、风市、犊鼻、膝关、阳陵泉、阴陵泉、三里、绝骨、昆仑、照海、申脉等，众多穴位中寻找到最敏感的穴位（受病处），这无疑可大大提高疗效。王氏还善于在多种病证中先寻找"受病处"，如哮喘找肺俞、膻中穴，里急后重找大肠俞，带下找带脉穴，背疼找膏肓俞外侧寸半处，膝痛找膝关、足三里压痛等，而后在压痛处（受病处）治疗，多数为灸疗而愈。

临床为何"按酸疼处取穴"？王氏认为酸疼处即是受病处。《针灸资生经·膝痛》载："予冬月膝亦酸疼，灸犊鼻而愈……若灸膝关、三里亦得，但按令酸疼，即是受病处，灸之不拘。"又《针灸资生经·足麻痹不仁》治疗"足不能行"，可灸肾俞、环跳、风市等穴，"但按酸疼处，即是受病处，灸之无不效也"。王氏的学说，发展了《黄帝内经》"以痛为输"与孙思邈的"阿是"理论，对提高疗效有重要意义，临床操作应动静结合，才能找准真穴，发挥更大功效。

王执中在《针灸资生经》中共收载经穴单穴 51 个，双穴 308 个，总计 359 个，参照《针灸甲乙经》《铜人腧穴针灸图经》体裁，以头、面、腹、背分部，手足分经的形式排列。根据《明堂上经》《明堂下经》和《千金方》《外台秘要》等书，采取遗缺则补入，谬误则根据《素问》《难经》给以纠正。对全身穴位名称，取穴方法，体表定位，进针深浅，以及注意事项，进行了认真的考证，并刻印了腧穴图像 46 幅，纠正了部分穴位中存在的谬误达 46 处。例如对魄户、大椎、巨骨、照海、申脉、肓门、鸠尾等腧穴的定位分别予以辨误。对当时取足三里在"膝头下三寸"的取法，提出"恐失之太高矣"。在考证的基础上，他对临床上有效的奇穴分别列于各篇，如四神聪、膝眼、百劳、穷骨等 10 余穴，又在《铜人腧穴针灸图经》所记经穴的基础上，增加了眉冲、督俞、气海俞、关元俞、风市等 5 穴，对考证和整理经穴有一定贡献。另外，他还提出"中指同身寸"的取穴标准，以及压痛点与疗效之间的关系，认为"以手按之，病者快然"，对增强疗效都具有一定意义。

（冯 麟 艾 霞）

第七章

《针灸问对》选读

1. 掌握病在气分和血分的症状和取穴法、形气与病气的辨治、灸法的适应证;
2. 熟悉不同病因、病位、发病先后的治法,正经自病与五邪致病,灸法的补泻;
3. 了解期门穴的作用与部位,子午流注开穴法等。

07章01节PPT

PPT 课件

第一节　卷之上*(节选)

本卷主要论述脏腑经络、营卫气血、针刺原理及方法。本节选摘了病在气分和血分的症状及取穴法,形气与病气的辨治,不同病因病位、发病先后的治法,正经自病与五邪致病,刺期门穴与子午流注开穴法等。

一、原文阅读

或曰:病有在氣分者,在血分者,不知針家亦分氣與血否?

曰:氣分血分之病,針家亦所當知。病在氣分,游行不定;病在血分,沉著不移[1]。以積塊言之,腹中或上或下或有或無者,是氣分也;或在心下,或在臍上下左右一定不移,以漸而長者是血分也。以病風言之,或左足移於右足,或右手移於左手,移動不常者氣分也;或常在左足,或偏在右手,著而不走者血分也,凡病莫不皆然。須知在氣分者,上有病下取之,下有病上取之,在左取右,在右取左。在血分者,隨其血之所在應病取之。苟或血病寫氣,氣病寫血,是謂誅伐無過,咎將誰歸[2]?

【注释】

[1]沉着不移:沉,深入。着,附着。此指病灶在内部深伏而固定不移。

[2]咎(jiù)将谁归:咎,过失,罪过。归,属于。意为这个过失将由谁负责呢?

【按语】本文以积块、病风为例,论述病在气分、血分的不同表现,指出气分病、血分病的治疗方法。病在气分的特点是游走不定,或有形或无形,采用上病下取、下病上取或左病右取、右病左取的治法。病在血分的特点有"沉着不移",其形渐大,可随其"血之所在应病取之"的方法治疗,这是针灸治疗气分病、血分病的处方原则。

或曰:形氣、病氣,何以別之?

经曰:形氣不足,病氣有餘,是邪勝也,急寫之。形氣有餘,病氣不足,急補之。形氣不足,病氣不足,此陰陽俱不足也,不可刺之,刺之則重不足,老者絕滅,壯者不復矣。形氣有餘,病氣有餘,此陰陽俱有餘也,急寫其邪,調其虛實。故曰有餘者寫之,不足者補之,此之謂也。(夫形氣者,氣謂口鼻中呼吸也,形謂皮肉筋骨血脈也。形勝者為有餘;消瘦者為不足。其氣者,審口鼻中氣,勞役如故為氣有餘也。若喘息氣促、氣短或不足以息者,為不足。故曰形氣也,乃人之身形中氣血也,當補當寫不在於此,只在病來潮作[1]之時,病氣精神增添者是病氣有餘,乃邪氣勝也,急當寫之。病來潮作之時,精神困窮,語言無力及懶語者,為病氣不足余,乃真氣不足也,急當補之。若病人形氣不足,病來潮作之時,病氣亦不足,此陰陽俱不足也,禁用針,宜補之以甘藥。不已,臍下氣海穴取之。)

【注释】

[1]潮作:按时发作的意思。

【按语】本段内容出自《灵枢·根结》,论述形气与病气盛衰的补泻法则。形气指身体综合状态,病气指邪气。以形气、病气的有余、不足来辨病的虚实,是针刺补泻手法的依据。正气未伤、邪气盛者应用泻法,邪气已去者用补法,阴阳俱不足者调以甘药。还特别指出病来潮作之时形气与病气盛衰的判别,对临床有参考价值。

经曰:刺諸熱者如以手探湯,刺寒清者如人不欲行。陰有陽疾者,取之下陵三里,正往無殆,氣下乃止,不下復始也。疾高而內者,取之陰之陵泉;疾高而外者,取之陽之陵泉。經曰:病在上者陽也,病在下者陰也,痛者陰也,以手按之不得者陰也,深刺之。癢者陽也,淺刺之。病先起陰者,先治其陰後治其陽。病先起陽者,先治其陽後治其陰。病在上者下取之;在下者上取之;病在頭者取之足;病在腰者取之膕。病生於頭者頭重;生於手者臂重;生於足者足重。治病者,先刺其病所從生者也。

经曰:病始手臂者,先取手陽明、太陰[1]而汗出;病始頭首者,先取項太陽[2]而汗出;病始足脛者,先取足陽明而汗出。足太陰可汗出,足陽明可汗出,故取陰而汗出甚者,止之於陽;取陽而汗出甚者,止之於陰。

【注释】

[1]手阳明、太阴:指手阳明大肠经商阳穴与手太阴肺经列缺穴。

[2]项太阳:指天柱穴。

【按语】本段出自《灵枢·九针十二原》《灵枢·终始》,论述针法与取穴。寒证深刺久留针,手法"人不欲行",热证浅刺不留针,手法"以手探汤"。阳病浅刺,阴病深刺。取穴:病在高者下取之;病在下者上取之;病在头者取之足,病在足者取之膕。但要先刺病的原发部位。判断病的原发部位:"病生于头者头重;生于手者臂重;生于足者足重",局部取穴:可取手阳明、太阴;病始于头首,可取太阳;病始于足胫,可取足阳明、太阴。其原文是根据发病先后:如病先起于阳,则先治其阳后治其阴;病先起于阴,先治其阴后治其阳。

或曰:有正經自病,有五邪所傷,針治亦當別乎?

經曰:憂愁思慮則傷心,形寒飲冷則傷肺,恚[1]怒氣逆上而不下,則傷肝;飲食勞倦則傷脾;久坐濕地,強力入水則傷腎。此正經自病也,蓋憂思喜怒飲食動作之過而致然也。風喜傷肝,暑喜傷心,飲食勞倦喜傷脾(勞倦亦自外至),寒喜傷肺,濕喜傷腎,此五邪所傷也。蓋邪由外至,所謂外傷也。凡陰陽藏府,經絡之氣,虛實相等,正也。偏實偏虛,失其正,則為邪矣。由偏實也,故內邪得而生;由偏虛也,故外邪得而入。

機按:經言凡病皆當辨別邪正、內外、虛實,然後施針補寫,庶不致误。

【注释】

[1] 恚(huì):恨、怒。

【按语】本文论述了正经自病和五邪致病。正经自病是指七情过度、饮食劳倦直接损耗五脏,五邪致病是指风寒暑湿等外因直中五脏。强调针灸必先辨邪正、内外、虚实,然后行针补泻,才不致误治。本段内容出自《灵枢·邪气脏腑病形》。

或曰:傷寒刺期門穴者何如?

曰:十二經始於手太陰之雲門,以次而傳,終於足厥陰之期門。期門者肝之募也,傷寒過經[1]不解,刺之使其不再傳也。婦人經脈不調,熱入血室[2]刺之,以其肝藏血也。胸滿腹脹,脅下肥氣[3],凡是木鬱諸疾莫不刺之,以其肝主病也。經云穴直乳下兩肋端。又曰在不容傍一寸五分。古人說得甚明,今人不解用也。

【注释】

[1] 过经:指伤寒病传变过程中,由一经的证候转入另一经证候的变化。如太阳表证已经解除,而出现少阳经的证候,称太阳病过经。详见《伤寒论·辨太阳病脉证并治》。

[2] 热入血室:指妇女在月经期间,感受风寒外邪,邪热乘虚侵入血室,与血相搏所出现的病证。《金匮要略·妇人杂病脉证并治》:"妇人中风发热恶寒,经水适来,得之七八日,热除,脉迟,身凉和胸肋满如结胸状,谵语者,此为热入血室也。当刺期门,随其实而取之。""但头汗出,当刺期门,随其实而泻之,濈然汗出者愈。"

[3] 肥气:古病名,肝之积。指气积胁下,状若覆杯的病症。

【按语】期门是肝之募穴,《伤寒论》载刺期门而使病愈,便可不再传经。妇人热入血室刺之可泻血热;胸胁腹胀刺之可疏肝理气。关于期门穴定位在乳头直下、第六肋间隙与"乳下两肋端"相吻合,而不容穴旁一寸五分,则与解剖实际部位不符。

或曰:《指微賦》言,養子時刻注穴者,謂逐時干旺氣注藏府井滎之法也。每一時辰,相生養子五度,各注井滎俞經合五穴,晝夜十二時,氣血行過六十俞穴也。假令甲日甲戌時,膽統氣出竅陰穴為井木气;流至小腸為滎火氣,過前谷穴,注至胃為俞土氣,過陷谷穴,並過本原丘墟穴,行至大腸為經金氣,過陽谷穴,入於膀胱為合水氣,入委中穴而終。是甲戌時,木火土金水相生,五度一時辰,流注五穴畢也,與《七韻》中所說,亦相通否?

曰:榮衛晝夜各五十度周於身,皆有常度,無太過無不及,此平人也。為邪所中則或速或遲,莫得而循其常度矣。今何公於《七韻》中謂井滎俞經合五穴,每一穴占一時,如甲日甲戌時,膽出竅陰;丙子時,流於小腸前谷;戊寅時,流於胃合谷,並過本原丘墟;庚辰時,行於大腸陽谿;壬午時,入於膀胱委中,再遇甲申時,注於三焦,六穴帶本原,共十二穴,是一日一夜,氣但周於此數穴也。且五藏五府於經,井滎俞經合,每一穴占一時,獨三焦六穴占一時,包絡五穴占一時,而《賦》乃言,甲戌一時,木火土金水相生,五度一時,流注五穴畢,與《韻》中所語大不相合。《賦》與《韻》出於一人,何其言之牴牾[1]若是,不知不善於措辭耶,不知《賦》《韻》兩不相通耶?《賦》注又言:晝夜十二時,血氣行過六十俞穴,考其針刺定時晝夜周環六十首圖,乃知一時辰相生養子五度之說矣。假如甲日甲戌時,甲,陽木也,故膽始竅陰木,木生前谷火,火生陷谷土,過丘墟原,土生陽谿金,金生委中水。再遇甲申時,注於三焦關衝、液門、中渚、陽池、支溝、天井六穴,不特甲戌時為然,一日之中,凡遇甲時,皆如甲戌時所注之穴也。又如乙日乙酉時,乙陰木也,故肝始大敦木,木生少府火,火生太白土,土生經渠金,金生陰陵水,再遇乙未時,注於包絡中衝、勞宮、大陵、間使、曲澤五穴,不特乙日乙酉時為然,一日之中,凡遇乙時,皆如乙酉時所注之穴也。所注皆在本日本時本經,注於井穴,已後時辰,不注井穴;已前時辰,如癸日癸亥時,主腎注於井,次至甲子時,膽經所注,一如甲日甲戌時所注之穴也。次至乙丑時,肝經所注,一如乙日乙酉時所注之穴也;次至丙寅時,小腸所注,一如丙日丙申時所注之穴也。舉此為例,餘可類推。此所謂晝夜十二時,氣血行過六十俞穴也。但與《七韻》所說不合。莫若刪去《七韻》,祇存此說,庶免後人心蓄兩疑,猶豫而不決也。雖然,二說俱與《素》《難》不合,無用其法,猶辨論之不置者,將使讀者不待思索,一覽即解其意矣。

【注释】

[1] 牴牾(dǐ wǔ):牴,触也。牾,逆,不顺。在此引申为矛盾冲突之意。

【按语】按时开穴法有子午流注、灵龟八法和飞腾八法。子午流注针法是以五输穴和原穴配合日时开穴。其中十二经与十天干配合者为纳干法或纳甲法;十二经与十二地支配合者为纳支法或纳子法。汪氏认为每时辰开一个穴,每日开六个穴的纳甲法应予删去不用。而应换用每个时辰开五个穴,日夜共开六十六个穴的养子时刻注六法。这才与《灵枢·五十营》和《灵枢·营卫生会》的营卫循行是昼夜五十度周于身的理论相符合。纳甲法应进一步通过临床与实验研究加以完善。

二、学习小结

卷上共有六十个问题,以问答形式表达汪氏的观点。本节节选了气分病和血分病内容,汪氏论述了这些病的临床症状和不同的针灸治疗原则。指出以形气、病气的有余、不足来辨病的虚实,是针刺补泻手法的依据。针刺补泻的原则是补虚泻实,阴阳俱不足时不宜用针,应以甘药慢慢调理。

论述刺期门穴的经验、取穴方法。对按时开穴提出了不同的学术观点。汪氏还对《黄帝内经》《难经》中论述的刺荣、刺卫,四季的刺法,针灸宜忌等问题进行了阐发。

三、阅读练习(对下列原文加标点)

石山居士校集诸方书于朴墅精舍南涧子过之出示针灸问对一册南涧子受读作而言曰嘻余于斯集重有感焉是可刻也已夫道仁也夫医仁术也术之神者莫捷于针燔盖人受天地一气以生本自流通充溢阋注赢痼斯病矣是故轩岐仓扁针燔之说兴焉方其心悟神遇动会肯綮游刃有间而目牛无全夫亦善通天地一气非外铄也是故其为书也言颐而粹辞微而则旨邃而玄后世学

无根要遂苦其奥置而不讲徒夸于手法取穴之末若今之针焫家者扣其所以瞠目无对无惑乎施之靡效尔斯集也汇为问对粹以赜章则以微着玄以邃通俾夫神于昔者神于今完天和溥仁术者其斯取的无穷焉又从而引伸触长以仁夫身者仁其心时其私翳而针焫之认得为己之中将周流动荡无一息之匪仁圣门求仁功夫岂待别易涂辙则夫斯集也进于技而几于道矣若彼支离色取曰求仁求仁者其真为不知痛痒乌足以语此嘻余于斯集重有感焉是可刻也已居士姓汪氏讳机字省之别号石山夙业儒医其余事而他方书称是已悉有刻云（《针灸问对·刻针灸问对序》）

复习思考题

1. 简述你对气分病与血分病的认识。
2. 怎么区分形气与病气？
3. 简述汪机所述的浅深之刺、先后之刺、上下之刺、循经刺与远道刺。

第二节　卷之下（节选）

本卷主要论述灸法及经络穴位。认为灸法主要适用于"阳气下陷""脉沉迟""脉证俱见寒""冬月阴寒大旺"等；而"脉浮者，阳气散于肌表者"，或夏月火旺皆不宜灸。灸法除治内科病之外，还可治疗外科病证，如疮疡未溃，能拔毒引郁，行气散滞；如疮疡已溃，能温补阳气，祛寒散邪，令疮口愈合。主张灸法亦要辨证施治，无病不宜施灸。现节选灸法的适应证和灸法的补泻等有关内容。

一、原文选读

或曰：病有宜灸者，有不宜灸者，可得闻欤？

曰：大抵不可刺者，宜灸之。一则沉寒痼冷；二则无脉[1]，知阳绝也；三则腹皮急而阳陷[2]也。舍此三者，馀皆不可灸，盖恐致逆也。

《针经》云：陷则灸之。天地间无他，惟阴与阳二气而已。阳在外、在上，阴在内、在下。今言陷下者，阳气下陷入阴血之中，是阴反居其上，而覆其阳，脉证俱见寒在外者，则灸之（夫病有邪气陷下者，有正气陷下者。邪气陷下者，是经虚气少邪入，故曰感虚乃陷下也，故诸邪陷下在经者宜灸之。正气陷下，宜药升之，如补中益气之类）。

《经》曰：北方之人，宜灸焫也；为冬寒大旺，伏阳在内，皆宜灸之。以至理论，则肾主藏，藏阳气在内，冬三月主闭藏是也。若太过则病，固宜灸焫，此阳明陷入阴水之中是也。

机按：《素》《难》诸书，皆言阳气陷下者，脉沉迟也，脉证俱见寒。在外者，冬月阴寒大旺，阳明陷入阴水之中者，并宜灸之。设脉浮者，阳气散于肌表者，皆不宜灸。丹溪亦曰：夏月阳气尽浮于表。今医灼艾多在夏月，宁不犯火逆之戒乎？或者因火而生热牒、发黄、腰痹、咽燥、唾血者，往往有之，尚不知为火逆所致，宁甘心于命运所遭，悲夫！《经》曰：春夏养阳。以火养阳，安有是理？论而至是，虽愚亦当有知者焉。

【注释】

[1]无脉:指沉涩无力之脉象。

[2]腹皮急而阳陷:指由于阳虚引起水肿的病人。

【按语】本段内容论灸法的适应证,汪氏认为针刺与艾灸可互为补充,即"不可刺者,宜灸之",继承了《黄帝内经》"针所不为,灸之所宜"的思想。提出沉寒痼冷、无脉阳绝者、腹皮急而阳陷的灸法适应证,并补充北方寒冷之地患者、冬寒阴气盛而伏阳陷下者也应用灸法。

灸有温通经脉、益气升阳、回阳固脱,温中散寒等作用,适于治疗虚寒等病证。临床应用时,不应只拘泥于以上说法,要参考近代临床研究成果以充分发挥灸治疗法的作用。

或曰:灸有補寫乎?

《經》曰:以火補者,無吹其火,須自滅也;以火寫者,疾吹其火,傳其艾,須其火灭也。虞氏曰:灸法不問虛實寒熱,悉令灸之[1],亦有補寫乎?曰虛者灸之,使火氣以助元氣也;實者灸之,使實邪隨火氣而發散也;寒者灸之,使其氣復溫也;熱者灸之,引鬱熱之氣外發,火就燥之義也。

【注释】

[1]悉令灸之:悉,尽、全。都可灸之。

【按语】本文讨论艾灸补泻,内容出自《灵枢·背腧》。补泻的方法是:补法,不吹其火,火力缓慢温和,以使真气聚而不散;泻法,疾吹其火,火力较猛,以起祛散邪气作用。并引用虞抟《医学正传》论述,指出灸法可用于虚、寒、实、热各证。对灸法的运用有指导意义。

二、学习小结

本节重点阐释的内容是灸法的适应证和基本法则,并附载经络、腧穴、十二经见证等歌括。认为灸法有温通经脉、益气升阳、回阳固脱,温中散寒之功,因此灸法可治沉寒痼冷、阳气下陷、脉沉迟、脉证俱见寒,以及"冬月阴寒大旺"等病证,其疗效为针之不及。还可治疗天气寒冷致使阳气被遏的病证。此外,北方区域患者、冬寒气盛而伏阳陷下者,也属灸法适应证范围。灸法除治疗内科病证之外,也可治疗外科病证,如疮疡未溃,能拔毒引热,行气散滞;如疮疡已溃,能温补阳气,祛寒散邪,使疮口愈合。本节还指出不适合运用灸法治疗的疾病,如"脉浮者,阳气散于肌表者",或夏月火旺,皆不宜灸。主张灸法也要辨证施治,无病不宜施灸。

三、阅读练习(对下列原文加标点,注释或翻译加点的词、句)

机按难经所解义犹未悉且举心言之经文虚实字指虚邪实邪言非心之虚实也如从心之后来者为虚邪虚邪伤心当补然心之后肝肝为心之母也从心之前来者为实邪实邪伤心当泻然心之前脾脾为心之子也举此以例从心所胜来者为微邪微邪金也微邪伤心亦当补从心所不胜来者为贼邪贼邪水也贼邪伤心亦当泻可见肝肺同一虚邪而当补脾肾同一实邪而当泻至于心之正邪火也心病于火乃本经自病既非他经之虚邪来伤亦非他经之实邪来袭是以不须补泻他经只就本经之虚实以补泻也故曰不虚不实以经取之不虚不实亦指虚邪实邪言如此分解其义方尽可将此连前后数篇观之则可见矣(《针灸问对·重解虚则补之四句》)

复习思考题

1. 简述灸法的适应证。

2. 如何认识灸法补泻？

3. 如何辨证施灸？

知识拓展

养子时刻注穴法

"阳时开阳经之穴","阴时开阴经之穴","每一时辰相生养子五度,各注井荥俞经合五穴,每穴各占五分之一时辰"(一刻是六十分六厘六毫六丝六忽六秒,约合现代时间24分钟)。

按照"经生经,穴生穴"的原则,先开本时值时经的井穴,顺次流注。

配合日干,每日值日经始开井穴的时辰,与日干开穴法相同,即甲日甲戌胆引气行为井;乙日乙酉时肝引血行为井;丙日丙申时小肠引气行为井;丁日丁未时心引血行为井,等等。见表7-1。

表7-1 顺次按时开取各经值时所纳的五输穴

日干	甲	乙	丙	丁	戊	己	庚	辛	壬	癸
时辰	戌	酉	申	未	午	巳	辰	卯	寅	亥
值时经	胆	肝	小肠	心	胃	脾	大肠	肺	膀胱	肾
开井穴	窍阴	大敦	少泽	少冲	厉兑	隐白	商阳	少商	至阴	涌泉

各经值日时所开取的五输穴与纳甲法各经值日所开取的五输穴一致。亦可看其为将纳甲法一日开穴缩合在一时辰开完(三焦、包络除外)。

刚柔相配的阴阳二经并行流注,交贯开穴。阳日气先血后,阴日血先气后。如甲日甲戌时,胆气初出为井;甲与己合,己巳时,脾亦出血为井。即经生经的从井到合有两循环,甲日先开甲戌,己日先开己巳。阴阳并行,流注无休。甲与己,乙与庚,丙与辛,丁与壬,戊与癸,刚柔相合。

遇阳干合处,气纳三焦,流于三焦经关冲、液门、中渚、阳池、支沟、天井六穴;遇阴干合处,血纳包络,注于心包经中冲、劳宫、大陵、间使、曲泽五穴(又叫"重见天干")。

六腑的原穴,为阴阳二气出入之门户,不属井荥相生之法;阳经开输穴时,返本还原,同时开值时经的原穴(即在取输穴时,必须兼取开井穴一经的原穴)。

每时辰均有开穴,昼夜十二时,气血行过六十腧穴,十日一经(循环),运行十干,日日相连,循环不息,除纳穴外,时干相同则开穴一致。

(赵彩娇)

第八章

《针灸大成》选读

📖 学习目标

1. 掌握针灸医著的学术渊源、学术流派、各书的特点；"头部不可多灸"的理论依据；杨继洲提出针灸治疗中"数""法""奇""正"的深刻含义；杨氏针刺补泻手法的综合内容及对寒热先后等病的针刺方法；

2. 熟悉《针灸大成》中记载的古代发灸疮的方法，杨氏对针刺"候气""得气"的论述，针刺补泻的三个要素；

3. 了解杨继洲论述的养生防病的重要意义，对"善灸者"的要求，及后世医书对针灸学术发展所作的贡献。

08章01节PPT

PPT 课件

第一节　诸家得失策*（全篇）

策，为古代考试士人以问题书之于策，令应举者作答，称之"策问"，简称"策"。起源于汉代，后发展成为一种文体。本策主要评价了历代针灸书籍的优点与不足，故名"诸家得失策"。

一、原文选读

问：人之一身猶之天地，天地之氣不能以恒順[1]，而必待於範圍[2]之功。人身之氣不能以恒平，而必待於調攝之技。故其致病也既有不同，而其治之亦不容一律，故藥與針灸不可缺一者也。然針灸之技，昔之專門者固各有方書，若《素問》《針灸圖》[3]《千金方》《外臺秘要》，與夫補寫灸刺諸法，以示來世矣。其果何者而為之原歟？亦豈無得失去取於其間歟？諸生以是名家者，請詳言之！

【注释】

[1] 恒顺：恒，常。顺，调顺。

[2] 范围：范，原指铸造用具的模子、模范。围，指围绕、边框。范与围均用如动词，效法。引申为约束、制约、使之就范（合于法度）等意思。《易·系辞上》："范围天地之化而不过。"

[3]《针灸图》：指针穴图，唐以前即有"明堂图"，故排列在《备急千金要方》之前。

【按语】本段以天地之理比喻人身之气，提出针灸药物是不可缺少的调理人体的手段。提出问针灸方书的源流及其得失取舍。针灸历史悠久，经验丰富，医书各有专长，故本段提出的问题是在针灸书中，哪些是针灸学术的本源？哪些是学术的支流？及各书存在什么优缺点等问题。

對曰：天地之道，陰陽而已矣；夫人之身，亦陰陽而已矣。陰陽者造化之樞紐，人類之根柢[1]也，惟陰陽得其理[2]則氣和，氣和則形亦以之和矣。如其拂[3]而戾[4]焉，則贊助[5]調攝之功自不容已矣。否則，在造化不能為天地立心，而化工[6]以之而息；在夫人不能為生民立命[7]，而何以臻壽考無疆之休[8]哉？此固聖人贊化育[9]之一端也，而可以醫家者流而小之耶？

愚嘗觀之《易》曰大哉乾元，萬物資始，至哉坤元[10]，萬物資生。是一元之氣[11]流行於天地之間，一闔一辟往來不窮。行而為陰陽，布而為五行，流而為四時，而萬物由之以化生，此則天地顯仁藏用之常[12]，固無庸以贊助為也。然陰陽之理也不能以無愆[13]，而雨暘寒暑不能以時若[14]，則範圍之功不能無待於聖人也。故《易》曰"後以裁成天地之道，輔相天地之宜[15]以左右民。"此其所以人無夭札[16]，物無疵厲[17]，而以之收立命之功矣。

【注释】

[1] 造化之枢纽，人类之根柢：指阴阳是创造化育万物的关键，是人类生存的基础。造化，指创造化育。根柢，根本，根底。

[2] 理：条理，引申为协调、顺理。

[3] 拂：违背，违反。

[4] 戾（lì）：暴戾，逆乱。《荀子·荣辱》："猛贪而戾。"

[5] 赞助：参赞，协助。

[6] 化工：指自然创造或生长万物的功能。

[7] 立命：立，设立。命，命运、性命。

[8] 臻（zhēn）寿考无疆之休：臻，至，达到。寿考，长寿。休，美、善。《易·大有》："顺天休命。"郑玄注："美也。"

[9] 化育：化生、养育。指天地滋养、生长万物。化指天的作用，育指地的作用。

[10] 乾元……坤元：乾与坤，是《周易》中的两个卦名。乾坤又可引申作天地、日月、男女等。此乾元、坤元指天地间的大气而言。乾元，《周易·乾》："大哉乾元，万物资始，乃统天。"孔颖达疏："乾是卦名，元是乾德之首（乾有元亨利贞四德），故以元德配乾释之。"坤元，阴卦之始。《周易·坤》："至哉坤元，万物滋生，乃顺承天。"孔颖达疏："坤是阴道，元是坤德之首，故连言之，犹乾之'元'德，与乾相连共文之。"

[11] 一元之气：指诞生万物的原始之气，即元气。

[12] 天地显仁藏用之常：显仁，明朗，仁慈，显示仁爱之德，指天的作用。藏用，贮藏隐藏（其化育万物的），指地的作用。《周易·系辞》："显诸仁，藏诸用，鼓万物而不与圣人同忧。"常，规律。

[13] 愆（qiān）：罪过，过失。

[14] 雨暘（yáng）寒暑不能以时若：暘，日出，天晴。若，顺从。《尚书·尧典》："钦若昊天。"孔颖达注："敬顺也。"

[15] 后以裁成天地之道，辅相天地之宜：后，君主，帝王。《白虎通》："以揖让受于君，故称后。"裁，制约，节度。辅相，辅助配合。《易·泰》："辅相天地之宜。"

[16] 人无夭札：夭，是灾害、短命。札，是止住。人无夭札是说人无短命早死者。

[17] 疵（cī）厉：厉，亦作"疠"。疵疠，疾病，灾害。《庄子·逍遥游》："使物不疵疠，而年谷熟。"成玄英疏："疵疠，疾病也。"

【按语】本段内容论述阴阳协调在自然界和人体的作用。阴阳是宇宙万物生长变化的根本，阴阳协调，事物就会按它的规律发展。人体阴阳平衡，就能维持正常的生理活动而保持健康。但阴阳运动过程中，不可能永远没有差错，一旦阴阳失调就会产生疾病，这时需要医治使之恢复平衡。

然而吾人同得天地之理以為理,同得天地之氣以為氣。則其元氣流行於一身之間,無異於一元之氣流行於天地之間也。夫何喜怒哀樂心思嗜欲之汨[1]於中,寒暑風雨溫涼燥濕之侵於外,於是有疾在腠理者焉,有疾在血脈者焉,有疾在腸胃者焉。然而疾在腸胃,非藥餌不能以濟;在血脈,非針刺不能以及;在腠理,非熨焫不能以達,是針灸藥者,醫家之不可缺一者也。夫何諸家之術惟以藥,而於針灸則並而棄之,斯何以保其元氣,以收[2]聖人壽民之仁心哉?

【注释】

[1]汨(gǔ):扰乱,沉沦,埋没。《温病条辨·上焦篇》补秋燥胜气论:"先生之论,可谓独具只眼,不为流俗所汨没。"

[2]收:取得。《广雅·释诂》:"取也。"

【按语】本段内容论述针、灸、药是医家不可缺一的技术。七情六淫侵袭腠理、血脉、肠胃等部位不相同,病变表现各不同。针、灸、药物各有其优势,应根据其病情需要而择优选用,医者必须全面掌握各种不同的技术,才能保全患者的元气,体现"寿民之仁心"。文中批评了当时重药轻针的现象。

然是針與灸也,亦未易言也。孟子曰"離婁[1]之明,不以規矩[2]不能成方圓;師曠[3]之聰,不以六律[4]不能正五音[5]。"若古之方書,固離婁之規矩,師曠之六律也。故不溯其源,則無以得古人立法之意;不窮其流,則何以知後世變法之弊。今以古之方書言之,有《素問》《難經》焉,有《靈樞》《銅人圖》焉,有《千金方》、有《外臺秘要》焉,有《金蘭循經》[6]、有《針灸雜集》[7]焉。然《靈樞》之圖[8],或議其太繁而雜;於《金蘭循經》,或嫌其太簡而略;於《千金方》,或詆其不盡傷寒之數[9];於《外臺秘要》,或議其為醫之蔽[10];於《針灸雜集》,或論其未盡針灸之妙。溯而言之,則惟《素》《難》為最要。蓋《素》《難》者,醫家之鼻祖,濟生之心法[11],垂之萬世而無弊者也。

【注释】

[1]离娄:人名,相传为黄帝时期的人,眼力极强,能在百步之外,洞察秋毫。

[2]规矩:校正圆形和方形的两种工具。《孟子·离娄上》:"不以规矩,不能成方员(圆)。"

[3]师旷:人名,春秋时期晋国的乐师,目盲,善弹琴,辨音能力甚强。

[4]六律:即中国古代的律制,共十二律,用三分损益法将一个八度分为十二个不完全相等半音的一种律制。各律从低到高依次为黄钟、大吕、太簇、夹钟、姑洗、仲吕、蕤宾、林钟、夷则、南吕、无射、应钟。又,奇数各律称"律",偶数各律称"吕",总称"六律""六吕",简称"律吕"。十二律有时称"正律",乃对其半律(高八度各律)与倍律(低八度各律)而言。

[5]五音:亦称五声,即我国古代五个音阶中的宫、商、角、徵、羽。

[6]《金兰循经》:全称《金兰循经取穴图解》,元代忽泰必烈著。

[7]《针灸杂集》:应作《针灸杂说》,元代窦桂芳编集。

[8]《灵枢》之图:《灵枢》原书无图,据《针灸聚英》之意,似指《铜人针灸图》。

[9]诋其不尽伤寒之数:诋,毁谤、诬蔑。指《备急千金要方》中只收载了部分《伤寒论》的内容。

[10]医之蔽:蔽,通"弊",即弊病。指《外台秘要》废针而存灸。

[11]心法:佛家语,谓佛经经典以外的传授方法。后世通谓师徒授受曰心法。

【按语】本段内容阐述古今方书以《素问》《难经》为主,离娄虽明,无规矩不能成方圆;师旷虽聪,无六律不能正五音,针灸也必须有规范,《素问》和《难经》是医家的根本,为习医者所必读之书。并历数各种针灸方书的优缺点。

夫既由《素》《難》以溯其源,又由諸家以窮其流,探脈絡,索榮衛,診表裏,虚則補之,實則寫之,熱則涼之,寒則溫之,或通其氣血,或維其真元以律[1]天時,則春夏刺淺秋冬刺深也;以襲[2]水土,則濕致[3]高原,熱處[4]風涼也;以取[5]諸人,肥則刺深瘠[6]則刺淺也。又由是而施之以動搖進退,搓彈攝按之法,示之以喜怒憂懼,思勞醉飽之忌,窮之以井榮俞經合之源,究之以主客[7]標本之道,迎隨開闔之機。夫然後陰陽和,五氣[8]順,榮衛固,脈絡綏[9]而凡腠理血脈,四體百骸,一氣流行,而無壅滯痿痹之患矣。不猶聖人之裁成輔相,而一元之氣周流於天地之間乎?

先儒曰吾之心正則天地之心亦正,吾之氣順則天地之氣亦順。此固贊化育之極功也,而愚於醫之灸刺也亦云。

【注释】
[1]律:遵循、效法。
[2]袭:继承,因袭。《礼记·中庸》:"上律天时,下袭水土。"
[3]致:送达。《汉书·五帝纪》:"存问致赐。"
[4]处:安置,安顿。《国语·鲁丁》:"昔圣王之处民也,择瘠土而处之。"
[5]取:拿、采用。用以治病的意思。
[6]瘠(jǐ):瘦弱。
[7]究之以主客:究,推寻,深求。主客,指主客配穴法。
[8]五气:五脏之气。
[9]脉络绥:经络安和、调顺。绥,安和,安抚。《诗·小雅·鸳鸯》:"福禄绥之。"

【按语】本段指出自《素问》《难经》以来,后世诸家对针灸学术不断发展,使针灸医术更臻完善。并对辨证、针灸原则、配穴法、针刺深浅、行针与补泻手法、针忌等有关问题作了扼要论述。既肯定《素问》《难经》对针灸治疗重要的指导作用,又指出后世方书对针灸学术发展所做的贡献。

二、学习小结

本节主要评价了历代针灸书籍的优点与不足,对众多针灸医著的学术渊源、学术流派、各书的优缺点等问题加以评述。指出《素问》和《难经》是医家始祖,提示两书为习医者必读之书,肯定了后世医书对针灸学术发展所作的贡献。强调阴阳平衡在自然界和人体的作用。强调针、灸、药是医家不可缺一的技术,批评了"诸家之术惟以药,而于针灸则并而弃之"的观点。

三、阅读练习(对下列原文加标点,并注释或翻译加点的词、句)

岐伯曰博哉圣帝之论臣请尽意悉言之足太阳之本在跟以上五寸中标在两络命门命门者目也足少阳之本在窍阴之间标在窗笼之前窗笼者耳也足少阴之本在内踝下上三寸中标在背腧与舌下两脉也足厥阴之本在行间上五寸所标在背腧也足阳明之本在厉兑标在人迎颊挟颃颡也足大阴之本在中封前上四寸之中标在背腧与舌本也手太阳之本在外踝之后标在命门之上一寸也手少阳之本在小指次指之间上二寸标在耳后上角下外眦也手阳明之本在肘骨中上至别阳标在颜下合钳上也手太阴之本在寸口之中标在腋内动也手少阴之本在锐骨之端标在

背腧也手心主之本在掌后两筋之间二寸中标在腋下下三寸也凡候此者下虚则厥下盛则热上虚则眩上盛则热痛故实者绝而止之虚者引而起之请言气街胸气有街腹气有街头气有街胫气有街故气在头者止之于脑气在胸者止之膺与背腧气在腹者止之背腧与冲脉于脐左右之动脉者气在胫者止之于气街与承山踝上以下取此者用毫针必先按而久存之应于手乃刺而予之所治者头痛眩仆腹痛中满暴胀及有新积痛可移者易已也积不痛难已也(《灵枢·卫气》)

复习思考题

1. 简述针灸学术的源流。
2. 简述后世针灸医书的特色。
3. 简述杨继洲针灸和药物不可偏颇的观点。

第二节　头不多灸策*(全篇)

PPT 课件

本文是杨氏的用灸经验总结和对针灸认识,提出了对善灸者的要求,重点论述了头为诸阳之会,肌肉单薄,气血易于留滞,不宜多灸的观点,故名"头不多灸"。

一、原文选读

問:灸穴須按經取穴,其氣易連[1]而其病易除。然人身三百六十五絡皆歸[2]於頭,頭可多灸歟？灸良已,間有不發者[3],當用何法發之？

嘗謂穴之在人身也有不一之名,而灸之在吾人也有至一之會[4]。蓋不知其名則昏謬無措[5],無以得其周身之理;不觀其會則散漫靡要[6],何以達其貫通之原。故名也者,所以盡乎周身之穴也,固不失之太繁;會也者,所以貫乎周身之穴也,亦不失之太簡。人而知乎此焉,則執簡可以馭繁,觀會可以得要,而按經治疾之餘,尚何疾之有不愈,而不足以仁壽[7]斯民也哉。

【注释】

[1] 连:此处作"疏通"之意。

[2] 归:通。

[3] 灸良已,间有不发者:指灸的时间已经很久,但其中仍有不发灸疮的。

[4] 至一之会:诸经在一处相交的交会穴。

[5] 昏谬无措:昏谬,昏乱谬误、茫然莫解。无措,无法掌握,无从着手。措,搁置,安放。《淮南子·说山训》:"物莫措其所修,而用其短也。"高诱注:"措,置也。"

[6] 靡(mǐ)要:不得要领。靡,没有,无。

[7] 仁寿:仁厚且长寿。《论语·雍也》:"仁者寿。"《汉书·董仲舒传》:"尧舜行德,则民仁寿。"

【按语】本段内容说明灸治必须洞悉周身经脉、腧穴和交会穴。灸治与针刺都需要循经取穴,故医生必须掌握周身腧穴,熟记交会穴所贯通的经脉,以执简驭繁进行治疗。

執事[1]發策,而以求穴在乎按經,首陽不可多灸及所以發灸之術,下詢承學[2],是誠究心於民瘼者[3]。愚雖不敏[4],敢不掇[5]述所聞以對。嘗觀吾人一身之氣周流於百骸之間,而統之則有其宗[6],猶化工一元之氣磅礴於乾坤[7]之內,而會之則有其要。故仰觀於天,其星辰之奠麗[8]不知其幾也,而求其要則惟以七宿[9]為經，二十四曜[10]為緯；俯察於地，其山川之流峙[11]不知其幾也，而求其要則惟以五嶽為宗，四瀆為委[12]，而其他咸弗之求也。

天地且然，而況人之一身？內而五臟六腑，外而四體百形，表裏相應，脈絡相通，其所以生息不窮，而肖形[13]於天地者，寧無所綱維[14]統紀於其間耶？故三百六十五絡，所以言其煩[15]也，而非要也；十二經穴，所以言其法也，而非會也。總而會之，則人身之氣有陰陽，而陰陽之運[16]有經絡循其經而按之，則氣有連屬[17]而穴無不正，疾無不除，譬之庖丁解牛[18]，會則其湊[19]，通則其虛[20]，無假斤斲[21]之勞而頃刻無全牛焉，何也？彼固得其要也。故不得其要，雖取穴之多亦無以濟人；苟得其要，則雖會通之簡亦足以成功，惟在善灸者加之意焉耳。

【注释】

[1] 执事：书信或书面回答中，对对方的一种尊称。如韩愈《上张仆射书》："今之王公大人，惟执事可以闻此言，惟愈于执事也，可以此言讲。"

[2] 承学：自谦词。《汉书·董仲舒传》："留听于承学之臣。"

[3] 究心于民瘼（mò）者：究心，尽心、重视。瘼，指病，疾苦。《三国志·蜀志·马超传》："求民之瘼。"

[4] 不敏：谦词，意为"不聪明"。

[5] 掇（duō）：拾取、摘取、选取。《诗·周南》："薄言掇之。"毛亨传："掇，拾也。"

[6] 宗：本，主旨。《吕氏春秋·下贤》："以天为法，以德为行，以道为宗。"

[7] 磅礴于乾坤：磅礴，形容气势雄壮。乾坤，即宇宙。

[8] 奠丽：绚丽多彩。

[9] 七宿：我国古代的天文学家把天上某些星的集合体称为"宿"。东南西北方各有七宿，名称不一，合称二十八宿，如东方苍龙七宿，南方朱雀七宿，西方白虎七宿，北方玄武七宿。

[10] 二十四曜（yào）：曜，日、月、星都称为曜。二十四曜疑为二十八宿之误。二十八宿是我国古代天文学家分周天恒星的方法。东方：角、亢、氐、房、心、尾、箕；北方：斗、牛、女、虚、危、室、壁；西方：奎、娄、胃、昴、毕、觜、参；南方：井、鬼、柳、星、张、翼、轸。

[11] 峙：耸立。

[12] 四渎为委：四渎，指长江、黄河、淮河、济水。《尔雅·释水》："江、河、淮、济为四渎。四渎者，发源注海者也。"委，水之下流。《礼·学记》："或源也，或委也。"注："委，流所聚也。"

[13] 肖形：类似，相似，相像。《淮南子·坠形训》："肖形而蕃。"高诱注："肖，象也，蕃多也。"

[14] 纲维：法纪，纲领。司马迁《报任少卿书》："不以此时引纲维，尽思虑。"

[15] 烦："繁"的通用字。

[16] 运：指阴阳之气的运行。

[17] 气有连属（zhǔ）：属，连接。《汉书·郊祀志上》："使者存问共给，相属于道。"气有连属，经气运行连续不断。

[18] 庖（páo）丁解牛：庖丁，即厨师。《庄子·养生主》："庖丁为文惠君解牛。"成玄英疏："庖丁，谓掌厨丁役之人。"由于庖丁了解牛的结构和缝隙，所以不需刀斧，也可以很快把牛全部剖开。

[19] 湊：《广韵·侯韵》："水会也，聚也。"此指肌肉聚结之处。

[20] 虚：指孔窍，空隙。《淮南子·泛论训》："若循虚而出入，则亦无能履也。"高诱注："虚，孔窍也。"

[21] 斤斲（zhuó）：斤，斧头。"斲"为"斫"的异体字，砍，斩，削。杜甫《短歌行赠王郎司直》："王郎酒酣拔剑斫地歌莫哀。"

【按语】本段内容用自然界的事物比喻人体腧穴，认为星辰虽多，可用七宿为经、二十四曜为纬而把天体的方位区分；山川江河虽大，可用五岳为宗，以四渎为委而执地理的要领。强调以十二经为纲纪，就可以掌握人体腧穴的要领。认为针灸取穴不在多，只要掌握各交会穴所贯通的经脉，就可执简驭繁而治愈疾病。

自今觀之,如灸風而取諸風池、百會,灸勞而取諸膏肓、百勞,灸氣而取諸氣海,灸水而取諸水分。欲去腹中之病則灸三里,欲治頭目之疾則灸合谷,欲愈腰腿則取環跳、風市,欲拯手臂則取肩髃、曲池,其他病以人殊,治以疾異。

所以得之心而應之手者,罔不昭然[1],有經絡在焉,而得之則為良醫,失之則為粗工,凡以辨諸此也。至於首為諸陽之會,百脈之宗,人之受病固多,而吾之施灸宜別,若不察其機而多灸之,其能免夫頭目旋眩、還視不明之咎乎?不審其地[2]而并灸之,其能免夫氣血滯絕、肌肉單薄之忌乎?是百脈之皆歸於頭,而頭之不可多灸,尤按經取穴者之所當究心[3]也。

【注釋】

[1] 罔不昭然:没有不显现的。

[2] 地:指腧穴部位所在。

[3] 究心:注意的意思。

【按语】本段内容论述灸法的循经取穴及头部不宜多灸之理。灸法以循经取穴为主,这是针灸取穴的原则之一。头为诸阳之会,肌肉单薄,气血易留滞,故头部不宜多灸,这是针对古代灸法常以数百壮或百壮容易伤经破络而提出的,尽管现代灸治的壮数已没有这么多,但这一观点值得临床参考。

若夫灸之宜發,或發之有速而有遲,固雖系於人之強弱不同,而吾所以治之者,可不為之所耶[1]?觀東垣灸三里七壯不發,而復灸以五壯即發。秋夫[2]灸中脘九壯不發,而漬以露水,熨以熱履,爆[3]以赤蔥,即萬無不發之理。此其見之《圖經》《玉樞》諸書,蓋班班具載可考而知者。吾能按經以求其原,而又多方以致其發,自無患乎氣之不連,疾之不療,而于灼艾之理斯過半矣。

【注釋】

[1] 可不为之所耶:能不去深入研讨吗?

[2] 秋夫:即徐秋夫,南北朝时针灸家。

[3] 爆(hàn):烧,焙。

【按语】本段内容论述发灸疮的方法,古代发灸疮的方法有增加施灸的壮数,或在施灸部位用热履加热,或用烘干赤蔥等辛发之物温熨施灸部位,都有促发灸疮的作用。

抑愚又有說焉,按經者法也,而所以神明之者心也。蘇子[1]有言:一人飲食起居無異于常人,而愀然[2]不樂,問其所苦,且不能自言,此庸醫之所謂無足憂,而扁鵲、倉公之所望而驚焉者。彼驚之者何也?病無顯情而心有默識,誠非常人思慮所能測者。今之人徒曰吾能按經,吾能取穴,而不於心焉求之,譬諸刻舟而求劍,膠柱而鼓瑟,其療人之所不能療者,吾見亦罕矣。

然則善灸者奈何?靜養以虛此心,觀變以運此心,旁求博采以曠此心,使吾心與造化相通,而於病之隱顯,昭然無遁情[3]焉。則由是而求孔穴之開闔,由是而察氣候之疾徐,由是而明呼吸補寫之宜,由是而達[4]迎隨出入之機,由是而酌從衛取氣,從榮置氣之要,不將從手應心,得魚兔而忘筌蹄[5]也哉!此又岐黃之秘術,所謂百尺竿頭進一步者,不識執事以為何如?

笔记栏

【注释】

［1］苏子：指苏轼，号东坡，宋代文学家。引文见《应诏集》《策略》，文字有异。

［2］愀（qiǎo）然：容色变动的样子。《史记·司马相如列传》："于是二子愀然改容，超若自失。"

［3］昭然无遁情：昭，明显，显著。遁，逃、隐去。白居易《白苹洲五亭记》："五亭间开，万象迭入，向背俯仰，胜无遁形。"

［4］达：明了。

［5］筌（quán）蹄：筌，捕鱼的竹器。蹄，捉兔的工具。《庄子·外物》："筌者所以在鱼，得鱼而忘筌，蹄者所以在兔，得兔而忘蹄。"后人以"筌蹄"比喻达到一定目的的手段。此活用成语"得鱼忘筌"，喻轻易达到目的。

【按语】 本段内容论述灸治必须善于辨证，掌握经穴和补泻方法。提出医生首先要善于思考，根据临床病情的变化进行辨证论治；其次要掌握经穴的开阖和各种补泻手法，广泛采集各家经验，丰富针灸理论，提高临床疗效。

二、学习小结

本节提出灸法"须按经取穴"，执简驭繁，掌握其要，并给出若干例证，强调医者若能掌握经脉交会穴则能取得事半功倍的效果。记载多种古代发灸疮方法，包括局部热熨、增加灸量等。灸疗效果除与"人之强弱不同"等因素有关外，还要善于辨证，提出"善灸者"要"静养以虚此心，观变以运此心，旁求博采以旷此心，使吾心与造化相通，而于病之隐显，昭然无遁情焉。"

三、阅读练习（对下列原文加标点）

余自许昌遭金狄之难忧劳危难冲冒寒暑避地东下丁未八月抵泗滨感痎疟既至琴川为医妄治荣卫衰耗明年春末尚苦胕肿腹胀气促不能食而大便利身重足痿杖而后起得陈了翁家专为灸膏肓俞自丁亥至癸巳积三百壮灸之次日既胸中气平肿胀俱损利止而食进甲午已能肩舆出谒后再报之仍得百壮自是疾证浸减以至康宁时亲旧间见此殊功灸者数人宿疴皆除孙真人谓若能用心方便求得其穴而灸之，无疾不愈，信不虚也因考医经同异参以诸家之说及所亲试自量寸以至补养之法分为十篇并绘身指屈伸坐立之像图于逐篇之后令览之者易解而无徒冤之失亦使真人求穴济众之仁益广于天下也建炎二年二月十二日朝奉即前南道都总管同于办公事赐绯鱼袋庄绰记（《灸膏肓俞穴法·跋》）

复习思考题

1.《针灸大成》对"善灸者"的要求有哪些？

2. 杨继洲临床用灸取穴的特点有哪些？

3. 灸疮有何临床意义？

08篇03节PPT

PPT 课件

第三节　穴有奇正策＊（全篇）

本文论述针灸起源、穴有奇正、九针、灸治、奇穴数目和用法等内容，其中主要论述经穴和奇穴的问题，故名"穴有奇正"。

一、原文选读

问：九针之法始于岐伯，其数必有取矣[1]，而灸法独无数焉，乃至定穴均一审慎,所謂奇穴,又皆不可不知也。試言以考術業之專工。

嘗謂針灸之療疾也,有數有法,而惟精於數法之原者,斯足以窺先聖之心。聖人之定穴也,有奇有正,而惟通於奇正之外者,斯足以神濟世之術[2],何也?法者針灸所立之規而數也者,所以紀其法,以運用於不窮者也。穴者針灸所定之方,而奇也者,所以翊[3]夫正以旁通於不測者也。數法肇[4]于聖人,固精蘊之所寓,而定穴兼夫奇正,尤智巧之所存。善業醫者,果能因法以詳其數,緣正以通其奇,而於聖神心學之要,所以默蘊於數法奇正之中者,又皆神而明之焉,尚何術之有不精,而不足以康濟斯民也哉?

執事發策,而以針灸之數法奇穴下詢承學,蓋以術業之專工者望諸生也。而愚豈其人哉?雖然,一介之士[5]苟存心於愛物,於人必有所濟,愚固非工於醫業者,而一念濟物之心特惓惓[6]焉。矧[7]以明問所及,敢無一言以對。夫針灸之法,果何所昉[8]乎?粵稽[9]上古之民,太樸[10]未散,元醇未漓[11],與草木蓁蓁然[12],與鹿豕狉狉然[13],方將相忘於渾噩[14]之天,而何有於疾,又何有於針灸之施也。自羲農以還人漸流于不古,而樸者散醇者漓,內焉傷於七情之動,外焉感於六氣之侵,而眾疾胥[15]此乎交作矣。岐伯氏有憂之,於是量其虛實,視其寒溫,酌其補寫,而制之以針刺之法焉,繼之以灸火之方焉。

【注释】

[1] 其数必有取矣:指九针之数必然有它的道理。

[2] 斯足以神济世之术:只有这样,才足以掌握高超的治病技术。

[3] 翊(yì):辅助,配合。

[4] 肇:开始。

[5] 一介之士:谦称,一个普通平凡的读书人。王勃《滕王阁序》:"勃三尺微命,一介书生。"

[6] 惓惓(quán):诚恳、深切之意。《论衡·明雩》:"区区惓惓,冀见答享。"

[7] 矧(shěn):况且。

[8] 昉(fǎng):曙光初现,引申为开始。《列子》:"众昉同疑。"张湛注:"昉,始也。"

[9] 粤稽:粤,语气助词。稽,考察,考核。《周礼·夏官·大司马》:"简稽乡民。"郑玄注:"稽,犹计也。"

[10] 太朴:敦厚。指人在蒙昧时期,质朴简单的生活方式及淳朴的本质。《孔子家语·王言解》:"民敦俗朴。"

[11] 元醇未漓:元,开始。醇,酒质厚纯,指纯粹、朴实。漓,薄,稀释、消失之意。

[12] 蓁蓁(zhēn)然:蓁,草木茂盛的样子。

[13] 狉狉(pí)然:野兽成群走动的样子。

[14] 浑噩:指混沌无际。曹植《七启》:"夫太极之初,混沌未分。"

[15] 胥:皆、都、全,此处为"相继"之意。

【按语】本段内容论述针灸的起源,穴有奇正。提出有关针法、灸法、定穴、奇穴的问题,强调针灸的奥妙蕴涵在"法""数"之中。"法"是针灸治疗应遵循的法则,"数"是贯彻"法"的各种具体的方法。针灸定穴,有正经之穴,又有经外奇穴。经外奇穴补充正经之穴未及之用,即"所以翊夫正以旁通于不测者也"。

针灸有数法,定穴有奇正,要"因法以详其数,缘正以通其奇",强调针灸医生,既要掌握古代医家的思想方法,又要精通医疗技术,方法与技巧相结合方可康济斯民。

至於定穴,則自正穴之外,又益[1]之以奇穴焉。非故為此紛紛[2]也。民之受疾不同,故所施之術或異,而要之非得已也,勢也,勢之所趨,雖聖人亦不能不為之所也已[3]。

【注释】

[1]益:补充、增加。

[2]纷纷:纷纭、杂乱。《汉书·礼乐志》:"羽旄纷。"颜师古注:"纷纷,言其多。"

[3]不能不为之所也已:不得不这样做。

【按语】 本段内容论述经外奇穴的作用与意义。临床病情错综复杂,千变万化,正穴不及,可取之以奇穴。奇穴在医疗实践中被发现,又在医疗实践中得到验证和完善,并因治疗的需要而不断发展。

然針固有法矣,而數必取於九者,何也? 蓋天地之數,陽主生陰主殺,而九為老陽之數則期以生人,而不至於殺人者,固聖人取數之意也。今以九針言之,燥熱侵頭身,則法[1]乎天以為鑱針,頭大而末銳焉。氣滿於肉分[2],則法乎地以為圓針,身圓而末鋒焉。鋒如黍米之銳者為鍉針,主按脈取氣,法乎人也。刃有三隅之象者[3]為鋒針,主寫導癰血,法四時也。鈹針以法音,而末如劍鋒者,非所以破癰膿乎? 利針以法律,而支[4]似毫毛者,非所以調陰陽乎? 法乎星則為毫針,尖如蚊虻,可以和經絡却諸疾也。法乎風則為長針,形體鋒利,可以去深邪,療痹痿也。至於燔針之刺則其尖如梃[5],而所以主取大氣[6]不出關節者,要亦取法於野而已矣。所謂九針之數,此非其可考者耶!

【注释】

[1]法:效法。

[2]气满于肉分:邪气侵入于分肉之间。

[3]刃有三隅之象者:三面有刀锋的。

[4]支:在此指针。

[5]梃:原作"挺",从《灵枢·九针十二原》改为"梃"。梃,犹"筵",指竹条、竹棒。

[6]大气:邪气较盛的病。

【按语】 本段内容论述了九针的制作理念、命名、形态及用途。九针各有其功能用途,有放血泻热用的鑱针、锋针、铍针;按摩点穴用的圆针、鍉针;一般针刺治疗调和阴阳,疏通经络用的毫针、长针、大针、圆利针等。由此可知古九针不限于九种,它是古代针具的代名词。

然灸亦有法矣,而獨不詳其數者,何也? 蓋人之肌膚有厚薄、有深淺,而火不可以概施[1],則隨時變化而不泥於成數[2]者,固聖人望人之心[3]也。今以灸法言之,有手太陰之少商焉,灸不可過多,多則不免有肌肉單薄之忌;有足厥陰之章門焉,灸不可不及,不及則不免有氣血壅滯之嫌。至於任之承漿也,督之脊中也,手之少衝足之湧泉也,是皆猶之少商焉,而灸之過多則致傷矣。脊背之膏肓也,腹中之中脘也,足之三里手之曲池也,是皆猶之章門焉,而灸之愈多則愈善矣。所謂灸法之數,此非其彷彿者耶!

【注释】

[1]概施:一般使用。

[2]成数:规定的数字。

[3]望人之心:寄希望于人们的心愿。

【按语】本段内容论述灸治壮数多少的原则。灸法的壮数多少,应根据穴位所在部位的肌肤厚薄深浅而定。文中指出指端井穴、面部经穴肌肉浅薄,不宜多灸;腹、背、四肢部经穴肌肉较为丰厚,则宜多灸。同时还应参考患者体质、年龄、病情等因素决定壮数多少、艾炷大小、时间长短等。

夫有針灸則必有會數法之全[1],有數法則必有所定之穴,而奇穴者,則又旁通於正穴之外,以隨時療症者也。而其數維[2]何,吾嘗考之《圖經》,而知其七十有九焉,以鼻孔則有迎香,以鼻柱則有鼻准,以耳上則有耳尖,以舌下則有金津、玉液,以眉間則有魚腰,以眉後則有太陽,以手大指則有骨空,以手中指則有中魁;至於八邪、八風之穴,十宣、五虎之處,二白、肘尖、獨陰、囊底、鬼眼、髖骨、四縫、中泉、四關,凡此皆奇穴之所在,而九針之所刺者,刺以此也。灸法之所施者,施以此也。苟能即此以審慎之,而臨症定穴之餘,有不各得其當者乎?

【注释】
[1] 会数法之全:会集数和法的全部内容。
[2] 维:通"为"。

【按语】本段内容论述了奇穴之数及其用法。文中所说的奇穴有79个,这是杨氏据当时掌握的数目而提出来的。随着针灸医疗技术的发展,临床使用的奇穴远比此数多。文中所列举的奇穴,都是古代医家长期实践总结,疗效肯定,现在临床仍可选用。

雖然,此皆迹[1]也,而非所以論於數法奇正之外也。聖人之情[2],因數以示而非數之所能拘,因法以顯而非法之所能泥,用定穴以垂教[3]而非奇正之所能盡,神而明之,亦存乎其人焉耳。故善業醫者,苟能旁通其數法之原[4],冥會其奇正之奧,時[5]可以針而針,時可以灸而灸,時可以補而補,時可以寫而寫,或針灸可並舉則並舉之,或補寫可並行則並行之。治法因乎人不因乎數,變通隨乎症不隨乎法,定穴主乎心不主乎奇正之陳迹。譬如老將用兵,運籌攻守,坐作進退,皆運一心之神以為之。而凡鳥占雲祲[6]、金版六韜[7]之書,其所具載方略,咸有所不拘焉。則兵惟不動,動必克敵;醫惟不施,施必療疾。如是雖謂之無法可也,無數可也,無奇無正亦可也,而有不足以稱神醫于天下也哉!管見如斯,惟執事進而教之。

【注释】
[1] 迹:痕迹。在此指上述的穴位。
[2] 情:在此意为用意、目的。
[3] 垂教:传教。
[4] 原:通"源",意为渊源。
[5] 时:时机,此处意为根据需要。
[6] 鸟占云祲(jìn):均为古代占卜之术。鸟占,亦称鸟卜。云祲,观云以辨吉凶。《新唐书·李靖传赞》:"世言靖精风角、鸟占、云祲、孤虚之术,为善用兵。"
[7] 金版六韬:指古兵书。传为周代吕望(姜太公)作。

【按语】法则是前人在实践中总结出来的,使学者有所遵循,但也需在实践中不断完善、补充,加以发展。故本段内容提出"治法因乎人不因乎数,变通随乎症不随乎法,定穴主乎心不主乎奇正之陈迹",同样奇穴治病,不拘数法;或针或灸,或补或泻,应随证选用。针灸选穴固然有其基本法则,这种随证选穴,辨证论治观,对临床有十分重要的指导意义。

二、学习小结

本节强调针灸治病有数有法,固有的法则,实践中要灵活运用。重点讲述奇穴的作用与意义,并列举了奇穴 79 个。灸治应根据穴位所在部位的肌肤厚薄而定,同时还应参考患者的个体差异等因素,决定壮数多少、艾炷大小、时间长短等。论述九针的制作理念、命名、形态及用途。

三、阅读练习(对下列原文加标点)

灵素为医学正传后世张仲景王叔和孙思邈孙兆初虞世朱肱皆不师内经惟采本草诸书各以己见自成一家之技治小疾则可治大病不效矣至皇甫士安巢元方王冰等虽学素问而不得方学之传,亦依前六子方法而行此书从古至今未得通行余业医四世皆得此法之力而人世未深信故难梓行余初学医尽博六子之书以为医之理尽矣然调治小疾百发百中临大病百无二三每怅己术之不精也后遇关中老医叩余所学笑曰汝学非是岐黄正派特小技尔只能调小疴俟其自愈岂能起大病哉余即从而师三年师以法授我反复参详遂与内经合旨由兹问世百发百中再观六子书真儿戏耳但师授固简而当意欲梓行恐有未尽遂将追随先师所历之法与己四十余稔之所治验集成医流正道以救万世夭枉后人得此苟能日夜勤求自能洞贯其理以见余言非谬至若贤良忠正孝子仁人再为广布俾天下后世上可以救君亲下可以济斯民余因恐遭天谴不敢自私刊刻流传愿仁者勿拘成见而屑视之斯幸矣宋绍兴十六年武翼郎前开州巡检窦材谨序(《扁鹊心书·序》)

复习思考题

1. 穴有奇正,所关注的核心问题是什么?
2. 对于古代九针的运用,各举一个临床例证。
3. 对善业医者的要求是什么?

PPT 课件

第四节 针有深浅策(全篇)

本文根据病在阴阳、营卫等深浅不同,症状有寒热先后之别,指出先寒后热证是"阳隐于阴",要施以"阳中隐阴"之法;先热后寒证是"阴隐于阳",要用"阴中隐阳"之法,并论述针刺深浅先后的操作方法,故名"针有深浅"。

一、原文阅读

問:病有先寒後熱者,先熱後寒者,然病固有不同,而針刺之法其亦有異乎?請試言之!

對曰:病之在於人也,有寒熱先後之殊,而治之在吾人也,有同異後先之辨。蓋不究夫寒熱之先後則謬焉無措[1],而何以得其受病之源;不知同異之後先則漫焉無要[2],而何以達其因病之治[3]?此寒熱之症得之有先後者,感於不正之氣而適投於腠理之中,治寒熱之症,得之有後先者,乘[4]其所致之由而隨加以補寫之法,此則以寒不失之慘[5],以熱則不過於灼,而疾以之而愈矣。是於人也,寧不有濟矣乎？請以一得之愚[6]以對揚明問[7]之萬一，何如？蓋嘗求夫人物之所以生也，本之於太極[8]，分之為二氣[9]，其靜而陰也，而復有陽以藏於其中；其動而陽也，而復有陰以根於其內。惟陰而根乎陽也，則往來不窮而化生有體；惟陽而根乎陰也，則顯藏有本而化生有用。然而氣之運行也，不能無愆和之異[10]；而人之罹之也，不能無寒熱之殊。是故有先寒後熱者，有先熱後寒者。

先寒後熱者是陽隱於陰也，苟徒以陰治之，則偏於陰而熱以之益熾矣。其先熱後寒者是陰隱於陽也，使一以陽治之，則偏於陽而寒以之益慘矣。夫熱而益熾，則變而為三陽之症，未可知也。夫寒而益慘，則傳而為三陰之症，未可知也。而治之法，當何如哉？

吾嘗考之《圖經》，受之父師，而先寒後熱者，須施以陽中隱陰之法焉。於用針之時，先入五分，使行九陽之數，如覺稍熱，更進針令入一寸，方行[11]六陰之數，以得氣為應。夫如是則先寒後熱之病可除矣。其先熱後寒者，用以陰中隱陽之法焉。於用針之時，先入一寸，使行六陰之數，如覺微涼，即退針，漸出五分，却行九陽之數，亦以得氣為應。夫如是則先熱後寒之疾瘳[12]矣。

【注释】

[1] 谬焉无措：就会谬误而无应付的措施。
[2] 漫焉无要：漫无边际，不得要领。
[3] 因病之治：审因论治。
[4] 乘：追逐。《汉书·陈汤传》："吏士喜，大呼乘之。"此处意为去除。
[5] 惨：程度严重。《素问·至真要大论》："寒淫所胜，则凝肃惨栗。王冰注："惨栗，寒盛也。"
[6] 一得之愚：谦称自己见解肤浅。语出《史记·淮阴侯列传》："智者千虑，必有一失；愚者千虑，必有一得。"
[7] 对扬明问：对扬，谦词，犹作答。明问，高明的提问。
[8] 太极：指天地未分之前，元气混而为一的状态。《易·系辞》："易有太极，是生两仪。"
[9] 二气：指阴阳二气。《易乾凿度》："易始于太极，太极分而为二，故生天地"
[10] 不能无愆(qiān)和之异：愆，错过，在此作不正常解。本句意为不能没有正常和异常的差别。
[11] 方行：使用的意思。
[12] 瘳：病愈。

【按语】本段内容论述寒热先后的病因病机和针灸方法。杨氏认为单用补阴或补阳治寒热病，都不是审因论治。因为先寒后热是阳邪隐于阴分之中，纯治其阴则热更炽；先热后寒是阴邪隐于阳分之中，纯治其阳则寒更盛。因此，根据寒热出现的先后，采用阳中隐阴、阴中隐阳的针法治疗。

阳中隐阴属先补后泻，先浅后深，主治先寒后热证。阴中隐阳属先泻后补，先深后浅，主治先热后寒证。两法体现了治病求本的原则，并详述操作规程，宜细心体会掌握。

夫曰先曰後者，而所中有榮有衛之殊；曰寒曰熱者，而所感有陽經陰經之異。使先熱後寒者，不行陰中隱陽之法，則失夫病之由來矣，是何以得其先後之宜乎？如先寒後熱者，不行陽中隱陰之法，則不達夫疾之所致矣。其何以得夫化裁[1]之妙乎？抑論寒熱之原，非天之傷人乃人之自傷耳。《經》曰邪之所湊其氣必虛。

自人之蕩真[2]於情竇[3]也,而真者危;喪志於外華[4]也,而醇者漓;眩心於物牽也,而萃者渙[5];汩[6]情於食色也,而完者缺;勞神於形役也,而堅者瑕。元陽喪,正氣亡,寒毒之氣乘虛而襲。苟能養靈泉[7]於山下出泉之時,契妙道於日落萬川之中[8],嗜欲淺而天機[9]深,太極自然之體立矣,寒熱之毒雖威,將無隙之可投也。譬如牆壁固,賊人烏得而肆其虐哉? 故先賢有言曰:夫人與其治病於已病之後,孰若治病於未病之先,其寒熱之謂歟?

【注释】

[1]化裁:化,变化。裁,决定,抉择。

[2]荡真:荡,放纵。《论语·阳货》:"好知不好学,起蔽也荡。"何晏《集解》引孔安国曰:"荡,无所适守也。"真,真气、正气。因纵欲而毁损真元称为"荡真"。

[3]情竇:竇,孔窍,比喻开通。语出《礼记·礼运》:"故礼义也者……所以达天,随顺人情之大竇也。"

[4]外华:外界的繁荣,犹言物质享受。

[5]萃者涣:萃,聚集。涣,消散。此指充沛的精力涣散了。

[6]汩(gǔ):沉沦,埋没。

[7]灵泉:意指肾精。此句说明应从青年时期注意保重。

[8]契妙道于日落万川之中:契,符合。日落万川,上水(坎)与下火(离)之象。《周易·既济》:"水在火上,既济,君子以思患而预防之。"借以说明防病之道。

[9]天机:天赋的悟性,聪明。《庄子·大宗师》:"其嗜欲深者,其天机浅。"

【按语】本段内容论述了阳中隐阴、阴中隐阳针法的治疗原理,并提出养生防病是预防寒热病的重要方法。寒热先后是感邪部位深浅不同所致,故应按深、浅、先、后选用相应的刺法。阳中隐阴、阴中隐阳针法是治疗寒热先后和病位深浅的方法,有祛除病因,针达病所的作用。本段内容还根据《黄帝内经》"邪之所凑,其气必虚"的理论,提出要重视养生防病,预防为主是减少寒热病发生的根本措施。

二、学习小结

本文指出"病之在于人也,有寒热先后之殊,而治之在吾人也,有同异后先之辨"。提出了"先寒后热"是阳隐于阴,需用阳中隐阴之法。"先热后寒"是阴隐于阳,需用阴中隐阳之法。详述阳中隐阴的针刺操作方法"于用针之时,先入五分,使行九阳之数,如觉稍热,更进针令入一寸,方行六阴之数,以得气为应",阴中隐阳"于用针之时,先入一寸,使行六阴之数,如觉微凉,即退针,渐出五分,却行九阳之数,亦以得气为应。"

强调要重视养生防病,提出"寒热之原,非天之伤人乃人之自伤耳。"说明预防为主是减少寒热病发生的根本措施。

三、阅读练习(对下列原文加标点,并注释或翻译加点的词、句)

黄帝曰夫人之忍痛与不忍痛者非勇怯之分也夫勇士之不忍痛者见难则前见病则止夫怯士之忍痛者闻难则恐遇痛不动夫勇士之忍痛者见难不恐遇痛不动夫怯士之不忍痛者见难与痛目转面盻恐不能言失气惊颜色变化乍死乍生余见其然也不知其何由愿闻其故少俞曰夫忍痛与不忍痛者皮肤之薄厚肌肉之坚脆缓急之分也非勇怯之谓也黄帝曰愿闻勇怯之所由然少俞曰勇士者目深以固长衡直扬三焦理横其心端直其肝大以坚其胆满以傍怒则气盛而胸张肝举而胆横眦裂而目扬毛起而面苍此勇士之由然者也黄帝曰愿闻怯士之所由然少俞曰怯士者目大而不减阴阳相失其焦理纵䯏骬短而小肝系缓其胆不满而纵肠胃挺胁下空虽方大怒气不能满其胸肝肺虽举气衰复下故不能久怒此怯士之所由然者也黄帝曰怯士之得酒怒不避勇士

者何脏使然少俞曰酒者水谷之精熟谷之液也其气慓悍其入于胃中则胃胀气上逆满于胸中肝浮胆横当是之时固比于勇士气衰则悔与勇士同类不知避之名曰酒悖也(《灵枢·论勇》)

复习思考题

1. 简述"阳隐于阴""阴隐于阳"的治病原理。
2. "阳中隐阴""阴中隐阳"如何操作?
3. 简述杨氏的养生防病观。

第五节　经络迎随设为问答(节选)

08章05节PPT

PPT课件

本篇是杨继洲对针刺补泻理论的认识和针法经验的总结,阐述了经络迎随、疾徐、呼吸、开阖、子午流注等针法的原理,故名"经络迎随"。现节选了奇经八脉的功用、候气的重要性、针刺补泻手法的要领等内容。

一、原文选读

問:經脈有奇經八脈。《難經》云:脈有奇經八脈者,不拘於十二經何謂也?

然,有陽維、有陰維、有陽蹻、有陰蹻、有衝、有任、有督、有帶之脈。凡此八脈皆不拘於經,故曰奇經八脈也。

經有十二,絡有十五,凡二十七氣相隨上下,何獨不拘於經也?

然,聖人圖設溝渠通利水道以備不虞[1],天雨降下溝渠溢滿,當此之時,霶霈[2]妄行,聖人不能復圖也,此絡脈滿溢諸經不能復拘也。

【注释】

[1] 不虞(yú):即不测。虞,原作"然",据《难经校释》《脉经》改。《诗·大雅·抑》:"谨尔候度,用戒不虞。"

[2] 霶霈(pāng pèi):形容雨势之大。杨雄《甘泉赋》:"云飞扬兮雨霶霈。"

【按语】本段内容阐述奇经八脉的作用、奇经与十二正经的区别,它不同于十二经,它没有直接配属脏腑,无表里相配关系。奇经八脉在循行分布上,补充了十二经脉的不足,在生理功能上,有调节十二经脉气血的作用。本段原文见《难经·二十七难》。

問:經絡。

答曰:經脈十二,絡脈十五,外布[1]一身為血氣之道路也。其源內根於腎,乃生命之本也。根在內而布散於外,猶樹木之有根本,若傷其根本則枝葉亦病矣。苟邪氣自外侵之,傷其枝葉則亦累其根本矣。或病發內生,則其勢必然,故言五藏之道皆出經隧[2]以行血氣,經為正經,絡為支絡,血氣不和百病乃生。但一經精氣[3]不足便不和矣。

【注释】

[1] 外布:分布在体表。

[2] 经隧:经络的通路。

[3] 精气:在此指经气。

【按语】本段内容论述经络的生理及病理。人体通过经络的联系,使全身内外、脏腑、五官、四肢百骸构成一个有机的整体。在正常的生理情况下,经络是人体运行气血的通道;在病理情况下,病邪通过经络可由表及里,或由内达表,故经络又是病邪传变的通路。

问:候氣之法何如?

答曰:用針之法,候氣為先,須用左指閉其穴門,心無內慕,如待貴人,伏如橫弩,起若發機,若氣不至,或雖至如[1]慢,然後轉針取之。轉針之法,令患人吸氣,先左轉針,不至,左右一提也,更不至者,用男內女外之法,男即輕手按穴,謹守勿內,女即重手按穴,堅拒勿出。所以然者,持針居內是陰部,持針居外是陽部,淺深不同,左手按穴,是要分明,只以得氣為度[2],如此而終不至者不可治也。若針下氣至,當察其邪正,分其虛實。《經》言邪氣來者緊而疾,谷氣來者徐而和,但濡虛者即是虛,但牢實者即是實,此其訣也。

【注释】

[1]如:而。

[2]度:标准。

【按语】本段内容论述候气与得气。针刺须必先候气,行针时"以得气为度",气至是取得疗效的先决条件。如"气不至"或"虽至如慢",当使用催气之法。若"终不至者"说明不适宜用针刺。并提出了辨识邪气与谷气,气虚与气实的方法。这对提高临床疗效、判断预后均有重要参考价值。

问:補針之要法。

答曰:補針之法,左手重切十字縫紋,右手持針於穴上,次令病人咳嗽一聲,隨咳進針,長呼氣一口,刺入皮三分。針手經絡者,效春夏停二十四息。針足經絡者,效秋冬停三十六息。催氣針沉,行九陽之數,撚九撅九[1],號曰天才。少停呼氣二口,徐徐刺入肉三分,如前息數足,又覺針沉緊,以生數[2]行之,號曰人才。少停呼氣三口,徐徐又插至筋骨之間三分,又如前息數足,復覺針下沉澀,再以生數行之,號曰地才。再推進一豆,謂之按、為截[3],為隨也,此為極處,靜以久留,却須退針至人部,又待氣沉緊時,轉針頭向病所,自覺針下熱,虛羸癢麻,病勢各散,針下微沉後,轉針頭向上,插進針一豆許,動而停之,吸之乃去,徐入徐出,其穴急捫之。岐伯曰下針貴遲,太急傷血,出針貴緩,太急傷氣,正謂針之不傷於榮衛也,是則進退往來,飛經走氣[4],盡於斯矣。

問:瀉針之要法。

凡瀉針之法,左手重切十字縱紋三次,右手持針於穴上,次令病人咳嗽一聲,隨咳進針,插入三分,刺入天部,少停直入地部,提退一豆,得氣沉緊,搓拈不動,如前息數盡,行六陰之數,撚六撅六,吸氣三口回針,提出至人部,號曰地才,又待氣至針沉,如前息數足,以成數行之,吸氣二口回針,提出至天部號曰人才。又待氣至針沉,如前息數足,以成數行之,吸氣回針。提出至皮間,號曰天才。退針一豆,謂之提,為擔,為迎也。此為極處,靜以久留,仍推進人部,待針沉緊氣至,轉針頭向病所,自覺針下冷,寒熱痛癢,病勢各退,針下微松,提針一豆許,搖而停之;呼之乃去,疾入徐出,其穴不闭也。

【注释】

[1]捻九撅九:是指一种针刺手法。其法是:针呈45°刺入,顺着针下气传出的方向将针尖朝向病所,然后一次一次地向后扳针柄,在扳针柄的同时,针尖为向前掘,如此扳九次为"撅九"。撅,同"掘"。

[2]生数:与"成数"相对应。古代"河图"中将一、二、三、四、五称为生数,将六、七、八、九、十称为成数。补法采用生数1~5分的深度,泻法采用成数6~10分的深度,这是一种以针刺深浅区分补泻的方法。十二经脉按脏腑分属五行,经与络不同,阳经与阴经,按其本身五行属性,补用生数,泻用成数;阳络〔穴〕则按五行相克关系用克它的生成数补泻,如水经之络用火的生成数、火经之络用金的生成数等;阴络〔穴〕则按五行相克关系用克我的生成数补泻,如金经之络用火的生成数、土经之络用木的生成数等。

[3]按、为截:即按法、截法。与"提法""担法"相对应。《针灸问对》:"截者,截穴,用一穴也;担者两穴,或手与足二穴,或两手两足各一穴也。一说右手提引为之担,左手推按谓之截;担则气来,截则气去。"杨氏所说之担截法为后一说。

[4]飞经走气:指针下的经气沿经传导或经气传至病所。

【按语】 本段内容论述针刺补泻手法的操作,规定将针刺部位分成天、人、地三层(三才法),并结合呼吸,留针息数,捻针方向、飞经走气至病所等。这是杨氏补泻手法的特色。

问:補瀉得宜。

答曰:大略補瀉無逾[1]三法。一則診其脈之動靜。假令脈急者,深內而久留之;脈緩者,淺內而疾發針;脈大者,微出其氣;脈滑者,疾發針而淺內之;脈濇者,必得其脈,隨其逆順久留之,必先按而循之,已發針疾按其穴,勿出其血;脈小者,飲之以藥。

二則隨其病之寒熱。假令惡寒者,先令得陽氣入陰之分,次乃轉針退到陽分。令患人鼻吸口呼,謹按生成氣息數足,陰氣隆至[2],針下覺寒,其人自清涼矣。又有病道遠者,必先使氣直到病所,寒即進針少許,熱即退針少許,然後却用生成息數治之。

三則隨其診之虛實。假令形有肥有瘦,身有痛有麻癢,病作有盛有衰,穴下有牢有濡,皆虛實之診也。若在病所,用別法取之,轉針向上氣自上,轉針向下氣自下,轉針向左氣自左,轉針向右氣自右,徐推其針氣自往,微引其針氣自來,所謂推之則前,引之則止,徐往微來以除之,是皆欲攻其邪氣而已矣。

【注释】

[1]逾:超越、越过。

[2]阴气隆至:指阴分之气来时旺盛。根据"阳盛则热,阴盛则寒",故阴盛其气应寒。

【按语】 本段内容阐述补泻应根据脉证决定。虚则补之,实则泻之,是补泻手法的原则。至于辨别虚实,本段提出三点根据:①脉象的急、缓、大、小、滑、涩;②病性的寒热;③形证的虚实。此与《黄帝内经》所论相同。但在辨虚实中,除了按四诊外,还根据针刺特点提出"穴下有牢濡,皆虚实之诊也"的针下感觉辨虚实,这是对《黄帝内经》的发挥,是诊断方法的发展,可作临床参考。

二、学习小结

本节论述了奇经八脉与十二经脉的区别,奇经八脉的功用,经络为"血气之道路",也是病邪传变的途径。强调候气的重要性,指出气"终不至者不可治也。"提出辨邪气、谷气和气虚、气实的方法。提出针刺补泻手法的要领,无论补泻均需注意得气和息数。

同时提出在选用补泻手法时,须参考脉的变化、寒热症状、患者身形、针下得气等情况。

三、阅读练习(对下列原文加标点,注释或翻译加点的词、句)

医之治病用灸如做饭需薪今人不能治大病良由不知针艾故也世有百余种大病不用灸艾丹药如何救得性命劫得病回如伤寒疳疮劳瘵中风肿胀泄泻久痢喉痹小儿急慢惊风、痘疹黑陷等证若灸迟真气已脱虽灸亦无用矣若能早灸自然阳气不绝性命坚牢又世俗用灸不过三五十壮殊不知去小疾则愈驻命根则难故铜人针灸图经云凡大病宜灸脐下五百壮补接真气即此法也若去风邪四肢小疾不过三五七壮而已仲景毁灸法云火气虽微内攻有力焦骨伤筋血难复也余观亘古迄今何尝有灸伤筋骨而死者彼盖不知灸法之妙故尔孙思邈早年亦毁灸法逮晚年方信乃曰火灸大有奇功昔曹操患头风华佗针之应手而愈后佗死复发。若于针处灸五十壮永不再发或曰人之皮肉最嫩五百之壮岂不焦枯皮肉乎曰否已死之人灸二三十壮其肉便焦无血荣养故也若真气未脱之人自然气血流行荣卫环绕虽灸千壮何焦烂之有哉故治病必先别其死生若真气已脱虽灸亦无用矣唯是膏粱之人不能忍耐痛楚当服睡圣散即昏不知痛其睡圣散余自用灸膝神效放心服之断不误人(《扁鹊心书·大病宜灸》)

复习思考题

1. 杨氏对经脉有哪些认识?"其源内根于肾,乃生命之本也"的含义是什么?
2. 杨氏的候气有什么特点?
3. "补针之法""泻针之法"具体如何操作?

知识拓展

杨继洲的《卫生针灸玄机秘要》与《针灸大成》

明代著名针灸学家杨继洲,名济时,衢州(即今浙江衢州)人。其祖、父先后任太医,家多抄本医籍。他研习并行医多年,曾参考各书,"凡针、药、调摄之法,分图析类",编成《卫生针灸玄机秘要》三卷。嘉靖时,杨氏经选试至北京,任职太医院(见王国光序)。在《针灸大成》中,载有他1556—1580年间的医案,时经嘉靖、隆庆、万历三朝,治例中多官场人物。1601年(万历辛丑),在山西做官的赵文炳因病请杨氏针治,经三次治愈。杨氏出示所编的书,赵知他"术之有所本",原准备付刻,又觉得内容不够全,因再"广求群书",委交晋阳靳贤选集校正,成为《针灸大成》十卷(见赵序及《针道源流》篇)。说明《针灸大成》是以杨氏《卫生针灸玄机秘要》为基础经扩充而成,这是在高武《针灸聚英》以后的又一次关于针灸文献的汇集。

在赵文炳委交靳贤选集的各书中,有明代刘纯的《医经小学》,陈会、刘瑾的《神应经》,朱权的《乾坤生意》,徐凤的《针灸捷要》(即《针灸大全》),高武的《针灸节要》(《针灸素难要旨》)、《针灸聚英》,徐春甫的《古今医统大全》,陈氏的《小儿按摩经》等。其中以《针灸聚英》最为重要,因为《针灸聚英》对以前的著作多少已加引用,其后的《古今医统大全》和《小儿按摩经》则不属针灸专著。如将《针灸大成》与《针灸聚英》作一对勘,可以看出,其承袭《针灸聚英》的内容是相当多的。如卷一"针道源流",内容即抄自《针灸聚英》的"集用书目"和《素难要旨》,只增补了《神应经》以后几段文字。《卫生针灸玄机秘要》也列为引用书目之一,说是"三衢继洲杨济时家传著集",可知这是出于编选者的语气。《针灸大成》所载各歌赋,标明"杨氏注解"的有《标幽赋》《金针赋》《通玄指要赋》《玉龙歌》,其注解与徐凤《针灸大全》所载略同。标明"杨氏集"的有《兰江赋》,"集"是编集的意思,此赋即《针灸聚英》所载的《拦江赋》,"兰"应以作"拦"为是。标明"杨氏"的则有《胜玉歌》《针内障秘要歌》以及四篇针灸试卷"策",可知这几篇都是杨氏所作,这是最能代表杨氏学术思想的文字。《胜玉歌》,意思是胜过《玉龙歌》。其开头说:"《胜玉歌》兮不虚言,此是杨家真秘传……"歌中多载杨家的针灸经验,如"后溪鸠尾及神门,治疗五痫立便痊";"髀疼要针肩井穴";"眼痛须觅清冷渊";"头项强急承浆保"等。针拨内障是古代针家的重要创造。歌中所说:"弱翳细针粗拨老,针形不可一般般。""分明一一知形状,下手行针自入玄。"在"睛中"一穴下还进行了具体介绍。杨氏的四篇"策",就针灸基础理论、针法、灸法和用穴分别进行阐述。他强调"病以人殊,治以疾异",指出"治法因乎人,不因乎数,变通随乎症,不随乎法。"能着眼于"人"和"症",反对一成不变的治疗观点。他还认为奇穴的增多,并不是"故为此纷纷",而是"势之所趋"。能从发展变化看问题,这种思想是有进步意义的。

有一篇《三衢杨氏补泻》标明引自《卫生针灸玄机秘要》,其中有"巧妙玄机在指头""针法玄机口诀多""妙理玄机起瘫痪""返复玄机随法取"等语。可以看出,所说"玄机"主要是指针刺手法的灵妙。此外,在督脉经穴歌项下也提到"玄机":"督任原是通真路,丹经设作许多言。予今指出玄机理,但愿人人寿万年。"可见玄机还指养生的机制。书中标明"杨氏"的,还有《经络迎随设为问答》(内容采自汪机《针灸问对》,此书在书目中未指明,即靳贤选集时未直接引用)、《十二经治症主客原络图》以及八脉八穴的补充治证等。各篇有理有法,说明其针灸学术的确是"有所本"的。

十四经穴主治部分都是"杨氏集",各穴主治证即承袭《针灸聚英》。各经载有脏腑经络图外,还综述有关药物及"导引"的内容,与王序"凡针、药、调摄之法,分图析类"的说法符合,可能这是《卫生针灸玄机秘要》原来所有。就此,我们对"卫生针灸"的题名也可以理解,是包括"针、药、调摄之法"而言。《经外奇穴》部分也是杨氏所集,此外还有《治症总要》《针邪秘要》及各类灸法,最后附有《杨氏医案》。

从《杨氏医案》的记载,大致可了解杨氏的交游和医事活动。1555 年(乙卯),杨氏去过建宁(福建建瓯),为滕柯山之母治病。其地靠近衢州,这应是他在故乡行医时的事。1558 年(戊午)春,给京官(鸿胪)吕小山治病,证明此时已在北京太医院任职。1569 年(己巳),为祭氏女治病,后许配其子杨承祯为妇。1572 年(壬申),他曾给王国光(疏庵)治病,王后来给《卫生针灸玄机秘要》写序,其时约在 1580—1582 年间(任太子太保吏部尚书时)。1579 年(己卯),去过磁州(河北磁县),经汤阴拜谒过扁鹊墓。1580 年(庚辰),回南经过扬州,访黄缜奄,说"时工匠刊书,多辱蟹米之助",当是指刻《卫生针灸玄机秘要》,其地点也许就在扬州。此后至 1601 年(辛丑),赵文炳作刻《针灸大成》序之前二十年间,无医案记载。《卫生针灸玄机秘要》内容除见于《针灸大成》之外,别无本可考。假定 1558 年杨氏为三十岁上下,至刻《针灸大成》时,当已是七十多岁。

《针灸大成》书后的《附辩》系编集者引自徐春甫的《古今医统大全》,实则出自《针灸聚英》(计二条)和《针灸问对》(计四条)。末后,编集者又补("益")了三条。最后一条说:"太医院医官继洲杨氏云……"同样出自编集者的语气。上述《针灸大成》中有关杨氏的内容,除了转引自《卫生针灸玄机秘要》之外,有的则出自编集者靳贤所补辑。

《针灸大成》为靳贤所选集,其主要内容则来自杨氏,所以历代相传将《针灸大成》看成是杨继洲的著述,作为学习针灸的主要参考书籍。此书的特点是资料丰富,对于明代以前的针灸文献,真可说是"集其大成"。针灸之外,如四明陈氏的《小儿按摩经》一书也赖以保存下来。假如说,明代是我国历史上针灸学术最昌盛的时期,那么《针灸大成》就是这一时期的总结性著作。而杨氏以其家学渊源,长期重视针灸并任职太医院多年,自然是这方面的代表人物。就针灸专业的实践经验来论,与同时期的高武、汪机、徐春甫、钱雷等人相比,杨氏是大有过之的。

（张选平　余　情）

下　篇

针灸歌赋、医案选读

思政元素

针灸歌赋及医案是中医文化传承的重要载体

我国历史源远流长，数千年的历史中孕育了灿烂多彩的文化，创造了大量的文体格式，其中诗词歌赋曲词是传统文化中最具有代表性的一种文学形式。赋，起于战国，盛于两汉。它由诗转化而来，屈原的"骚赋"即是其代表，至汉代则正式确立了赋的体例，称为"辞赋"；它以华丽的文辞、严谨的韵律、工整的对仗而闻名于世，广受文人的喜爱，它兼具了诗歌和散文的性质。晋代文学家陆机在《文赋》中说："诗缘情而绮靡，赋体物而浏亮。"而《标幽赋》《通玄指要赋》等古代针灸歌赋更能透过其文辞之瑰丽、语言之优美，阐述医理之深奥、临证用穴之精当、应用治疗之有效，在针灸医籍中可谓独树一帜，具有朗朗上口、深入浅出、易记实用的特性，是学习针灸理论及临证的捷径。

医案，是中医临床实践的记录，是继承前人学术思想及临证诊疗经验的重要途径。晚清名医余听鸿《诊余集》认为："医书虽众，不出二义。经文、本草、经方，为学术规矩之宗；经验方案笔记，为灵悟变通之用，二者皆并传不朽。"清代医家周学海更是说："宋以后医书，唯医案最好看，不似注释古书之多穿凿也，每部医案中，必有一生最得力处，潜心研究，最能汲取众家之所长。"近贤章太炎更是对中医医案推崇备至，他说："中医之成绩，医案最著。欲求前人之经验心得，医案最有线索可寻，循此钻研，事半功倍。"医案是历代医案临证之心得，最能体现医家的学术思想、治疗精髓及临证经验，熟读医案是提高临床能力最直接、有效的手段之一，更是中医文化传承的主要形式之一。

针灸歌赋及医案是中医文化传承的重要载体，其中蕴含着丰富的家国情怀、担当意识、以人为本及居安思危等思想，堪称中华民族传统文化修身治国思想内核的具体体现。

◇◇◇ 第九章 ◇◇◇
针灸歌赋选读

第一节 标幽赋*(全篇)

09章01节PPT

PPT 课件

《标幽赋》为金元医家窦汉卿所著。"标幽"就是把针灸学中幽冥隐晦,精深深奥的理论,通过歌赋的形式加以阐释,让后人易学会用,故名"标幽赋"。

一、原文选读

拯救之法,妙用者針。察歲時於天道[1],定形氣[2]於予心。春夏瘦而刺淺,秋冬肥而刺深。不窮[3]經絡陰陽,多逢刺禁;既論藏府虛實,須向經尋。

【注释】

[1]察岁时于天道:岁时,指一年四季不同的气候。天道,这里指自然界的变化规律。

[2]形气:形,形体。气,脉气、血脉。指病人形体的强弱、胖瘦及气血的衰盛。

[3]穷:推究、精通、通晓。

【按语】本段为全赋的总纲,强调学习针灸要首先掌握四时之气、经络阴阳、脏腑虚实。针灸是一种非常精妙的治疗方法,它是通过调整经络气血发挥治疗作用,"察岁时""定形气",不仅是天人相应、整体思想的体现,而且是针灸的基础;"穷经络阴阳"是针灸的理论基础,"论脏腑虚实"是临床辨证施针的前提。

原夫起自中焦[1],水初下漏[2],太陰爲始,至厥陰而方終;穴出雲門,抵期門而最後。正經十二,別絡走三百餘支;正側偃伏,氣血有六百餘候[3]。手足三陽,手走頭而頭走足;手足三陰,足走腹而胸走手。要識迎隨,須明逆順。

【注释】

[1]原夫起自中焦:原,事务的开始,起源,此处为动词,推求、推究之意。夫,代词,"这"或"那",这里指经络。经脉的流注始于手太阴肺经,肺经起于中焦。

[2]水初下漏:古代用铜壶滴漏计时,将昼夜十二时辰,计一百刻。黎明寅时,水初下漏,记时开始。

[3]候:指气血循行的孔穴。

【按语】本段论述十二经脉的流注次序,手足三阴三阳经的走向规律。提出"别络走三百余支""气血有六百余候"是对全身腧穴的概括。

况夫陰陽氣血多少爲最。厥陰太陽,少氣多血;太陰少陰,少血多氣。而又氣多血少者,少陽之分;氣盛血多者,陽明之位。

先詳多少之宜[1],次察應至之氣。輕滑慢而未來,沉澀緊而已至。既至也,量寒熱而留疾[2];未至也,據虛實而候氣。氣之至也,如魚吞鈎餌之浮沉;氣未至也,似閑處幽堂之深邃[3]。氣速至而效速,氣遲至而不治。

【注释】

[1]多少之宜:根据各经脉的气血多少,以决定泻出气还是泻出血。经脉气血多少见于《素问·血气形志》《灵枢·五音五味》《灵枢·九针论》等,内容略有不同,可互参。

[2]量寒热而留疾:留,指留针。疾,指迅速出针。根据寒证和热证,而决定久留针或速刺不留针。《灵枢·经脉》:"热则疾之,寒则留之。"

[3]似闲处幽堂之深邃:好像在幽静的厅堂,寂然无所闻一样。比喻未得气时,指下空虚的感觉。

【按语】本段内容论述十二经气血多少和针下气至的感觉,气血多少是临床针刺出气或出血的依据。"轻滑慢而未来,沉紧涩而已至",是对辨别针下气至的依据。"气之至也,如鱼吞钩饵之沉浮;气未至也,似闲处幽堂之深邃",更形象地描述得气时的针感。并指出得气与疗效的关系"气速至而效速,气迟至而不治"。

觀夫九針之法,毫針最微,七星上應,衆穴主持[1]。本形金也[2],有鐫[3]邪扶正之道;短長水也[4],有決凝開滯之機[5]。定刺象木[6],或斜或正;口藏比火,進陽補羸[7]。循機捫而可塞以象土[8],實應五行而可知。然是一寸六分,包含妙理;雖細楨[9]於毫髮,同貫多歧[10]。可平五藏之寒熱,能調六府之虛實。拘攣閉塞,遣八邪而去矣。寒熱痹痛,開四關[11]而已之。

【注释】

[1]七星上应,众穴主持:指毫针上应七星。天有七星,九针之中,毫针排第七,故上应于七星。《灵枢·九针论》:"九针者,天地之大数也,始于一而终于九……七以法星。"《灵枢·九针十二原》:"七曰毫针,长三寸六分。"毫针是九针中用途最广的针,可以用于任何腧穴,故称众穴主持。

[2]本形金也:本形,指针的本质。金,金属。言针用金、银、铜、铁等金属制成,象五行的金。

[3]鐫(juān):去除、排出。

[4]短长水也:针体短长犹如坎卦,短长不一,如江河的水流,长短宽狭不同,供气血运行,像五行中的水。

[5]有决凝开滞之机:毫针有使气血瘀滞的经络恢复畅通的作用。

[6]定刺象木:针刺的角度,有直刺、斜刺、横刺等,像树木的干枝有斜有正,应五行之木。

[7]口藏比火,进阳补羸:进针前用口将针含热,相当于用火温热,有增添阳气,补益虚弱的作用,应五行之火。此法现已不用。

[8]循机捫塞以象土:循机,进针前的循经切按以宣散气血。捫,按揉,出针时按压针孔,像用土填塞河堤缺口一样,故应五行之土。

[9]楨(zhēn):古代筑土墙时两端树立的木柱,在此比喻针体。

[10]同贯多歧:歧,分歧,歧道,歧路,这里指支脉。毫针虽小如毫发,却可以沟通诸多经络的支脉。

[11]四关:指四肢肘、膝关节,见《灵枢·九针十二原》。也指合谷、太冲穴,见《针灸大成》。

【按语】本段内容以五行作比喻,阐述毫针的作用。窦氏认为毫针用途最广,具有鐫邪扶正、决凝开滞、补虚泻实的作用。毫针是针灸治疗的主要针具,本段内容将毫针及操作过程分别比类五行,是古人对针法的一种认识方式。

凡刺者,使本神朝而後入[1];既刺也,使本神定而氣隨。神不朝而勿刺,神已定而可施。定脚處[2],取氣血爲主意;下手處,認水木[3]是根基。

【注释】

[1]本神朝而后入:神,精神、神气,指患者之神,也指医者之神。朝,聚集。针刺时要待患者气血稳定,医生注意力集中,才可进针治疗。

[2]定脚处:指针刺的部位。

[3]水木:水为母,木为子。用针之时,先依据虚则补其母,实则泻其子的取穴法选穴。

【按语】本段内容强调针灸治病过程中必须密切注意患者精神意识的状态和变化,提出"本神朝而后入""神不朝而勿刺""本神定而气随""神已定而可施"的原则,这与《灵枢·本神》"凡刺之法,先必本于神"的要求是一致的,对临床防止针刺意外事故的发生,提高针灸疗效有一定的实际意义。

天地人三才也,湧泉同璇璣百會;上中下三部也,大包與天樞地機。陽蹻陽維並督帶,主肩背腰腿在表之病;陰蹻陰維任衝脈,去心腹脅肋在裏之疑。二陵二蹻二交[1],似續而交五大[2];兩間兩商兩井[3],相依而別兩支。

【注释】

[1]二陵二蹻二交:二陵,即脾经的阴陵泉、胆经的阳陵泉;二蹻,即阳蹻脉的申脉穴、阴蹻脉的照海;二交,即胆经的阳交、脾经的三阴交。

[2]似续而交五大:似续,承续,连续;交,交接,交通。五大,指两手、两足及头部。

[3]两间两商两井:两间,即大肠经的二间、三间。两商,即肺经的少商、大肠经的商阳。两井,即三焦经的天井、胆经的肩井。

【按语】本段内容阐述腧穴有节段、表里、交叉的不同治疗作用。经穴因其所在经脉和所属脏腑不同,其治疗作用也有不同,有呈节段性的治疗作用;有长于治疗脏腑在里之证,有偏于治疗肢体在表之证;有因经脉交叉贯通而能治多经疾病。分别举出"天地人""上中下""在表""在里""五大"部位的腧穴说明其治疗作用,指出奇经八脉的不同主病,可作临床时的参考。

大抵取穴之法,必有分寸;先審自意,次觀肉分;或伸屈而得之,或平直而安定。在陽部筋骨之側,陷下爲真;在陰分郤膕之間,動脈相應。取五穴用一穴而必端;取三經用一經而可正。頭部與肩部詳分,督脈與任脈易定。

【按语】本段内容论述针灸必须掌握准确的取穴方法。提出的"陷下为真""动脉相应"等古人的取穴经验。取五穴用一穴、取三经用一经是根据对比相互位置取穴的方法。临床要正确把握骨度分寸、取穴体位、解剖位置,才能达到确保安全及疗效的目的。

明標與本,論刺深刺淺之經;住痛移疼,取相交相貫之徑[1]。

豈不聞藏府病,而求門、海、俞、募[2]之微;經絡滯,而求原、別、交、會[3]之道。更窮四根、三結[4],依標本而刺無不痊;但用八法、五門[5],分主客[6]而針無不效。八脈始終連八會,本是紀綱;十二經絡十二原,是爲樞要。

一日取六十六穴之法^[7]，方見幽微；一時取一十二經之原^[8]，始知要妙。

【注释】

[1] 相交相贯之径：相交，指数经相交。相贯，指经脉贯通交会。径，同"经"，指取多经相交会的腧穴。

[2] 门、海、俞、募：门，指以"门"命名的腧穴，如章门、期门、神门、幽门等共22穴。海，指以"海"命名的腧穴，如气海、照海、血海、少海、小海共5穴。俞，指背俞穴，如肝俞、肾俞等。募，指胸腹部的募穴，如中府、中脘等。门海俞募是治疗脏腑疾病的重要经穴。

[3] 原、别、交、会：原，指十二原穴。别，指十五络穴。交，指数经相交的腧穴，如三阴交等。会，指八脉交会穴。原别交会等腧穴贯通数经，故能治疗数经病证。

[4] 四根、三结：指十二经脉根结部位的腧穴。四根，指四肢末端阴阳之气相互交结的部位。三结，指头、胸、腹经气归结的处所。《灵枢·根结》："太阳根于至阴，结于命门，命门者，目也。阳明根于厉兑，结于颃颡，颃颡者钳大，钳大者耳也。"

[5] 八法、五门：八法，指窦氏的八法流注之说。五门，指五门十变之五门，意指流注针法。

[6] 主客：指用八脉交会穴治病时，要分主和客，主客相应。如《针灸大成》："主客者，公孙主，内关客之类是也。"

[7] 一日取六十六穴之法：《子午流注针经》阎明广称："昼夜十二时，气血行过六十俞也。"此指子午流注取穴法，手足三阴经井荥输经合共30穴，手足三阳经井荥输原经合共36穴，计66穴。阎氏所称昼夜气行60穴，明代高武《针灸聚英》中载"六十六穴阴阳二经相合相生养子流注歌。"

[8] 一时取一十二经之原：指一个时辰只取用一经原穴的方法。《针方六集·标幽赋》注："子时在手少阴，原曰神门；丑时在手太阴，原曰太渊；寅时在手少阳，原曰阳池；卯时在手阳明，原曰合谷；辰时在手太阳，原曰腕骨；巳时在手厥阴，原曰大陵；午时在足少阴，原曰太溪；未时在足太阴，原曰太白；申时在足少阳，原曰丘墟；酉时在足阳明，原曰冲阳；戌时在足太阳，原曰京骨；亥时在足厥阴，原曰太冲。气穴广矣，独以此为生气之源，按时取刺。"

【按语】本段内容阐述各类腧穴的治疗作用。在腧穴中，某些有特殊治疗作用的腧穴已列为特定穴，但还有很多其他腧穴仍有重要治疗作用，如本文提出的以门、海命名的腧穴治脏腑病，交会穴治疗疼痛，根结、标本部的腧穴也有很好的疗效，以及子午流注取穴。

原夫補瀉之法，非呼吸而在手指；速效之功，要交正而識本經^[1]。交經繆刺，左有病而右畔^[2]取；瀉絡遠針^[3]，頭有病而腳上針。巨刺與繆刺各異，微針與妙刺^[4]相通。觀部分而知經絡之虛實，視浮沉而辨藏府之寒溫。

【注释】

[1] 交正而识本经：交正，指十二经的阴阳表里配合。凡正经属阴经，属里属脏者，其交经必是阳经，属表属腑；正经属阳经，属表属腑者，其交经必是阴经，属里属脏。取本经腧穴治本经之病，称"本经取穴"，也称"正经取穴"；兼用与本经相合之经的腧穴则称"交经配穴"。表里经配穴是针灸常用的配穴方法。

[2] 畔：边侧之意。《楚辞·渔父》："行吟泽畔。"

[3] 泻络远针：泻络，浅刺络脉出血，用于治疗血瘀气滞证。《素问·调经论》："病在血，调之络。"远针，指远道刺法。《灵枢·官针》："远道刺者，病在上取之下，刺腑腧也。"

[4] 微针与妙刺：微针，指微小纤细的毫针。妙刺，指各种巧妙的刺法。

【按语】本段内容列举了左病右取、右病左取、上病下取、下病上取和远道取穴法，以及治疗络脉病的缪刺法，治疗经脉病的巨刺法等，都是常用的有效方法。并且指出能否达到补泻效应，主要依靠熟练的手法操作和准确的辨证论治。这些经验对临床均有很强的指导作用。

且夫先令針耀而慮針損，次藏口內而欲針溫。目無外視，手如握虎；心無內慕，如待貴人。左手重而多按^[1]，欲令氣散；右手輕而徐入，不痛之因。空心恐怯，直立侧而多晕；背目沉掐[2]，坐卧平而没昏。

【注释】

[1]左手重而多按：针刺前，先用左手拇指爪甲在穴位上切按，以宣散气血，减轻疼痛。

[2]背目沉掐：背着病人的视线，不要让病人直接看着进针。进针前先在穴上用拇指重切穴位，以减轻针刺疼痛。

【按语】 本段内容阐述针刺前应做好准备工作，以预防针刺意外。首先是选择坐卧体位，不得站立位针刺。还要洁净针具，检查针具有无残损。对饥饿、恐惧的患者不要急于治疗，否则易致晕针。进针时不要让患者看着进针，并用左手指甲在腧穴上重力切压，以分散患者注意力。同时，右手将针轻巧地刺入穴位，既可减轻针刺疼痛，又可防止晕针、断针等事故的发生。

推於十干、十變，知孔穴之開闔[1]；論其五行、五藏，察日時之旺衰[2]。伏如橫弩，應若發機。陰交、陽別而定血暈[3]，陰蹻、陽維[4]而下胎衣。痹厥偏枯[5]，迎隨俾經絡接續；漏崩帶下，溫補使氣血依歸。靜以久留，停針待之。

【注释】

[1]推于十干、十变，知孔穴之开阖：十干，即甲、乙、丙、丁、戊、己、庚、辛、壬、癸十个天干，是古人用于计数或记日时的符号。十变，指五门十变的法则。此处指自然界阴阳盛衰的十干与经络气血流注规律结合的子午流注针法。阖，闭也。子午流注按时取穴中应时的经穴经气旺，为开穴；不应时的经穴经气衰，为闭穴。

[2]论其五行、五脏，察日时之旺衰：十干和五脏各配五行，根据五脏之气按五行相生相克的规律，作为辨察疾病旺衰、轻重及治疗的依据。日时，指子、丑、寅、卯、辰、巳、午、未、申、酉、戌、亥十二时辰。受日时之生克，生本脏者，是向愈之兆，为旺；克本脏者，是加重之征，为衰。经穴经气应时旺，不应时衰，旺时针刺疗效好，衰时一般不针刺。

[3]阴交、阳别而定血晕：阴交，指脾经的三阴交和任脉的阴交。阳别，是三焦经原穴阳池的别名，亦称别阳。配合应用，能治疗妇科因失血而造成的血晕证。

[4]阴蹻、阳维：阴蹻，指肾经与阴蹻脉相通的照海。阳维，指三焦经与阳维脉相通的外关。胎衣在胞中，赖肾气维系，针照海以泻肾，补外关以行气，两穴补泻配合，有下胎衣的作用。

[5]痹厥偏枯：痹，指四肢屈伸不利，肌肉麻木不仁。《素问·五脏生成》："血凝于肤者，为痹。"厥，指四肢逆冷，或气闭昏厥等。《伤寒论》第三百三十七条："凡厥者，阴阳气不相顺接便为厥。厥者，手足逆冷者是也。"偏枯，即半身不遂，手不握，足不行。

【按语】 本段内容论述按时取穴，应时的经穴经气旺，不应时的经穴经气衰，是按时开穴针法的理论依据，是天人合一观在针刺方法上的体现。古人通过对客观现象的直观观察所得出的这种时间医学思想，纯朴而深刻，值得进一步研究。

必准者，取照海治喉中之閉塞[1]；端的處，用大鍾治心內之呆痴。大抵疼痛實瀉，癢麻虛補[2]。體重節痛而俞居[3]，心下痞滿而井主。心脹咽痛，針太衝而必除[4]；脾冷胃痛，瀉公孫而立愈。胸滿腹痛刺內關，脅疼肋痛針飛虎[5]。筋攣骨痛而補魂門，體熱勞嗽而瀉魄戶[6]。頭風頭痛，刺申脈與金門[7]；眼癢眼痛，瀉光明與地五。瀉陰郄止盜汗，治小兒骨蒸[8]；刺偏歷利小便，醫大人水蠱[9]。中風環跳而宜刺，虛損天樞而可取[10]。

【注释】

[1]取照海治喉中之闭塞：肾经循喉咙挟舌本，肾阴不足，虚火循经上炎，可致喉痹。补照海，肾经腧穴，可滋水降火，清利咽喉。对喉痹、声哑咽痛、咳唾有血者刺之有效。

〔2〕疼痛实泻,痒麻虚补:疼痛多属经络气血瘀滞不通,故用泻法。瘙痒麻木多由血气虚弱,营卫不和所致,故用补法。

〔3〕俞居:俞,指五输穴中的输穴。居,治也。《难经·六十八难》:"俞主体重节痛。"

〔4〕心胀咽痛,针太冲而必除:古人常"心胸"二字并用,故此处的心胀,实指心胸胀满。肝经"循喉咙之后,上入颃颡",肝气郁结则胸胁胀满。泻太冲,肝之原穴。有疏肝解郁、清热泻火的功效。

〔5〕飞虎:即支沟穴,胁肋部是少阳经所过之处,故取手少阳经支沟以疏泄少阳之火。

〔6〕泻魄户:膀胱经穴,与其旁一寸半的肺俞,同为治虚劳咳嗽、阴虚潮热的要穴。

〔7〕头风头痛,刺申脉与金门:头风与头痛有别,头风时作时止,发作有时;头痛包括一切急、慢性头痛。金门是膀胱经之郄穴;申脉属膀胱经,阳跷脉之交会穴。膀胱经与阳跷脉,皆循行于头部,两穴相配可治头痛。

〔8〕泻阴郄止盗汗,治小儿骨蒸:阴郄,手少阴心经郄穴,汗为心液,泻阴郄穴可清心泻火、除烦热,有治疗小儿骨蒸潮热、阴虚盗汗的作用。

〔9〕刺偏历利小便,医大人水蛊:偏历,手阳明大肠经的络穴。水蛊,水臌病,以大腹水肿为主症。大肠经主津液所生病,大肠经与肺经相表里,肺为水之上源,有调节水液代谢作用。偏历兼通两经,故有利小便而医臌胀的作用。

〔10〕虚损天枢而可取:胃为水谷之海,气血生化之源。天枢,胃经腧穴,大肠募穴。在脐旁,为治中、下焦脏腑病要穴,很多疾病引起的虚损都可取天枢配合治疗。

【按语】本段内容阐述内科杂病的证治,举出喉痹、痴呆、关节疼痛、心下痞满、心胀、胸满、腹痛、胁肋疼痛、劳嗽、头痛、眼疾、盗汗、水蛊、中风、虚损等病的治疗。绝大部分是循经取穴,其中以五输穴、原穴、郄穴、络穴为主。疼痛、痒麻属虚或属实,应据具体病情辨证。

由是午前卯後,太陰生而疾溫[1];離左酉南,月朔死而速冷[2]。循捫彈努,留吸母而堅長[3];爪下伸提,疾呼子而噓短[4]。動退空歇,迎奪右而瀉涼[5];推內進搓,隨濟左而補暖[6]。

【注释】

〔1〕午前卯后,太阴生而疾温:指辰巳两个时辰(即上午七至十一时)。太阴,在此指月亮。太阴生,指农历每月初一之后,全晦的月亮由缺渐至月圆。每天在中午前的辰巳两个时辰内,太阳的光热由弱转强,气温渐高,相当于月亮在十五之前由月缺至月圆一样,此时宜用温补法。

〔2〕离左酉南,月朔死而速冷:离,是八卦中的一卦,属火位,居南方,地支是午,故离又指午时。酉在西方,由午向左转至酉时,经过未申两个时辰。月朔死,指农历每月十五之后,月亮由圆渐转月缺,至初一(朔)而全晦。未申两个时辰,太阳西下,光热由强转弱,气温渐低,相当于每月十五之后,月亮由月圆转月缺一样,此时宜用凉泻法。

〔3〕留吸母而坚长:留,指留针取热。吸,指吸气时出针。母,是"虚则补其母,实则泻其子"的补母穴法。坚长,指补法治疗后,患者精力充沛,气血旺盛。

〔4〕疾呼子而嘘短:疾,疾速进针。呼,呼气时出针。子,补母泻子取穴法的泻子法。嘘,是用口慢慢地呼气。嘘短,指用泻法后,邪气衰减,患者张口呼吸的肺失清肃症状减轻了。

〔5〕动退空歇,迎夺右而泻凉:动,指针进穴内深层后,将针提插捻动。退,将针提出。空,将针提高少许,让针下有一点空隙。歇,留针。迎夺,指泻法。右,以右手拇、示二指持针,拇指向后退,示指向前,使针身右转。泻法后,患者有针下清凉的感觉。

〔6〕推内进搓,随济左而补暖:推内,指针入穴内浅层后,缓慢将针推入深层。《难经·七十八难》云"得气,因推而内之是谓补"。进搓,进针搓捻手法。随济,指补法。左,以右手拇、示二指持针,拇指向前,食指向后,使针体左转。补法后,患者有针下热感。

【按语】本段内容根据日月光热强弱论述补泻的宜忌,提出午前卯后(辰巳两个时辰)用温补法,离左酉南(未申两个时辰)用凉泻法。这种方法与《素问·八正神明论》"是以天寒无刺,天温无疑。月生无泻,月满无补,月廓空无治,是谓得时而调之"的含义基本相同。由于它有较大的局限性,现代临床较少使用。文中提出的提插、呼吸、捻转、迎随等补泻手法,限于歌赋体裁,不可能详细描述,故应与其他文献互相参考使用。

　　慎之！大患危疾,色脈不順[1]而莫針;寒熱風陰[2],饑飽醉勞而切忌。望不補而晦不瀉[3],弦不奪而朔不濟[4];精其心而窮其法,無灸艾而壞其皮;正其理而求其原,免投針而失其位。避灸處而加四肢,四十有九[5];禁刺處而除六俞,二十有二[6]。

【注释】

[1]色脉不顺:指形色和脉象不符。

[2]寒热风阴:指天气大寒大热,刮大风和阴晦天气。

[3]望不补而晦不泻:望,即望日,是农历每月十五日。晦,即晦日,是农历每月三十日。

[4]弦不夺而朔不济:弦,指上弦(农历每月初七、初八日)和下弦(农历每月二十二、二十三日)。朔,农历每月初一。意思是上弦,下弦不要用泻法,初一不要用补法。

[5]四十有九:指头面、胸腹背和四肢的禁灸部位共有四十九处。

[6]禁刺处而除六俞,二十有二:禁刺的穴位,除《灵枢·背腧》外,认为灸之则可,刺之则不可的肺俞等六个背俞穴,共有二十二个禁穴。

【按语】本段内容阐述针灸注意事项和禁忌,将色脉不符、气候寒温、饥饱劳醉、禁针灸穴等列为针灸禁忌事项,为临床治疗时所应注意。

　　抑又聞高皇抱疾未瘥,李氏刺巨闕而後蘇[1];太子暴死爲厥,越人針維會而復醒。肩井、曲池,甄權[2]刺臂痛而復射;悬鍾、環跳,華佗刺躄足而立行。秋夫[3]針腰俞而鬼免沉痾,王纂[4]針交俞而妖精立出。取肝俞與命門,使瞽士視秋毫之末;刺少陽與交別,俾聾夫聽夏蚋之聲[5]。

　　嗟夫！去聖逾遠,此道漸墜。或不得意而散其學,或衒其能而犯禁忌。愚庸智淺,難契於玄言,至道淵深,得之者有幾？偶述斯言,不敢示諸明達者焉,庶幾乎童蒙之心啓。

【注释】

[1]李氏刺巨阙而后苏:吴崑《针方六集》:"高皇,金之高皇。李氏,今不能考。巨阙,心之募也,主五脏气相干,卒心痛,尸厥,此巨刺也。"金之高皇,指金太祖完颜旻,他于1115年建立金朝。

[2]甄权:隋唐名医,撰有《针方》《明堂人形图》等书。曾治鲁州刺史库狄嶺患风痹,手不能挽弓射箭,甄权针肩髃,立能援弓引射。肩井,当作肩髃。

[3]秋夫:徐秋夫,南朝宋医家,做射阳县令,善于用针治病。传说他夜闻鬼求治腰痛,便针草人,下针即愈。见《南史·张融传》。

[4]王纂:刘宋医家,习览经方,尤工针石,远近知其名,所疗多效。此典出自《异苑》。

[5]刺少阳与交别,俾聋夫听夏蚋(ruì)之声:少阳,指听会穴;交别,指阳池穴。蚋,蚊子一类的昆虫。

【按语】

　　本段内容用古代名医的针灸治疗病案,说明针灸疗效的神验,进而叙述了由于针道渐衰,致使从事针灸专业的人,或"不得意而散其学",或"炫其能而犯禁忌"。作者鉴于针灸学的理论深奥,"愚庸智浅,难契于玄言"及"得之者有几"等原因著述本赋,以使深奥的针灸理论,能够标而明之,以利于初学者学习。

二、学习小结

本篇指出针灸是一种非常精妙的技术,首先应掌握十二经脉的起止腧穴、流注规律和经脉逆顺、手足三阴三阳经的走向特点,指出"要识迎随,须明逆顺"。阐述各经气血多少与针感的关系,论述气至、未至之象,气至与疗效的关系。提出毫针具有决凝开滞、蠲邪扶正、补虚泻实的作用。强调在针灸治病过程中,医患配合与治神的重要,提出"本神朝而后入""神不朝而勿刺"。

提出"伸屈""平直""陷下为真""动脉相应""取五穴用一穴""取三经用一经"等准确取穴的经验。列举"天地人""上中下""在里""在表""五大"部位相对应取穴,阐述经穴有节段、表里、交叉的治疗作用,并论述子午流注针法是根据人体生理活动周期性规律开取相应五输穴、原穴的取穴方法。

提出针前要洁净针具、检查针体、选择体位、避免空腹,强调左右手配合进针的操作要领。将色脉不符、气候寒温、饥饱劳醉、禁针灸穴等列为针灸禁忌事项。列举了左病右取,右病左取,上病下取,下病上取和远道取穴法,以及缪刺法、巨刺法。还提出根据日月的光热强弱选择补泻的时机,"午前卯后"(辰巳两个时辰)用温补法,"离左酉南"(未申两个时辰)用冷泻法。

阐述了血晕、胞衣不下、崩漏、带下、喉痹、痴呆、关节疼痛、心下痞满、心胀、胸满、腹痛、胁肋疼痛、劳嗽、头痛、眼疾、盗汗、水蛊、中风、虚损等多种病证的取穴方法,绝大部分是循经取穴,其中以十二经肘、膝以下的五输穴、原穴、郄穴、络穴等特定穴为主。

三、阅读练习(对下列原文加标点,并注释或翻译加点的词、句)

窦默幼知读书毅然有立志族祖旺为郡功曹令习吏事不肯就会国兵伐金默为所俘同时被俘者三十人皆见杀惟默得脱归其乡家破母独存惊怖之余母子俱得疾母竟亡葬而大兵复至遂南走渡河依母党吴氏医者王翁妻以女使业医转客蔡州扶病遇名医李浩授以铜人针法金主迁蔡默恐兵且至又走德安湖北安陆孝感令谢宪子以伊洛性理之书授之默自以为昔未尝学而学自此始适中书杨惟中奉旨招集儒道释之士默乃北归隐于大名与姚枢许衡朝暮讲习至忘寝食继还肥乡以经术教授由是知名世祖在潜邸遣召之默变姓名以自晦使者俾其友人往见而微服踵其后默不得已乃拜命既至问以治道默首以三纲五常为对世祖曰人道之端孰大于此失此则无以立于世矣默又言帝王之道在诚意正心心既正则朝廷远近莫敢不一于正一日凡三召与语奏对皆称旨自是敬待加礼不令暂去左右俄命皇子真金从默学赐以玉带钩谕之曰此金内府故物汝老人佩服为宜且使我子见之如见我也久之请南还命大名顺德各给田宅有司岁具衣物以为常世祖即位召至上都天泽时宣抚河南帝即召拜右丞相以默为翰林侍讲学士默为人乐易平居未尝评品人物与人居温然儒者也至论国家大计面折廷争人谓汲黯无以过之后累赠太师封魏国公谥文正(《元史列传·窦默》)

复习思考题

1. 如何理解《标幽赋》对针刺得气的描述?
2. 如何评价《标幽赋》中用五行理论说明毫针的用途和性质?
3. 窦氏对腧穴的治疗特点和取穴方法是如何论述的?

PPT 课件

第二节 通玄指要赋（全篇）

窦汉卿的《通玄指要赋》旨在将深奥难明的针灸理论与临床实践互相贯通，本文指出针刺是临床治病的好方法，可以扶正祛邪，调和阴阳，其中有"神机之妙"。故名"通玄指要赋"。

一、原文选读

必欲治病，莫如用針。巧運神機[1]之妙，工開聖理之深。外取砭針，能蠲邪而扶正；中含水火[2]，善回陽而倒陰[3]。

原夫絡別支殊，經交錯綜，或溝池谿谷以歧異，或山海丘陵而隙共[4]。斯流派以難揆[5]，在條綱而有統。理繁而昧，縱補瀉以何功？法捷而明，曰迎隨而得用。

【注释】

［1］巧运神机：善于运用针灸医术。

［2］中含水火：水火，即寒热，指针术有热补凉泻的效应。

［3］回阳而倒阴：指针刺术可以使阳厥者阳回，阴竭者阴复。

［4］或沟池溪谷以歧异，或山海丘陵而隙共：或，有的。歧，路，岔路，这里指经脉循行的道路。经脉因循行通过部位的深浅不同，而以沟、池、溪、谷命名腧穴加以区别。腧穴所在的部位形状不同，分别以山、海、丘、陵命名区别，但是穴位都在孔隙或凹陷中，这是共同一致的。

［5］揆：揣测，这里引申为掌握。

【按语】针灸能祛邪扶正，调和阴阳，故能够治疗疾病。本段内容阐述针灸要掌握经络、腧穴和刺灸方法。提出必须掌握经络的循行分布和各类腧穴的作用，针刺才能取得良好效果。否则，虽然做了补泻刺法，也是徒劳无功的。

且如行步難移，太衝最奇[1]。人中除脊膂之強痛[2]，神門去心性之呆痴。風傷項急，始求於風府[3]；頭暈目眩，要覓於風池[4]。

【注释】

［1］行步难移，太冲最奇：肝主筋而藏血，太冲为足厥阴肝经原穴。《素问·五脏生成》："故人卧血归于肝，肝受血而能视，足受血而能步，掌受血而能握，指受血而能摄。"太冲有疏经活络的作用，可治下肢瘫、痹证、痿等证。

［2］人中除脊膂之强痛：人中为督脉腧穴。《难经·二十九难》："督脉为病，脊强而厥。"人中有通调督脉气血，治脊膂强痛的作用。

［3］风伤项急，始求于风府：风府为督脉腧穴，督脉为阳脉之海，阳主表。风寒外束肌表，颈项强痛，恶风寒者，泻风府有疏风散寒、解除颈项强痛的作用。

［4］头晕目眩，要觅于风池：风池为足少阳胆经腧穴。肝胆相表里，《素问·至真要大论》："诸风掉眩，皆属于肝。"肝开窍于目，肝血虚，则视物不明，肝胆火旺，则目赤痛。故风池有疏风解表，清利头目的作用，可以治疗眩晕。

【按语】本段内容阐述行步艰难、脊膂强痛、风伤项急、头晕目眩等症的取穴。

耳閉須聽會而治也，眼痛則合谷以推之[1]。胸結身黃，取湧泉而即可[2]；腦昏目赤，瀉攢竹以偏宜。若兩肘之拘攣，仗曲池而平掃；四肢之懈惰，憑照海以消除[3]。

【注释】

[1] 眼痛则合谷以推之：阳明行人身之前,合谷为手阳明大肠经原穴。取合谷,有清阳明热的作用,可以治疗目赤痛。

[2] 胸结身黄,取涌泉而即可：胸结身黄指肝胆热邪结于胸中,出现胸胁胀满疼痛,黄疸,口干,烦热之病证。涌泉为足少阴肾经井穴。《灵枢·经脉》:"肾,足少阴之脉……从肾上贯肝膈,入肺中……注胸中。"泻涌泉,有清热去湿,开郁退黄的作用。

[3] 四肢之懈惰,凭照海以消除：照海为足少阴肾经腧穴,八脉交会穴之一,通于阴跷,肾藏精主骨。《难经·二十九难》:"阴跷为病,阳缓而阴急;阳跷为病,阴缓而阳急。"故取照海穴,能治疗四肢懈惰的疾病。

【按语】 本段内容阐述五官、四肢、黄疸等疾病的取穴。

牙齒痛呂細堪治[1],頭項強承漿可保[2]。太白宣導於氣衝[3],陰陵開通於水道[4]。腹膜而脹,奪內庭兮休遲;筋轉而疼,瀉承山而在早。

【注释】

[1] 牙齿痛吕细堪治：吕细,太溪穴的别名。太溪是肾经原穴,能滋肾,故可以治疗虚火牙痛。

[2] 头项强承浆可保：承浆,任脉经穴。冲、任、督皆起于胞中,一源三歧,督脉上抵头项,任、督脉气相通。用位于前面的阴脉治疗背侧阳经的头项强,属从阳引阴的取穴方法。

[3] 太白宣导于气冲：太白,足太阴脾经原穴,能宣导气血。气冲,足阳明胃经腧穴,冲脉的起始部,能治气逆上冲。

[4] 阴陵开通于水道：阴陵,指脾经合穴阴陵泉。水道,足阳明胃经腧穴。二穴配合,有健脾利水、疏通水道的作用,可治疗小便不利、水肿等。

【按语】 本段内容阐述牙痛、项强、气逆上冲、小便不利,腹胀等病证的取穴。

大抵腳腕痛,昆侖解愈;股膝疼,陰市能醫。癇發癲狂兮,憑後谿而療理;瘧生寒熱兮,仗間使以扶持。期門罷胸滿血膨而可已[1],勞宮退胃翻心痛[2]亦何疑! 稽[3]夫大敦去七疝之偏墜,王公[4]謂此;三里却五勞之羸瘦[5],華老言斯。

【注释】

[1] 期门罢胸满血膨而可已：肝经分布于胁肋部,肝藏血,期门,足厥阴肝经募穴。募穴为脏腑气血在胸腹部结聚的部位,故期门可以治疗肝气郁结,气滞血瘀所致的胸满血膨之病证。

[2] 胃翻心痛：胃翻,即反胃,其症状是食入之后,停留胃中,朝食暮吐,暮食朝吐,皆属未经消化的食物;心痛,即胃脘痛。古代九种心痛之说,大多是指胃脘痛而言。

[3] 稽：考察、考核、核实。

[4] 王公：指唐代医家王冰。《素问·缪刺论》:"卒疝暴痛,刺足大指爪甲上与肉交者",王冰注:"谓大敦穴"。

[5] 三里却五劳之羸瘦：胃为后天气血生化之源。胃之下合穴足三里,有健脾胃,滋气血的作用,能治五劳等衰弱病证。五劳,即心劳、肝劳、脾劳、肺劳、肾劳。

【按语】 本段内容阐述膝、腕、脚痛,以及癫、狂、痫、疟疾、血膨、反胃、胃脘痛、五劳病等病证的取穴。

固知腕骨祛黃[1],然骨瀉腎[2],行間治膝腫目疾[3],尺澤去肘疼筋緊。目昏不見,二間宜取[4];鼻窒無聞,迎香可引。

【注释】

[1] 腕骨祛黄：腕骨,手太阳小肠经原穴。《灵枢·经脉》小肠经:"主液所生病者,耳聋,目黄……"泻腕骨有清热利湿,退黄疸的作用。

[2] 然骨泻肾：然骨,即然谷穴,足少阴肾经荥穴。《难经·六十八难》:"荥主身热。"泻然谷能清热除烦,

笔记栏

有泻肾之功。

〔3〕行间治膝肿目疾:行间,足厥阴肝经荥穴。肝开窍于目,经脉连于目系,经脉气血阻痹,壅滞不通,则经脉所处红肿热痛。肝火炽盛,则目睛赤痛。泻行间可以清热泻火,清肝明目,消肿止痛。

〔4〕目昏不见,二间宜取:二间,手阳明大肠经荥穴。经脉从手走头,止于面部。泻二间有清热疏风,明目去翳的作用,可以治疗因风热所致目昏不见的病证。

【按语】本段内容阐述黄疸及眼、鼻、膝、肘疾病的取穴。

肩井除兩臂難任[1],絲竹療頭疼不忍[2]。咳嗽寒痰,列缺堪治[3];眵䁢冷淚,臨泣尤準[4]。髖骨[5]將腿痛以袪殘,腎俞把腰疼而瀉盡。以見越人治尸厥於維會[6],隨手而蘇;文伯瀉死胎於陰交,應針而隕。

【注释】

〔1〕肩井除两臂难任:肩井,足少阳胆经腧穴,是胆、三焦、胃、阳维四脉之会,能宣通肩背经络气血,为治疗肩背疼痛、臂不能举的常用要穴。

〔2〕丝竹疗头疼不忍:丝竹,即丝竹空穴,手少阳三焦经穴,是三焦经和胆经交接之处。少阳行人身之侧,取本穴有疏风散热,通络止痛的作用。

〔3〕咳嗽寒痰,列缺堪治:列缺,手太阴肺经络穴,有宣肺止咳、除痰顺气的作用。更由于肺经由此别走阳明,补之以温阳化水、宣肺散寒,有治咳嗽寒痰的作用。

〔4〕眵䁢冷泪,临泣尤准:眵䁢,较稠厚的眼分泌物,多属热证。冷泪,泪出清稀,多属寒证。临泣,指头临泣,足少阳胆经腧穴,足少阳、太阳、阳维三脉之会。胆经起于目锐眦,临泣与眼关系密切,热证宜用泻法,虚证宜用补法或多灸,为治眼病常用穴。

〔5〕髖骨:足少阳胆经环跳穴的别名。

〔6〕维会:《针灸大成》:维会"乃玉泉穴,在脐下四寸是穴,手之三阳脉,维于玉泉,是足三阳脉会,治卒中尸厥,恍惚不省人事。"

【按语】本段内容阐述四肢腰脊、头痛眼疾、咳嗽等病证的取穴,举前人治尸厥、泻死胎的病案以说明针灸的疗效。

聖人於是察麻與痛,分實與虛;實[1]則自外而入也,虛[2]則自內而出歟! 以故濟母而裨其不足,奪子而平其有餘[3]。

【注释】

〔1〕实:指补法。

〔2〕虚:指泻法。

〔3〕济母而裨其不足,夺子而平其有余:补母泻子取穴法中,虚则补其母,实则泻其子的取穴方法。

【按语】本段内容强调针灸治疗必须遵循辨证论治的原则,要辨证求因,作出准确诊断和合理配穴。并以麻、痛为例,辨别虚证和实证,采用"虚则补其母,实则泻其子"的取穴法。

觀二十七之經絡[1],一一明辨;據四百四之疾藏[2],件件皆除。故得夭枉[3]都無,躋[4]斯民於壽域;幾微已判,彰往古之玄書。

【注释】

〔1〕二十七之经络:即十二正经和十五别络。

〔2〕据四百四之疾藏:指古代归纳的针灸能治疗的病证约有四百余种。

〔3〕夭枉:夭,短命、早死。枉,误伤其命。

〔4〕躋:登。

【按语】本段内容强调经络理论在针灸治疗中的重要作用。

抑又聞心胸病,求掌後之大陵;肩背患,責肘前之三里。冷痹腎敗,取足陽明之土[1];連臍腹痛,瀉足少陰之水[2]。脊間心後者,針中渚而立痊;脅下肋邊者,刺陽陵則即止。頭項痛,擬後谿以安然;腰腳疼,在委中而已矣。夫用針之士,於此理苟能明焉,收袪邪之功,而在乎撚指。

【注释】

[1]冷痹肾败,取足阳明之土:冷痹肾败,指寒湿所侵致使肾气不足的腰膝痹痛。足阳明胃经之土,即足阳明胃经合穴足三里。足阳明胃经属土,足三里配五行亦属土,故足三里为土经的土穴。

[2]连脐腹痛,泻足少阴之水:足少阴肾经起于足心,循下肢内侧上股内廉,入腹挟脐。若感受风寒之邪,致脐腹疼痛,证属寒痛。足少阴之水即足少阴肾经合穴阴谷穴。阴谷穴配五行属水,故称阴谷为足少阴之水。

【按语】本段内容以心、胸、胁、肋、腰腿、头项等病证治疗为例,说明循经取穴的方法。进一步阐述经络理论在针灸治疗中的重要作用,并以经脉的循行分布规律为依据提出按经取穴方法。如心胸的病证,以心包经穴为主的取穴方法,是因心包经循胸出胁之故。胁肋病可取循行于人身之侧的少阳胆经穴为主;腰脚部痛,可取循行于人身背后的足太阳经穴为主。肩部疾患可取循行于肩背的手阳明经穴为主。与《四总穴诀》的"肚腹三里留,腰背委中求,头项寻列缺,面口合谷收"一样,体现循经取穴原则在临床上的具体运用。还补充了胸、胁、肩部的取穴方法,对针灸临床有一定的参考价值。

二、学习小结

本赋侧重于阐述治疗取穴,对针灸临床极有参考价值。列举了五官、外科、内科、妇科等30多种常见病证的针灸辨证施治方法,是窦氏用经络学理论指导辨证取穴的经验总结。重视配穴理论的应用,强调补母泻子取穴法、循经远隔取穴、局部取穴、按经取穴及特定穴的临床应用,补充了胸、胁、肩部的取穴方法。强调辨证论治,并以麻与痛为例,说明辨别虚证和实证。而辨证求因,是准确诊断和合理配穴治疗的基础。

三、阅读练习(对下列原文加标点,并注释或翻译加点的词、句)

望闻问切推明得病之原补泻迎随揭示用针之要予余是学始迄于今虽常覃思以研精竟未钩玄而索隐俄经传之暇日承外舅之训言云及世纷续推兵扰其人也神无依而心无定或病之精必夺而气必衰兼方国因乱而隔殊药物绝商而那得设访有效历市无求不若砭功立排疾势乃以受教遂敏求师前后仅十七年晓会无一二辈后避屯于蔡邑方获诀于李君斯人以针道救疾也除疼痛于目前愈瘵疾于指下信所谓伏如横弩应若发机万举万全百发百中者也加以好生之念素无窃利之心尝谓予曰天宝不泄于非人圣道须传于贤者仆不自揆遂伸有求之恳获垂无吝之诚授穴之所秘者四十有三疗疾而弗瘳者万千无一遂铭诸心而著之髓务拯其困而扶其危而后除疼痛迅若手拈破结聚涣如冰释夫针也者果神矣哉然念兹穴俞西或亡借其声律则易记辄裁八韵赋就一篇讵敢匿于己私庶共传于同志岁次壬辰重九前二日谨题(《针经指南·流注指要后序》)

复习思考题

1. 简述《通玄指要赋》的针灸选穴特点。

2.《标幽赋》与《通玄指要赋》在论述重点方面有何不同?

PPT 课件

第三节　席弘赋(全篇)

《席弘赋》见于《针灸大全》,是针灸歌赋中理论和临床经验较为丰富的著作之一。是根据席弘的针灸经验所作,故名为"席弘赋"。

一、原文选读

凡欲行針須審穴,要明補瀉迎隨訣[1],胸背左右不相同[2],呼吸陰陽男女別[3]。

【注释】

[1]要明补泻迎随诀:补泻迎随有两个意思,一是针向补泻,即逆着经脉来的方向针为泻法,顺着经脉去的方向针为补法。二是在经气旺盛的时间针刺,为泻法的时机;在经气已过的时间针刺,为补针的时机。

[2]胸背左右不相同:指人体各部的阴阳分属,即胸腹为阴,背为阳;右为阴,左为阳。

[3]呼吸阴阳男女别:古代认为针刺补泻可因阴阳、男女、呼吸而有区别。《医经小学》:"呼气时左转为补,吸气时右转为泻。"《神应经》:"人身左边,右手以大指向前捻为补,大指后退为泻;人身右边,右手以大指后退为补,大指向前为泻。男子为阳,午前左转为补,右转为泻;午后右转为补,左转为泻。女人为阴,与此相反。"

【按语】本段内容强调针灸必须掌握腧穴和补泻手法。阐述了明代的补泻手法,其特点是将《黄帝内经》的疾徐、迎随、呼吸、开阖、提插等单式手法,结合阴阳、男女、左右、九六等发展为复式补泻手法。

氣刺兩乳求太淵[1],未應之時瀉列缺;列缺頭痛及偏正,重瀉太淵無不應[2]。耳聾氣痞聽會針,迎香穴瀉功如神[3]。誰知天突治喉風[4],虛喘須尋三里中[5]。手連肩脊痛難忍,合谷針時要太衝[6]。曲池兩手不如意,合谷下針宜仔細。心疼手顫少海間,若要除根覓陰市[7]。但患傷寒兩耳聾,金門聽會疾如風[8]。五般肘痛尋尺澤,太淵針後卻收功[9]。

【注释】

[1]气刺两乳求太渊:气,指气病。两乳,指两乳之间的膻中穴,八会穴之气会,主治气病。

[2]列缺头痛及偏正,重泻太渊无不应:即泻列缺和太渊穴,属原络配穴法,能治偏头痛和前额头痛。

[3]耳聋气痞听会针,迎香穴泻攻如神:因肝气郁滞,邪热互结于胃肠,在上症见耳聋耳鸣,在中症见心下痞满,腹微痛,食欲减退等。取胆经听会,泻肝胆郁热治耳聋;迎香是手阳明经穴,可泻中、下焦之胃肠结热,故治气痞。

[4]天突治喉风:喉风,指肺胃有热,复感风热之邪,风火相煽,蕴结喉部,表现为咽喉突然肿痛,呼吸困难,吞咽不利,或伴有痰涎壅盛、牙关紧闭,神志不清等症状。天突是任脉和阴维脉交会穴,有清热解毒、消肿利咽之功,为急则治标之法。

[5]虚喘须寻三里中:虚喘,指气喘由于正气虚者。多因禀赋素弱,久喘或大病后真元耗损,致脏气虚衰,肺气失主,肾不纳气所致。三里能强健脾胃,调和气血,疏通经络,治本以达标愈。

[6]手连肩脊痛难忍,合谷针时要太冲:因风寒湿之邪侵犯阳明经筋。手阳明经筋"其支者,绕肩胛,挟背",取合谷疏风止痛,祛风通络。肝之原穴太冲,养血疏肝息风。合谷、太冲有通经行气的作用,治疗肢体痹痛。

[7]心疼手颤少海间,若要除根觅阴市:少海有通心气,宁神志作用,故对心疼手颤有较好的疗效。足阳明经之经别循行"通于心",阴市属足阳明经,为席氏治疗心疼手颤的经验穴,故曰"若要除根觅阴市。"

[8]但患伤寒两耳聋,金门听会疾如风:金门配合听会,能散风寒,清利头目诸窍,可治疗因外感引起的耳聋。

[9]五般肘痛寻尺泽,太渊针后却收功:风、寒、湿、火、痰所引起的肘痛称五般肘痛。肘部为肺经所过,

故取尺泽、太渊穴治疗肘痛。

【按语】本段内容阐述气病、头痛、耳聋、喉风、心疼手颤、虚喘和肩臂肘痹痛的取穴。

手足上下针三里，食癖气块凭此取[1]。鸠尾能治五般痫，若下涌泉人不死[2]。胃中有积刺璇玑，三里功多人不知。阴陵泉治心胸满，针到承山饮食思。大杼若连长强寻，小肠气痛[3]即行针。

【注释】

[1] 手足上下针三里，食癖气块凭此取：食癖，多因饮食不节，伤及脾胃，邪气搏结成块，潜匿于两胁。气块，多由情志郁结，气机阻滞，积聚而成。手、足三里皆为阳明经穴，阳明之经，多气多血，故取两穴，健运脾胃，行气活血，治疗食癖。

[2] 鸠尾能治五般痫，若下涌泉人不死：古代按痫证发作时，喉中所发出的声音分为马痫、羊痫、猪痫、牛痫、鸡痫，五痫。鸠尾，任脉络穴，任、督同起于胞中，取鸠尾能调理任督二脉的阴阳之气，可祛痰、宁神定志。涌泉，足少阴经井穴，有交通心肾、开窍醒神的作用，主治癫痫。

[3] 小肠气痛：指小肠从腹下入阴囊，发生阴囊胀痛的病证。

【按语】本段内容阐述食癖气块、胃中有积、心胸满、痫证、小肠气痛等病证的取穴配方。

委中专治腰间痛，脚膝肿时寻至阴。气滞腰疼不能立，横骨大都宜救急。气海专能治五淋，更针三里随呼吸。期门穴主伤寒患，六日过经犹未汗[1]，但向乳根二肋间[2]，又治妇人生产难。

【注释】

[1] 期门穴主伤寒患，六日过经犹未汗：期门为肝之募穴，在《伤寒论》有"横刺期门""纵刺期门"等，故曰"期门穴主伤寒患"。六日过经犹未汗，指伤寒过经不解，当针期门使不传经。

[2] 乳根二肋间：指乳下二肋间的期门穴。

【按语】本段内容阐述腰、膝、脚痛和淋证，伤寒，难产等病证的取穴。

耳内蝉鸣腰欲折，膝下明存三里穴。若能补泻五会间，且莫逢人容易说[1]。睛明治眼未效时，合谷光明[2]安可缺。

【注释】

[1] 耳内蝉鸣腰欲折……且莫逢人容易说：肾主藏精，开窍于耳，腰为肾之府，故耳鸣、腰痛为肾虚之证。肾藏先天之精，赖后天水谷精微的充养，故取胃经足三里以生气血，补充肾精。地五会穴，能通胆经之气，胆脉入耳中，故能治耳聋耳鸣。

[2] 光明：足少阳胆经的络穴，胆经起于目锐眦，与足厥阴肝经相表里。肝开窍于目，肝受血而能视，光明一穴通行肝胆，为治眼病要穴。

【按语】本段内容阐述耳、眼病证的取穴。

人中治癫功最高，十三鬼穴[1]不须饶，水肿水分兼气海，皮内随针气自消。冷嗽先宜补合谷，却须针泻三阴交[2]。牙疼腰痛并咽痹，二间阳谿疾怎逃[3]。更有三间肾俞妙，善除肩背消风劳[4]。若针肩井须三里，不刺之时气未调。最是阳陵泉一穴，膝间疼痛用针烧。委中腰痛脚挛急，取得其经血自调。脚疼膝肿针三里，悬钟二陵三阴交，更向太冲须引气，指头麻木自轻飘。

【注释】

[1] 十三鬼穴：有两种。一是孙真人十三鬼穴：人中(鬼宫)、少商(鬼信)、隐白(鬼垒)、大陵(鬼心)、申脉(鬼

路)、大杼(鬼枕)、颊车(鬼床)、承浆(鬼市)、间使(鬼营)、上星(鬼堂)、女玉门头男阴下(鬼藏)、曲池(鬼臣)、舌下中缝(鬼封)。二是徐秋夫鬼病十三穴:人中、神庭、风府、舌下中缝、承浆、颊车、少商、大陵、间使、乳中、阳陵、隐白、行间。两者均为治疗癫狂痫的要穴。

〔2〕冷嗽先宜补合谷,却须针泻三阴交:冷嗽,即寒嗽,外感风寒表证者有发热恶寒、喉痒咳嗽、痰白而清稀等。合谷,手阳明大肠经原穴,肺与大肠相表里,补合谷能温补阳气,驱散寒邪。泻三阴交能健脾利湿,除痰止咳。两者配合能温散寒邪,除痰止咳。

〔3〕牙疼腰痛并咽痹,二间阳溪疾怎逃:咽痹,即咽喉肿痛。二间,手阳明经荥穴。阳溪,是手阳明经穴,手阳明经"循咽上颊,入下齿中"。外感风热,或胃肠积热,火热之邪循经上犯,发为齿痛、咽喉肿痛。两穴同用,有清热泻火、消肿止痛的作用。取二间、阳溪治腰痛主要是用于热痹和偏于湿胜的着痹,可清热利湿,宣通经络。

〔4〕风劳:风寒之邪入于经络致痹痛不仁,失治则渐入脏腑,久之耗伤气血,虚损成劳。

【按语】本段内容阐述癫证、寒咳、牙痛以及腰、肩、膝、脚痛等病证的取穴。

轉筋目眩針魚腹[1],承山昆侖立便消。肚疼須是公孫妙,内關相應必然瘳[2]。冷風冷痹[3]疾難愈,環跳腰間針與燒。風府風池尋得到,傷寒百病一時消[4]。陽明二日尋風府,嘔吐還須上脘療。

【注释】

〔1〕鱼腹:承山穴别名,因小腿腓肠肌的肌腹形似鱼腹,穴居其中,故名。

〔2〕肚疼须是公孙妙,内关相应必然瘳:足太阴脾经络穴公孙,八脉交会穴之一,通于冲脉,治疗腹痛及脾胃疾病要穴。手厥阴心包经络穴内关,八脉交会穴之一,通于阴维脉。公孙与内关配合治疗腹痛。

〔3〕冷风冷痹:冷风,指风寒湿之邪侵入四肢肌肉及关节,加之脾胃俱虚,引起肢节麻木不仁,冷痛酸楚之证。冷痹,即寒痹。病因为风寒湿中,以寒邪偏胜,使气血凝滞不通所致。

〔4〕风府风池寻得到,伤寒百病一时消:风府,足太阳、阳维与督脉的交会穴。风池,手足少阳、阳维的交会穴。两穴有疏风解表的作用,是治疗伤寒病的要穴。

【按语】本段内容阐述转筋、腹痛、寒痹、伤寒等病证的取穴。

婦人心痛心俞穴,男子痃癖三里高[1]。小便不禁關元好,大便閉澀大敦燒[2]。髖骨腿疼三里瀉,復溜氣滯便離腰。

【注释】

〔1〕男子痃癖三里高:痃,脐两旁有筋块隆起。癖,潜匿于两胁间的积块。足三里,为足阳明胃经的合穴,阳明为多气多血之经。泻足三里穴,有活血化瘀、行气散结的作用,是治疗胁腹部积块的要穴。

〔2〕大便闭涩大敦烧:大敦穴,足厥阴肝经的井穴。肝主疏泄,其脉"绕阴器,抵少腹",灸大敦穴,可通腹气。

【按语】本段内容阐述心痛、痃、癖、小便失禁、便秘、腰腿痛等病证的取穴。

從來風府最難針,却用工夫度淺深,倘若膀胱氣未散,更宜三里穴中尋。若是七疝小腸痛,照海陰交曲泉針。又不應時求氣海,關元同瀉效如神[1]。小腸氣撮痛連臍,速瀉陰交莫待遲,良久湧泉針取氣,此中玄妙少人知。

【注释】

〔1〕若是七疝小腹痛……关元同泻效如神:冲疝、狐疝、癀疝、瘶疝、癫疝、瘕疝、㿉疝等称七疝病,可用照海、三阴交、曲泉、气海、关元等治疗。照海,肾经穴;三阴交,脾经穴;曲泉,肝经穴。肝脾肾三经均经过小腹,与疝病密切相关。气海、关元,为任脉穴,任脉起于胞中,主任诸阴,诸穴合用,有调和气血,疏肝解郁,行气止痛的功效。

【按语】本段内容阐述疝气、小肠气等病证的取穴。

小兒脫肛患多時,先灸百會次鳩尾。久患傷寒肩背痛,但針中渚得其宜[1]。肩上痛連臍不休,手中三里便須求[2],下針麻重即須瀉,得氣之時不用留。腰連胯痛急必大,便於三里攻其隘,下針一瀉三補之,氣上攻噎[3]只管在,噎不住時氣海灸,定瀉一時立便瘥。

【注释】

[1]久患伤寒肩背痛,但针中渚得其宜:风寒邪客于肩背,引起肩背经络气血阻闭不通,发生肩背痹痛。中渚,手少阳三焦经的输穴,输穴主治体重节痛。三焦经循臑外上肩,交出足少阳之后,上项。故中渚能祛风散寒,通络止痛。

[2]肩上痛连脐不休,手中三里便须求:肩痛连脐从经脉循行属于手阳明大肠经的路径。《灵枢·经别》,手阳明经别:"别于肩髃入柱骨,下走大肠……"手三里,手阳明大肠经穴,与足三里手足相应,治肚腹疾患。

[3]噎:指食物堵住食管,咽下困难的症状。

【按语】本段内容阐述小儿脱肛、噎膈、肩、背、腰、胯疼痛等病证的取穴。

補自卯南轉針高,瀉從卯北莫辭勞[1],逼針瀉氣便須吸[2],若補隨呼氣自調[3]。左右撚針尋子午[4],抽針瀉氣自迢迢[5],用針補瀉分明說,更用搜窮本與標。咽喉最急先百會,太衝照海及陰交。學者潛心宜熟讀,席弘治病最名高。

【注释】

[1]补自卯南转针高,泻从卯北莫辞劳:拇指向前,食指向后,使针体从卯东位向南转,为捻转补法;拇指向后,食指向前,使针体从卯东位向北转,为捻转泻法。

[2]逼针泻气令须吸:吸气时将针推进,是呼吸补泻法的泻法进针法。

[3]若补随呼气自调:随着呼气时进针,是呼吸补泻法的补法进针法。

[4]左右捻针寻子午:针刺补泻手法有"子午倾针""子午捣臼"等。

[5]迢迢:远长之意。比喻针感放散很远。

【按语】本段内容阐述捻转补泻、呼吸补泻、子午补泻的操作方法以及咽喉急证的取穴。

二、学习小结

本赋内容反映南宋时期的针灸学特色,特别是席弘流派的刺法特点和穴法特点,作者选用的配穴和经验穴对临床有一定的参考价值。在针刺补泻法方面提出迎随补泻,结合呼吸、男女、左右、阴阳等,以达到补泻目的;在治疗方面,有50多种病证的配穴处方,其中大多数是循经取穴,并结合上病下取、下病上取、局部取穴灵活运用,其中对经外奇穴的应用独具特色。

本赋在配方上,强调四肢病证多在患肢循经取穴;脏腑病证多用俞募取穴配合五输穴;五官病证多用五官局部邻近配合循经取穴;外感病证取风池、风府、金门等三阳经腧穴。这些经验对针灸配穴处方有一定的指导意义。

歌赋开篇指明针刺要掌握补泻的原理和手法。继而讨论了头痛、耳聋、喉风、心疼手颤、虚喘及肩肘痹痛、心胸胃肠病、痫证、淋证、伤寒、难产、耳眼病、癫证、寒嗽、牙痛及肩、腰、膝、脚痛、转筋、腹痛、寒痹、伤寒病、心痛、疟癖、小便不利、便秘、腰腿疼痛、疝气、小儿脱肛、噎膈等30多个针灸临床常见病的取穴配方和针刺治疗。篇尾论述了捻转补泻、子午补泻的操作。

笔记栏

三、阅读练习（对下列原文加标点）

恭惟我主上殿下之六年也命礼曹申严医教设针灸专门法择其精于术者为师而资性者为弟子劝励之法甚悉焉适有日本释良心以神应经来献兼传其本国神医和介氏丹波氏治痈疽八穴法其八穴虽未试用神应经其传授远有所自而所论折量补泻法皆古贤所未发者其取穴又多有起发古人所未尽处其所着穴皆撮其切要而得效多者文简而事周令人披阅昝刻间证与穴然在目圣上嘉叹命以八穴法付于神应经之末锓梓广布且以永其传焉臣窃惟医疗之药饵针灸不可偏废但药非本国所产者颇多大概皆求之中国而又非尽出于中国也转转市易得之甚难岂真赝陈新之可择而贫穷下贱与远方之人亦未易遍及也唯砭之方无费财远求之劳采暴合和之难一针一艾备应无方运于指掌办于谈笑贫富贵贱远近缓急无适不宜况于取效常在药力所不及攻处而其功用神妙难以备述庸医不知以为卑辱至相诟病而不肯为故世之病者生死寿夭率皆付之巫觋谣祀岂不哀哉圣上悯其然乃设专门益严劝督适有遐方之献不以珍奇可玩之异物而以此救民济世之神方不期而至以孚我圣上仁民爱物之盛德夫岂偶然哉（《神应经·序》）

复习思考题

1. 席弘的补泻手法有什么特点？
2. 席弘的急证取穴配方有哪些？
3. 席弘的用穴特点有哪些？

第四节　百症赋（全篇）

PPT 课件

本赋作者不详，载于明代高武的《针灸聚英》。因赋中论述多种病证的针灸辨证论治、取穴配方，故名"百症赋"。书中高氏按语说："右《肘后》《百证》二赋，不知谁氏所作，辞颇不及于《旨微》《标幽》。曰百证者，宜其曲尽百般病证针刺也。而病名至多，亦有所遗焉。"

一、原文选读

百症俞穴，再三用心。顖會連於玉枕，頭風療以金針[1]。懸顱、頷厭之中，偏頭痛止[2]；強間、豐隆之際，頭痛難禁[3]。

原夫面腫虛浮，須仗水溝、前頂[4]；耳聾氣閉，全憑聽會、翳風[5]。面上虫行有驗，迎香可取[6]；耳中蟬噪有聲，聽會堪攻。

目眩兮，支正、飛揚[7]；目黃兮，陽綱、膽俞[8]。攀睛攻少澤、肝俞之所[9]，淚出刺臨泣、頭維之處[10]。目中漠漠，即尋攢竹、三間[11]；目覺䀮䀮，急取養老、天柱[12]。觀其雀目肝氣，睛明、行間而細推[13]；審他項強傷寒，溫溜、期門而主之[14]。廉泉、中衝，舌下腫痛堪取[15]；天府、合谷，鼻中衄血宜追[16]；耳門、絲竹空，住牙疼於頃刻；頰車、地倉穴，正口喎于片時。

喉痛兮，液門、魚際去療[17]；轉筋兮，金門、丘墟來醫[18]。陽谷、俠溪，頷腫口噤並治[19]；少商、曲澤，血虛口渴同施[20]。通天去鼻內無聞[21]之苦，復溜祛舌幹口燥之悲[22]。啞門、關衝，舌緩不語而要緊[23]；天鼎、間使，失音嗳嚅而休遲[24]。太衝瀉唇喎以速愈[25]，承漿瀉牙疼而即移[26]。

【注释】

[1] 囟会连于玉枕,头风疗以金针:囟会,督脉腧穴,在前头部。玉枕,足太阳膀胱经腧穴,在后头部。督脉与膀胱经均入络于脑,故两穴前后配合,有祛风通络、止头痛的作用。

[2] 悬颅、颔厌之中,偏头痛止:悬颅、颔厌,皆足少阳胆经腧穴,在侧头部。两穴相配可以宣泄局部风热邪气,通经止痛,治疗肝胆风热、邪客于少阳经引起的偏头痛。

[3] 强间、丰隆之际,头痛难禁:引起头痛的原因有风、热、湿、痰、气虚、血虚等多种。强间,督脉经腧穴,在后头部,属局部取穴方法,能通经镇痛。丰隆,胃经络穴,别走太阳,联络脾胃两经,可健脾化湿除痰,对因痰湿循经上攻之头痛,是上病下取法。两穴配合属于远近配穴法。

[4] 原夫面肿虚浮,须仗水沟、前顶:面肿虚浮,指颜面及眼睑浮肿,多因脾肾气虚,肺通调水道的功能受阻,以致水气不行而成。《金匮要略·水气病脉证并治》:"腰以上肿,当发汗乃愈。"水沟、前顶穴属督脉,有宣通阳气、发汗解表的作用。

[5] 耳聋气闭,全凭听会、翳风:耳聋气闭指发病突然,两耳无闻。多因外伤、外感风火或内火上炎所致。三焦经和胆经均有支脉从耳后入耳中,出耳前,脉气阻滞,常见耳聋。听会,少阳胆经腧穴;翳风为手少阳三焦经腧穴。两穴均在耳局部,能疏通耳部经气,为治疗耳聋、耳鸣要穴。

[6] 面上虫行有验,迎香可取:面部皮肤似有虫爬行的感觉,多是血燥风动所致。迎香是手足阳明经的交会穴,阳明多气多血,泻迎香能清热凉血,润燥祛风止痒。

[7] 支正、飞扬:分别为手太阳小肠经和足太阳膀胱经的络穴。手足太阳经在目内眦交接,小肠与心相表里,心经连目系;膀胱经起于目内眦,与肾经相表里。两穴与眼的关系很密切,上下配合,可治目眩。

[8] 目黄兮,阳纲、胆俞:目黄是黄疸特有的症状,肝胆湿热或脾胃寒湿是本病病因,阳纲、胆俞均属膀胱经穴,胆俞乃胆之背俞穴,能疏通胆道,清热化湿,阳纲泄热,故两穴有退黄的作用,可以治疗黄疸。

[9] 攀睛攻少泽、肝俞之所:攀睛,又名胬肉攀睛,是病证名。症见淡赤胬肉由眦角发出,似昆虫翼状,横贯白睛,渐侵黑睛,甚至掩及瞳神,自觉磣涩不适,影响视力。多因心肺二经风热壅盛,气滞血瘀所致,亦可由阴虚火旺引起。少泽,小肠经井穴,小肠经经脉分布于眼内外眦,与心相表里,心经连目系。肝俞,肝的背俞穴,肝开窍于目,有清心火、明目退翳的作用。故少泽、肝俞两穴相配,可治攀睛之证,属远近配穴法。

[10] 泪出刺临泣、头维之处:头临泣属足少阳胆经,是胆、膀胱、阳维三脉之会。头维,足阳明胃经穴,又为胃经与胆经的交会穴,能泄热。两穴皆居于前额,胆经起于目外眦,胃经起于鼻,在眼眶下循行,胆与胃的经别,都连于"目系",故两穴配合能治目疾、泪出。

[11] 目中漠漠,即寻攒竹、三间:漠漠,密布貌。目中漠漠,指视物不清。攒竹,足太阳膀胱经腧穴。三间,手阳明大肠经腧穴,两经均有经别连于目系。膀胱经起于目内眦,阳经主表,故两穴可治外感风热、目生翳膜、目视不清。

[12] 目觉眈眈,急取养老、天柱:眈眈,目不明。目觉眈眈,指视物不清。养老,手太阳小肠经郄穴。小肠经脉至目内眦和目外眦,又主液所生病,故为主治气血亏损、津液不能上奉所致目视不明的常用穴。天柱,足太阳膀胱经穴,膀胱经起于目内眦,与肾相表里,对精气不足的目视不明有效。

[13] 观其雀目肝气,睛明、行间而细推:雀目,为夜间视物不清。肝藏血,开窍于目,肝血不能上荣于目,故在暗处不能视物。睛明属足太阳膀胱经穴,是手足太阳、阳明、阴跷、阳跷脉之会,诸经均与眼连系,取睛明又是局部取穴。行间,足厥阴肝经荥穴,肝经连于目系,开窍于目,属上病下取法。两穴相配,可滋肝明目。

[14] 审他项强伤寒,温溜、期门而主之:项强伤寒,指由外感寒邪引起的项背强痛。温溜,手阳明大肠经郄穴,能疏通卫阳,解表退热,适用于外感病早期。期门,足厥阴肝经募穴。伤寒刺期门可宣泄邪气,使不再传经。

[15] 廉泉、中冲,舌下肿痛堪取:舌为心之苗,舌下肿痛,多为心火炽盛。廉泉,位于喉结上方,是任脉与阴维脉的会穴,可清局部之热以清热止痛。中冲,手厥阴心包经井穴。心包为心之外卫,属火。泻中冲有清心泻火的作用。

[16] 天府、合谷,鼻中衄血宜追:天府,手太阴肺经穴,肺开窍于鼻。合谷,手阳明大肠经原穴。大肠经上挟鼻孔,与肺相表里。两穴表里相配,有疏风清热止血的作用。

[17] 喉痛兮,液门、鱼际去疗:咽喉为肺胃门户,喉痛有寒、热、虚、实之分,此处指肺胃热炽之实证。液门,三焦经的荥穴。鱼际,肺经荥穴。《难经·六十八难》:"荥主身热。"泻液门、鱼际,有疏风清热、利咽喉的作用。

［18］转筋兮，金门、丘墟来医：金门，膀胱经郄穴，阳维脉气所发之处。《灵枢·经脉》：膀胱经"下合腘中，以下贯腨内"。故金门穴能缓解小腿转筋。丘墟，足少阳胆经原穴，胆与肝相表里，肝主筋，有舒筋活络的作用。

［19］阳谷、侠溪，颔肿口噤并治：因颔肿胀，以致不能张口，多由外感风热，湿毒侵袭所致。阳谷，小肠经经穴，属火。小肠经的支脉循颈上颊至目外眦。侠溪，足少阳胆经荥穴。《灵枢·经脉》：胆经"下耳后，循颈……抵于颅，下加颊车，下颈，合缺盆"，故泻此两穴，有清热解毒、消肿散结的作用，能治疗颔肿口噤。

［20］少商、曲泽，血虚口渴同施：血虚口渴，指温热病，血虚生热，化燥伤津，出现口干渴欲饮的症状。少商，手太阴肺经井穴，能泻肺热；曲泽，手厥阴心包经合穴，能清心火。两穴配合，有清热泻火、生津解渴的功效。

［21］鼻内无闻：鼻不闻香臭或鼻塞不通。

［22］复溜祛舌干口燥之悲：舌干口燥，多因阴虚火旺。复溜，足少阴肾经的经穴，属金。肾经循喉咙、挟舌本，肾属水，复溜属金，肾阴不足，补复溜，是虚则补其母的取穴法。补复溜能滋阴降火，生津解渴，故治舌干口燥之证。

［23］哑门、关冲，舌缓不语而要紧：哑门，督脉腧穴。《针灸甲乙经》："瘖门入系舌本"（瘖门即哑门），"舌缓瘖不能言，刺哑门。"关冲，三焦经井穴。《灵枢·经筋》："其支者，当曲颊，入系舌本。""其病当所过者，即支转筋舌卷。"故哑门、关冲能治舌缓不语。

［24］天鼎、间使，失音嗫嚅而休迟：天鼎，手阳明大肠经腧穴，在颈部为局部取穴。间使，手厥阴心包经穴。心包为心之外卫，代心受邪。心开窍于舌，与发声有密切关系。两穴相配，可治失音嗫嚅之证。嗫嚅，语言謇涩，想说又说不出话来的样子。

［25］太冲泻唇喎以速愈：太冲，肝之原穴。肝主筋，主风。《灵枢·经脉》：肝经支脉，"下颊里，环唇内。"唇喎，因于肝阳上逆，肝风内动，风中经络者，可泻太冲以平肝息风。

［26］承浆泻牙疼而即移：承浆，为任脉经穴，是任脉、足阳明之会。任脉上颐环唇，足阳明胃经"入上齿中，还出挟口，还唇，下交承浆"，故承浆有清热泻火，消肿止痛的作用，可治风火牙痛、阳明郁热牙痛。

【按语】本段内容阐述20多种头面五官病证的辨证配穴处方。五官病证多在局部邻近取穴、循经远道取穴、背俞取穴，其中以邻近取穴最多，循经远道取穴及背俞取穴次之。在五官局部邻近取穴，有疏泄局部邪气、宣通局部经气、活血散瘀、消肿止痛的作用。

项强多恶风，束骨相连于天柱[1]；热病汗不出，大都更接于经渠[2]。

【注释】

［1］项强多恶风，束骨相连于天柱：项强恶风，是伤寒太阳病的症状。束骨是足太阳膀胱经的输穴，《难经·六十八难》："俞主体重节痛。"天柱，在颈项局部，有疏散头部风邪，缓解颈项强痛的功效。

［2］热病汗不出，大都更接于经渠：此指肺气不足，无以鼓汗外出。大都，足太阴脾经荥穴，脾主肌肉，荥主身热。经渠，手太阴肺经的经穴，能发汗解表，止咳平喘。两穴配合有益气生津，发汗解表，退热的作用。

【按语】本段内容阐述外感病的取穴配方，提出治疗外感风寒以太阳经穴为主，治外感风热以肺经穴为主，虚者佐以脾经腧穴，这对外感疾病的针灸配穴有一定的启示。

且如两臂顽麻，少海就傍于三里；半身不遂，阳陵远达于曲池[1]。建里、内关，扫尽胸中之苦闷[2]；听宫、脾俞，祛残心下之悲凄[3]。久知胁肋疼痛，气户、华盖有灵[4]；腹内肠鸣，下脘、陷谷能平[5]。

胸胁支满何疗，章门、不容细寻[6]。膈痛饮蓄难禁，膻中、巨阙便针[7]。胸满更加噎塞[8]，中府、意舍所行；胸膈停留瘀血，肾俞、巨髎宜征。胸满项强，神藏、璇玑已试；背连腰痛，白环、委中曾经[9]。

【注释】

［1］半身不遂，阳陵远达于曲池：阳陵泉，为胆经合穴，筋之会穴。胆经与肝经相表里，肝藏血，主筋。

阳陵泉有通经活络，舒筋壮骨的作用，可治疗四肢筋骨不利。《灵枢·终始》："从腰以上者，手太阴、阳明皆主之"。故阳陵泉、曲池相配，可治疗半身不遂，偏枯瘫痪。

[2]建里、内关，扫尽胸中之苦闷：建里，任脉经穴。内关，手厥阴心包经络穴，八脉交会穴之一，通于阴维。《难经·二十九难》："阴维为病，苦心痛。"两穴配合，有宽胸利膈，降逆止呕的作用，可治疗胸部疾患。

[3]听宫、脾俞，祛残心下之悲凄：听宫，手太阳小肠经穴，手太阳、手足少阳三脉的交会穴。小肠与心相表里，心藏神。脾俞，有健脾生血的作用。两穴配合，可消除因心气虚怯出现悲哀消极，忧愁不安的症状。

[4]久知胁肋疼痛，气户、华盖有灵：气户，胃经腧穴。华盖，任脉腧穴。两穴皆在胸中，有宣通胸胁局部经气、通络止痛的作用。

[5]腹内肠鸣，下脘、陷谷能平：下脘，任脉经穴，是任脉与足太阴脾经的会穴。陷谷，足阳明胃经的输穴，经脉内连于脾胃。两穴均有化湿行湿，调理脾胃的作用，故可以治疗胃肠疾病。

[6]胸胁支满何疗，章门、不容细寻：章门，肝经腧穴，肝经、胆经的交会穴，脾的募穴，在胁肋部，有疏肝解郁，宽胸止痛作用。不容，足阳明胃经穴，穴近胸膈。与章门穴配合，可以治疗肝郁或食滞之胸胁胀痛。

[7]膈痛饮蓄难禁，膻中、巨阙便针：饮是指胸膈有水停滞而发疼痛的症状。膻中，是任、脾、肾、三焦、小肠经的交会穴，气之会穴，心包的募穴，有清肃肺气，运化水液作用。巨阙，任脉腧穴，心的募穴，有治心胸满痛，咳逆痰饮的作用。

[8]噎塞：即噎膈。阴气不降为噎，阳气不出为塞。饮食入咽，阻碍不下之病证称噎塞。

[9]背连腰痛，白环、委中曾经：白环，即白环俞，在腰骶部。委中，在腘窝横纹中点。两穴均为足太阳膀胱经腧穴，委中又是膀胱的下合穴。本经循行于腰背，下腘中。两穴同用，属远近配穴法，是治疗腰腿病常用配方。

【按语】本段内容阐述四肢、胸胁疾病的取穴配方。胸为心肺所在，十二经脉除了膀胱经外，其他的经脉都循行于胸胁部，或起于胸中，故引起胸胁疾病的原因很多。本段内容按胸胁病证的病因、病机、病位、症状，提出辨证取穴方法。如属气机不疏作痛者，采用局部取穴与循经远道取穴为主以宣通气机。如因痰饮或瘀血内停者，局部取穴或用募穴，以利气散结，消除局部病邪等。

脊强兮水道、筋缩[1]，目瞤兮颧髎、大迎[2]。痉病非颅息而不愈[3]，脐风须然谷而易醒[4]。委阳、天池，腋肿针而速散[5]；后溪、环跳，腿疼刺而即轻[6]。

【注释】

[1]脊强兮水道、筋缩：筋缩，督脉腧穴，对筋脉挛缩所致的脊柱强直有较好疗效。水道，足阳明胃经腧穴。《素问·骨空论》："督脉生病治督脉，治在骨上，甚者在脐下营。"两穴前后配合，是治疗脊强直的有效配方。

[2]目瞤兮颧髎、大迎：目瞤，眼皮颤动，肌肉抽缩的症状。颧髎，手太阳小肠经腧穴。小肠经"其支者，别颊上𬎟，抵鼻，至目内眦，斜络于颧"，"从缺盆循颈上颊，至锐眦。"大迎，足阳明胃经腧穴，胃经起于鼻，从眼眶循鼻外侧下行。因两穴均有经脉与眼睑连系，故能治目眩或眼睑瞤动。

[3]痉病非颅息而不愈：痉，病名，多由高热伤津，筋脉失养，以致出现痉挛抽搐，或角弓反张的症状。颅息，手少阳三焦经穴。泻颅息出血，有清热泻火，镇痉和止吐的作用。

[4]脐风须然谷而易醒：脐风，即婴儿破伤风。然谷，足少阴肾经的荥穴。《灵枢·经脉》载肾经"上贯肝膈，入肺中，循喉咙……其支者，从肺出络心，注胸中。"《难经·六十八难》："荥主身热。"然谷一穴并通心、肝、肺、肾经诸经络。泻然谷，有清热泻火，育阴潜阳，息风止痉的作用，可以治疗脐风。

[5]委阳、天池，腋肿针而速散：天池，手厥阴心包经腧穴。《灵枢·经脉》载：心包经"其支者，循胸出胁，下腋三寸，上抵腋下……是动则病……腋肿……"委阳，足太阳膀胱经腧穴，三焦的下合穴。三焦与心包相表里，在心包经所过之处，发生肿痛，两穴上下相应，可宣通经络，消散腋肿。

[6]后溪、环跳，腿疼刺而即轻：后溪，八脉交会穴之一，属手太阳小肠经，通于督脉。《素问·骨空论》载督脉，"别绕臀，至少阴与巨阳中络者合。少阴上股内后廉，贯脊属肾。"后溪通于督脉，与膀胱经连接，故治下肢疼痛而有效，是下病上取法。环跳，足少阳胆经，足少阳与足太阳之交会穴，是针灸治疗下肢疼痛的要穴。

【按语】本节内容阐述痉挛抽搐、角弓反张等抽风病证的针灸取穴配方。使用的腧穴包括督脉、手足太阳、足阳明、手足少阳等阳经以及足少阴经腧穴。这些腧穴有清热泻火、镇痉息风、滋水涵木的作用。但抽风病情复杂，临证时应根据具体情况辨证施治。

　　夢魘不寧，厲兑相諧于隱白[1]；發狂奔走，上脘同起于神門[2]。驚悸怔忡，取陽交、解溪勿誤[3]；反張悲哭[4]，仗天衝、大橫須精。癲疾必身柱、本神之令[5]，發熱仗少衝、曲池之津[6]。歲熱時行，陶道復求肺俞理[7]；風癇常發，神道還須心俞寧[8]。

【注释】
　　[1]梦魇(yǎn)不宁，厉兑相谐于隐白：魇，噩梦，或睡中惊叫。多由痰火扰心，或思虑伤脾，或心肾不交，或气血虚弱所致。厉兑，足阳明胃经井穴。隐白，足太阴脾经井穴，十三鬼穴之一。两穴配合清热泻火、健脾除痰，使心神安宁，梦魇亦随之消失。
　　[2]发狂奔走，上脘同起于神门：《难经·二十难》："重阳者狂，重阴者癫。"《灵枢·经脉》记载足阳明胃经病候："病至则恶人与火，闻木声则惕然而惊，心欲动，独闭户塞牖而处，甚则欲上高而歌，弃衣而走"。上脘，是任脉、手太阳、足阳明之会，有化滞除痰，安神定志的作用。神门，手少阴心经输穴，心之原穴，心藏神。两穴配合，有清热除痰，宁心安神的作用。
　　[3]惊悸怔忡，取阳交、解溪勿误：阳交，足少阳胆经腧穴，足少阳、阳维之会，阳维之郄穴。胆主决断，胆气虚则易惊，故阳交能调摄阴阳。解溪，足阳明胃经的经穴。本穴属火，胃经的母穴，补火生土，能健脾、补气血、益心脾，故两穴配合治疗惊悸怔忡。
　　[4]反张悲哭：指类似惊风的一种儿科疾患。
　　[5]癫疾必身柱、本神之令：身柱，督脉经穴。《难经·二十八难》："督脉者，起于下极之俞，并于脊里，上至风府，入属于脑。"本神为足少阳胆经、阳维脉之交会穴。肝胆相表里，"诸风掉眩，皆属于肝"。两穴配合，可清热息风，开窍醒神。
　　[6]发热仗少冲、曲池之津：心藏神，属火。少冲，手少阴心经井穴。热病神昏谵语，泻少冲，能清热泻火、开窍醒神。曲池，手阳明大肠经合穴。阳明为两阳合明，阳气至盛，泻曲池有解表清热的作用。二穴配合，可治疗热证。
　　[7]岁热时行，陶道复求肺俞理：岁热时行，指季节性的温热病。陶道，督脉经穴，督脉、足太阳之会，督脉统诸阳。肺俞，足太阳膀胱经腧穴，肺脏精气在背部转输之处，温邪上受，首先犯肺，故肺俞为调理肺脏的要穴。本方以陶道治标，肺俞治本，为标本兼治之法。
　　[8]风痫常发，神道还须心俞宁：风痫，痫之一种，因外感风邪所致的抽搐叫风痫。神道，督脉经腧穴。心俞，膀胱经腧穴，心的背俞穴。心藏神，督脉入属于脑。故取神道、心俞能治癫痫，有清心开窍，镇肝息风，止痉的作用。

【按语】本段内容阐述神志病的针灸取穴配方。对惊悸怔忡，失眠多梦，癫、狂、痫等神志病证，用督、任、心、脾、足三阳等经的腧穴治疗，提示了针灸治疗神志疾病的主要经脉和辨证取穴的规律。

　　濕寒濕熱下髎定[1]，厥寒厥熱湧泉清[2]。寒慄惡寒，二間疏通陰郄暗[3]；煩心嘔吐，幽門開徹玉堂明[4]。行間、湧泉，主消渴之腎竭[5]；陰陵、水分，去水腫之臍盈[6]。癆瘵傳尸，趨魄戶、膏肓之路[7]；中邪霍亂，尋陰谷、三里之程[8]。

　　治疸消黃，諧後溪、勞宮而看；倦言嗜臥，往通里、大鍾而明。咳嗽連聲，肺俞須迎天突穴；小便赤澀，兌端獨瀉太陽經[9]。刺長強與承山，善主腸風新下血[10]；針三陰于氣海，專司白濁久遺精。且如肓俞、橫骨，瀉五淋之久積[11]；陰郄、後溪，治盜汗之多出。脾虛穀以不消，脾俞、膀胱俞覓；胃冷食而難化，魂門、胃俞堪責[12]。

【注释】
　　[1]湿寒湿热下髎定：湿寒，指素有湿邪而复感风寒，症见肢肿腰酸，大便溏泄。湿热，指内热郁遏，不

能宣行水道以致停滞而生湿。下髎,足太阳膀胱经腧穴,是足太阴脾经、足厥阴肝经、足少阳胆经之会,有健脾利湿、清下焦湿热的作用。

[2]厥寒厥热涌泉清:厥寒即寒厥,主症为四肢逆冷,身寒面青,大便溏薄,甚至昏仆。厥热即热厥,主症为身热面赤、口干、便秘,甚则不省人事。两病均为阴阳失调,厥气上逆所致。涌泉,足少阴肾经井穴。肾为人身元阴元阳所在。《灵枢·顺气一日分为四时》:"病在脏者取之井。"故涌泉可治厥证,热厥宜针泻,寒厥宜灸补。

[3]寒栗恶寒,二间疏通阴郄暗:寒栗恶寒,为热病早期症状之一。寒栗又称寒战、振寒,患者自觉寒冷,且躯体颤振,多见于热病,因为里热炽盛,阳气不得外越所致。二间,手阳明大肠经荥穴。《灵枢·经脉》:手阳明经,"气有余,则当脉所过者热肿,虚则寒栗不复。"阴郄,手少阴心经郄穴,两穴配合,可治因热病而发生的寒栗恶寒。热证宜针泻,虚证可灸补。

[4]烦心呕吐,幽门开彻玉堂明:幽门,足少阴肾经腧穴,是肾经、冲脉之会。肾经从肾上贯肝膈。玉堂,任脉腧穴,在胸骨部。幽门、玉堂都属于局部取穴,有宽胸和胃、降逆止呕的作用。

[5]行间、涌泉,主消渴之肾竭:行间,足厥阴肝经的荥穴,属火,又为肝经子穴。实则泻其子,泻之有清热泻火的作用。涌泉,足少阴肾经井穴,属木,为肾经之子穴,按照实则泻其子法,肾热泻之,有清热养阴的作用。

[6]阴陵、水分,去水肿之脐盈:脐盈,是指水湿内停,腹部的皮肤紧张,脐窝消失,甚至突出等现象。阴陵泉,足太阴脾经合穴,脾主运化。水分,任脉腧穴,《铜人腧穴针灸图经》:"若水病,灸之大良,可灸七壮至百壮止,禁不可针,针水尽即毙。"两穴同用,有健脾利水消肿的作用。

[7]瘰疬传尸,趋魄户、膏肓之路:瘰疬传尸,即瘰疬病,是传染性的慢性消耗性疾病,故又称传尸痨、劳积、传尸、尸注等。魄户,足太阳膀胱经腧穴,与肺俞同为治疗肺病的要穴。膏肓,足太阳膀胱经腧穴,在魄户穴下一椎,为治疗虚劳、虚损疾患的常用有效穴。

[8]中邪霍乱,寻阴谷、三里之程:中邪,指突然发病。霍乱,指胃肠绞痛,上吐下泻,主要由秽浊之气乱于胃肠,气机升降失常所致。阴谷,足少阴肾经合穴。《灵枢·顺气一日分为四时》:"病在胃,及以饮食不节得病者,取之于合。"灸阴谷温肾阳,理下焦之虚寒。三里,足阳明胃经合穴,胃的下合穴。《灵枢·邪气脏腑病形》:"合治内腑。"故两穴通用,有健脾胃、止吐泻的作用。

[9]小便赤涩,兑端独泻太阳经:小便色赤艰涩疼痛,多为心热移于小肠所致。兑端,督脉经穴,泻兑端有清利湿热的作用。太阳经,指手太阳小肠经合穴小海穴,小肠有分清别浊的功能,小肠与心相表里,心热移于小肠可致小便赤涩,口舌溃烂,泻兑端、小海两穴,有清热泻火、利尿通淋的作用。

[10]肠风新下血:由于风热客于肠胃,或湿热蕴积于肠,损伤阴络而致大便带有鲜血之证称为肠风下血。"新"是指属于热证所下的血色鲜稠,一般以新病居多,与病程较久的中虚脱血、小肠寒湿的下血不同。

[11]且如肓俞、横骨,泻五淋之久积:肓俞穴、横骨穴都是足少阴肾经腧穴,足少阴和冲脉的交会穴。肾主水,与膀胱相表里。两穴位于小腹,属局部取穴,有清热利尿、通淋止痛的作用。

[12]责:本义索取、责求,这里作取用之义。

【按语】本段内容阐述常见内科杂病的针灸取穴配方,包括消渴、黄疸、水肿、瘰疬、淋病、呕吐等18种病证的取穴配方,对脏腑疾病的辨证取穴有一定的临床实用价值。

鼻痔必取龈交[1],瘿气须求浮白[2]。大敦、照海,患寒疝而善蠲[3];五里、臂臑,生疬疮而能治[4]。至阴、屏翳,疗痒疾之疼多[5];肩髃、阳溪,消瘾风之热极。

【注释】

[1]鼻痔必取龈交:鼻痔,即鼻息肉。龈交,督脉腧穴,为督、任、胃三经之会。督脉从额至鼻柱,胃经起于鼻,任脉至口唇而与督脉相交,三经均与鼻有密切关系,故针刺龈交穴能驱风湿邪气,泻除鼻内蕴热。《针灸甲乙经》:"鼻中瘜肉不利,鼻头頞中痛,鼻中有蚀疮,龈交主之。"

[2]瘿气须求浮白:瘿气,俗称大脖子病,瘿的名目较多,《圣济总录》分为石瘿、泥瘿、劳瘿、忧瘿、气瘿;《三因极一病证方论》分为石瘿、肉瘿、筋瘿、血瘿、气瘿。浮白,胆经与膀胱经的交会穴。胆经起于目锐眦,循颈,下入缺盆。膀胱经起于目内眦,经头顶而下于颈项。两经均循行颈项,浮白是两经的交会穴,故可调和气血,治疗颈项肿大的瘿气疾病。

[3]大敦、照海,患寒疝而善蠲:寒疝,疝气之一种,多因寒邪凝滞腹内所致,症见腹疼控睾,形寒肢冷,

痛甚欲绝。大敦,足厥阴肝经井穴,肝经"循股阴,入毛中,过阴器,抵小腹"。照海,足少阴肾经腧穴,阴跷脉气所发之处。肾经从肾上贯肝膈,足少阴的经筋,结于阴器。两穴配合,可治因寒气侵袭下焦,肝肾脉气壅滞所致的少腹疼痛,阴囊肿大、偏坠作痛的疝证。

　　[4]五里、臂臑,生疬疮而能治:疬,即瘰疬,发于颈项及耳的前后,病变可发于一侧或两侧。以其形状累累如珠,历历可数,皮色不变,按之坚硬,推之不动,故名。五里、臂臑均为手阳明大肠经腧穴。《灵枢·经脉》记载手阳明大肠经"从缺盆循颈上颊"。臂臑是手阳明、手足太阳、阳维之会。一穴而通多经到颈项,为治瘰疬的要穴。两穴配合,能疏调三焦气滞,宣导阳明气血,除痰化湿,开郁散结,为治疗瘰疬的常用要穴。

　　[5]至阴、屏翳,疗痒疾之疼多:至阴,足太阳膀胱经之井穴。肾水不足,心火亢盛,热盛血燥,则皮肤痒痛。膀胱主一身之表,至阴滋补肾阴,以水济火,凉血润燥,止皮肤之痒痛。屏翳,会阴穴别名,任脉穴,《铜人腧穴针灸图经》记载:会阴穴可治"皮痛,谷道瘙痒"。另《针灸大成》载本赋"屏翳"作"屋翳",为足阳明胃经腧穴,阳明多气多血,胃经主血所生病,泻之可清阳明气血之热而止痛痒,故作屋翳亦通。

　　【按语】本段内容阐述外科方面病证取穴规律,包括瘿气、瘰疬、疝痛、瘾风等,由于针灸有清热解毒、消肿止痛、化痰散结的作用,故对多种外科病有效。

　　抑又論婦人經事改常,自有地機、血海[1];女子少氣漏血,不無交信、合陽[2]。帶下產崩,衝門、氣衝宜審[3];月潮違限,天樞、水泉細詳[4]。肩井乳癰而極效[5],商丘痔瘤而最良[6]。脫肛趨百會、尾翳[7]之所,無子搜陰交、石關之鄉[8]。

　　【注释】
　　[1]妇人经事改常,自有地机、血海:经事改常,指月经不调。地机,足太阴脾经郄穴。血海,脾经腧穴。脾统血,与胃相表里,脾胃为后天气血生化之源。郄穴,是气血深聚之处,血海为血聚汇之所。两穴配合,有调气养血作用,可治疗妇女月经不调。

　　[2]女子少气漏血,不无交信、合阳:少气漏血,是气虚不能摄血,冲任不固,经血淋沥不断的病证。交信,足少阴肾经腧穴,阴跷脉的郄穴。肾乃元阴元阳所系,肾气不足,冲任不固可致少气漏血。交信穴有固肾培元,补气摄血的作用。合阳,足太阳膀胱经腧穴。两穴配合,有补虚摄血的功效。

　　[3]带下产崩,冲门、气冲宜审:带下多由脾肾气虚,湿热或痰湿所致。产崩,多因冲任损伤,脾不统血,或肝经火旺,血热妄行,或瘀血阻滞,血不归经而致。冲门,是脾经分布在小腹部的腧穴,脾肝两经的交会穴,能调理脾肝两脏功能,固摄收敛,引血归经,健脾祛湿止带的作用。气冲,足阳明胃经腧穴,胃经与冲脉交会穴,有固摄冲任的作用。

　　[4]月潮违限,天枢、水泉细详:天枢,足阳明胃经腧穴,大肠募穴,足阳明胃经、足少阴肾经、冲脉的会穴。胃为后天气血之源,肾藏精为先天之本,冲为血海,肾气盛,冲任通,月事按时而下。水泉,足少阴肾经郄穴,为肾经气血深聚之处。两穴配合,有调脾补肾益精、通经止痛的作用。

　　[5]肩井乳痈而极效:肩井,足少阳胆经腧穴,是足少阳、手少阳、足阳明和阳维四脉的交会穴。胃经在胸部经乳而下行,胆经循胸过季肋结募穴于乳下,胆与肝相表里,故肩井有疏肝解郁,清热散结止痛的作用。对治疗因饮食厚味,胃火上蒸,或忿怒忧郁,肝郁气滞所致乳痈,有一定的疗效。

　　[6]商丘痔瘤而最良:痔瘤,即痔漏。商丘,足太阴脾经的经穴。脾主肌肉,运化水湿,若湿热注入大肠,则生痔瘤。商丘清热化湿,可治疗痔瘤。

　　[7]尾翳:原作"尾翠",据《针灸大成》《针方六集》改。尾翳,鸠尾穴的别名。

　　[8]无子搜阴交、石关之乡:阴交,是任脉、冲脉、足少阴肾经的交会穴。石关,为肾经与冲脉的交会穴。任脉、冲脉皆起于胞中,冲为血海,任主胞胎,故与女子精血有密切关系。肾为先天之本,藏精之处。二穴是冲任脉、肾经分布在脐腹部的腧穴,有温补下焦,益精培元,调理冲任作用,故可治疗不孕症。

　　【按语】本段内容阐述妇科经带胎产疾病的取穴配方。包括妇女月经不调、闭经、崩漏、带下、不孕等病的取穴配方。选用任、冲、脾、胃、肾、督等经脉均与精血胎产有关。配方多以局部取穴和循经远道取穴配合,尤多选取能贯通数经的交会穴。

　　中脘主乎積痢[1],外丘收乎大腸[2]。寒瘧兮商陽、太溪驗[3],疝癖兮衝門、血

笔记栏

海强[4]。

【注释】

[1] 中脘主乎积痢:中脘,胃之募穴,腑之会穴,任脉、手太阳小肠经、手少阳三焦经、足阳明胃经四脉的交会穴。积痢,指胃肠湿热积滞,气血凝结所致的痢疾。取中脘,可补益脾胃,调理三焦,有清除肠胃积滞,治疗积痢的作用。

[2] 外丘收乎大肠:即外丘能治疗脱肛。外丘,足少阳胆经郄穴。足少阳胆经的经筋结于尻部,胆经又与督脉络穴长强交会。故针灸外丘穴,可以治疗脱肛。

[3] 寒疟兮商阳、太溪验:寒疟是由于寒气内伏,复感风邪而发作的疟疾。以寒多热少、头痛、无汗、脉紧为主要症状。商阳,手阳明大肠经井穴,大肠与肺相表里,故取商阳,有解表发汗退热的作用。太溪,足少阴肾经输穴、肾之原穴,有振奋肾阳,消除肾寒的作用。两穴配用,有温阳解表、扶正祛邪、发汗退热的作用。

[4] 痃癖兮冲门、血海强:痃,在脐两旁,有条状筋块隆起,状如弓弦,大小不一,或痛或不痛。癖,指潜匿于两胁之间的积块,平时寻摸不见,痛时才有形迹。多由饮食失节、脾胃受伤、寒痰结聚、气血搏结而成。冲门、血海,均为足太阴脾经腧穴,冲门是足太阴脾经与足厥阴肝经的交会穴。脾统血,肝藏血。两穴同用,有健脾疏肝,行气活血,消除积块的作用。

【按语】本段内容阐述关于积痢、痃癖等慢性病证的针灸取穴。痃癖积块,一向被认为难治,但前人用针灸治疗有效,这些辨证施治、取穴配方规律,有进一步研究的必要。

夫醫乃人之司命,非志士而莫爲;針乃理之淵微,須至人[1]之指教。先究其病源,後攻其穴道,隨手見功,應針取效。方知玄裹之玄[2],始達妙中之妙。此篇不盡,略舉其要。

【注释】

[1] 至人:很有学问的人。

[2] 玄里之玄:深奥中的深奥。

【按语】本段内容根据针灸的理论深博、内容丰富、适应证广、疗效迅速等特点,对针灸医生提出要求:①要全心全意为病者治疗,还要有牢固的专业知识,认为"医乃人之司命,非志士而莫为";②要深入钻研针灸理论,学习前人的经验,认为"针乃理之渊微,须至人之指教";③要结合临床实践,首先进行辨证论治,然后取穴和行针,只有这样,才能达到"随手见功,应针取效",才能理解针灸的"玄里之玄""妙中之妙"的作用机制和取得应有的治疗效果。

二、学习小结

本歌赋将头面五官、颈项、躯干、四肢,以及出现于全身的疾患,自上而下,顺序编写,易于掌握。所选腧穴多偏重于五输穴、背俞穴、腹募穴、郄穴、络穴等。

列举了多种取穴、配穴方法,如局部邻近取穴、循经远道取穴、表里经取穴、上病下取、下病上取,取穴精少,为后学医家所推崇。要求针灸医生做到:树立为患者服务的精神,要有牢固的专业知识,深入钻研针灸理论,学习前人的经验,结合临床实践,首先进行辨证论治,然后取穴和行针。达到"随手见功,应针取效"的治疗效果。

三、阅读练习(对下列原文加标点)

扁鹊有言疾在腠理熨焫之所及在血脉针石之所及其在肠胃酒醪之所及是针灸药三者得兼而后可与言医可与言医者斯周官之十全者也曩武谬以活人之术止于药故弃针与灸而莫之讲每遇伤寒热入血室闪挫诸疾。非药饵所能愈而必俟夫刺者则束手无策自愧技穷因悟治病犹对垒攻守奇正量敌而应者将之良针灸药因病而施者医之良也思得师指而艰其人求之远近以针鸣者各出编集标幽玉龙肘后流注神应等书其于捻针补泻尚戾越人从卫取气从荣置气之说复取素难而研精之旁究诸家又知素难为医之鼻祖犹易为撰著求卦之原诸家医流如以钱掷甲子起卦勾陈玄武腾蛇龙虎断吉凶似易而乱易也后世针灸亦若是尔呜呼不溯其原则昧夫古人立法之善故尝集节要一书矣不穷其流则不知后世变法之弊此聚英之所以纂也安故狃近者犹曰易穷则变变则通通则久是以诗变而骚君子取之郡县者封建之变租庸者井田之变后人因之固足以经国治世奚怪于针灸之变法哉奚是古非今为哉岂知封建井田变而卒莫如周之延祚八百针灸变而卒莫如古之能收功十全如使弊而可因则彼放荡逾闲者可以为礼以之安上治民妖淫愁怨者可以为乐以之移风易俗哉夫易谓穷斯变通久素难者垂之万世而无弊不可谓穷不容于变而自通且久也周子谓不复古礼不变今乐而欲至治者远然则不学古医不变今俗而欲收十全之功者未之有也兹续编诸家而折衷以素难之旨夫然后前人之法今时之弊司命者知所去取矣（《针灸聚英·引》）

复习思考题

1. 头面五官病证的配穴处方特点是什么？
2. 外感病的配穴处方特点是什么？
3. 针灸治疗神志疾病的主要经脉和取穴规律是什么？
4. 针灸治疗妇科病的主要经脉和取穴规律是什么？

第五节　金针赋*（全篇）

PPT 课件

《金针赋》全名《梓岐凤谷飞经走气撮要金针赋》，载于明代徐凤的《针灸大全》，序言中称此赋出自"梓岐凤谷飞经走气补泻之法"，经撮要写成，因"金乃世之宝也，非富贵不能得之"，故名"金针赋"，强调针法的重要和高深。

一、原文选读

觀夫針道，捷[1]法最奇，須要明於補瀉，方可起於傾危。先分病之上下，次定穴之高低。頭有病而足取之，左有病而右取之[2]。男子之氣，早在上而晚在下，取之必明其理；女子之氣，早在下而晚在上，用之必識其時。午前為早屬陽，午後為晚屬陰。男女上下，憑腰分之。

手足三陽，手走頭而頭走足；手足三陰，足走腹而胸走手。陰升陽降，出入之機[3]。逆之者為瀉為迎，順之者為補為隨。春夏刺淺者以瘦，秋冬刺深者以肥[4]。更觀原氣厚薄，淺深之刺尤宜。

【注释】

[1] 捷：快速之意，在此指针法简便，收效迅速。

[2] 左有病而右取之：交互取穴针刺，包括巨刺法和缪刺法。

[3] 阴升阳降，出入之机：在两上肢上举体位时，足三阴经由足走腹，手三阴经由胸走手，此皆由下而上，故称之"阴升"；手三阳经由手走头、足三阳经由头走足，又皆由上而下，故称之"阳降"。"出入"是从升降而来，是说十二经脉气血按一定规律，在体内升降出入，循环不已，上下内外，无所不至之意。

[4] 春夏刺浅者以瘦，秋冬刺深者以肥：即春夏阳气在上，经气亦在上，故当浅刺；秋冬阳气在下，经气亦在下，故当深刺。体瘦者当浅刺，体肥者当深刺。

【按语】本段内容提出针刺补泻的重要性及与补泻相关的理论。施针时，首先要明确病位，再确定腧穴，同时还要了解所选经脉的顺逆和经气的盛衰，以确定手法的补泻和针刺的深浅。

原夫補瀉之法,妙在呼吸手指[1]。男子者大指進前左轉,呼之為補,退後右轉,吸之為瀉,提針為熱,插針為寒;女子者大指退後右轉,吸之為補,進前左轉,呼之為瀉,插針為熱,提針為寒。左與右有異,胸與背不同。午前者如此,午後者反之。

　　是故爪而切之,下針之法;搖而退之,出針之法[2];動而進之,催針之法[3];循而攝之,行氣之法。搓則去病,彈則補虛。肚腹盤旋,捫為穴閉。重沉豆許曰按,轉浮豆許曰提。一十四法[4],針要所備。

　　補者一退三飛[5],真氣自歸;瀉者一飛三退[6],邪氣自避。補則補其不足,瀉則瀉其有餘。有餘者為腫為痛,曰實;不足者為癢為麻,曰虛。氣速效速,氣遲效遲。死生貴賤,針下皆知。賤者硬而貴者脆,生者澀而死者虛[7],候之不至,必死無疑。

【注释】

[1]妙在呼吸手指:指针刺补泻的技巧在于呼吸补泻与手法补泻结合。

[2]摇而退之,出针之法:出针时,手持针柄,边左、右摇动针体,边缓慢出针。

[3]动而进之,催针之法:指一种边捻转边进针的催气方法,可以使经气速至。

[4]一十四法:即爪、切、摇、退、动、进、循、摄、搓、弹、盘、扪、按、提法。

[5]一退三飞:意指分三个阶段缓慢进针,出针时一次提出。

[6]一飞三退:意指进针时一次插入,而分三个阶段缓慢出针。

[7]生者涩而死者虚:气至时,行针者觉针下沉涩紧滞,是得气的标志,提示患者预后较佳;如果始终不得气,医者感觉针下空虚,提示患者预后不良。

【按语】本段内容论述补泻的要领和十四种单式手法。宋代以后,毫针的制作更趋精巧,便于操作,圆柱形针柄的出现,促进了针刺手法的发展,金元时期窦默提出"爪、切、摇、退、动、进、循、摄、搓、弹、盘、扪、按、提"手指十四法,《金针赋》加以归纳,总结为"下针十四法",至今仍是针刺手法的基础,在具体应用过程中,应当根据病性、病情而选择适宜的手法,不必拘泥于男女、左右等约束。

　　且夫下針之法,先須爪按重而切之,次令咳嗽一聲,隨咳下針。凡補者呼氣,初針刺至皮內,乃曰天才;少停進針,刺至肉內,是曰人才;又停進針,刺至筋骨之間,名曰地才[1],此為極處,就當補之。再停良久,卻須退針至人之分,待氣沉緊,倒針朝病[2]。進退往來,飛經走氣[3],盡在其中矣。凡瀉者吸氣,初針至天,少停進針,直至於地,得氣瀉之。再停良久,即須退針,復至於人,待氣沉緊,倒針朝病,法同前矣。其或暈針者,神氣虛也。以針補之,以袖掩之,口鼻氣回,熱湯與之。略停少頃,依前再施。

【注释】

[1]天才……人才……地才:即三才补泻法,亦称天部、人部、地部,即将腧穴应刺深度分为三等分,自浅至深分别为天才、人才、地才。

[2]倒针朝病:调整针尖方向,使之朝向病所,可促气至。

[3]飞经走气:运用手法使经气循经流注,并送气至病所,称为飞经走气。

【按语】本段内容重点阐述浅深补泻法中的三才法与呼吸补泻的配合应用,以及补泻过程中应用飞经走气的方法,强调要气至病所。文中还论述了晕针及其产生原因,并提出处理方法,对临床有指导意义。

　　及夫調氣之法,下針至地之後,復人之分,欲氣上行,將針右撚;欲氣下行,將針左撚;欲補先呼後吸,欲瀉先吸後呼。氣不至者,以手循攝,以爪切掐,以針搖動,進撚搓彈,直待氣至,以龍虎升騰[1]之法,按之在前使氣在後,按之在後使氣在前,運氣走至疼痛之所,以納氣之法,扶針直插,復向下納,使氣不回。若關節阻澀,氣不過者,以龍虎龜鳳[2],通經接氣大段之法,驅而運之,仍以循攝爪切,無不應矣。此通仙之妙。

【注释】

[1] 龙虎升腾:又称龙虎升降。龙为阳,宜潜降;虎为阴,宜提升,合称龙虎升腾。基本操作是先进针至天部左捻,然后将针紧按至人部,再将针慢提至天部,将针右捻,如此反复9次,然后将针轻插至地部,先左后右盘旋,紧提慢按6次。根据病情,按之在前,使气在后,按之在后,使气在前。

[2] 龙虎龟凤:即青龙摆尾、白虎摇头、苍龟探穴、赤凤迎源四种飞经走气方法。

【按语】本段论述调气法的操作。调气法,也行行气法,即欲使气行向所针穴位之上下,多在病所邻近或远端选穴时应用,如捻转行气法、弩法等。调气法必在得气之基础上施行,如不得气,可用前"十四法"中的行气、催气各法。遇关节气血阻滞、凝涩不通之病,一般行气法不能通过者,可用"龙虎龟凤"等通经接气法,驱气而运散之。

況夫出針之法,病勢既退,針氣微松;病未退者,針氣如根,推之不動,轉之不移,此為邪氣吸拔其針,乃真氣未至,不可出之。出之者,其病即復,再須補瀉,停以待之,直候微松,方可出針豆許,搖而停之。補者吸之去疾[1],其穴急捫;瀉者呼之去徐[2],其穴不閉。欲令腠密,然後吸氣;故曰下針貴遲,太急傷血;出針貴緩,太急傷氣。以上總要,於其盡矣。

【注释】

[1] 补者吸之去疾:指施行补法,采用吸气时快速出针。

[2] 泻者呼之去徐:指施行泻法,采用呼气时缓慢出针。

【按语】本段内容阐述根据手下针感判断出针时机,以及出针时呼吸开阖补泻的应用,并提出"下针贵迟""出针贵缓"的原则,值得临床重视。

考夫治病之法有八,一曰燒山火[1],治頑麻冷痹,先淺後深,用九陽而三進三退,慢提緊按,熱至緊閉插針,除寒之有准。二曰透天涼[2],治肌熱骨蒸,先深後淺,用六陰而三出三入,緊提慢按,寒至[3],徐徐舉針,退熱之可憑。皆細細搓之,去病準繩。

三曰陽中隱陰[4],先寒後熱,淺而深,以九六之法,則先補後瀉也。四曰陰中隱陽[5],先熱後寒,深而淺,以六九之方,則瀉後補也。補者直須熱至,瀉者務待寒侵,猶如搓線,慢慢轉針。蓋法在淺則用淺,法在深則用深,二者不可兼而紊之也。

五曰子午搗臼[6],水蠱膈氣[7],落穴之後,調氣均勻,針行上下,九入六出,左右轉之,千遭自平。

六曰進氣之訣[8],腰背肘膝痛,渾身走注疼,刺九分,行九補,臥針五七吸,待上行。亦可龍虎交戰[9],左撚九而右撚六,是亦住痛之針。七曰留氣之訣[10],痃癖[11]癥瘕,刺七分,用純陽,然後乃直插針,氣來深刺,提針再停。八曰抽添之訣[12],癱瘓瘡癩,取其要穴,使九陽得氣,提按搜尋,大要運氣周遍。扶針直插,復向下納,回陽倒陰。指下玄微,胸中活法,一有末應,反復再施。

若夫過關過節,催運氣血,以飛經走氣[13],其法有四。一曰:青龍擺尾[14],如扶舡舵,不進不退,一左一右,慢慢撥動。二曰白虎搖頭[15],似手搖鈴,退方進員,兼之左右,搖而振之。三曰蒼龜探穴[16],如入土之象,一退三進,鑽剔四方。四曰赤鳳迎源[17],展翅之儀,入針至地,提針至天。候針自搖,復進其元,上下左右,四圍飛旋。病在上,吸而退之;病在下,呼而進之。

【注释】

[1]烧山火:用针之时,先浅后深。先进针至腧穴应刺深度的上 1/3(天部),得气后,行紧按慢提补法 9 次;再将针进入至中 1/3(人部),得气后,行紧按慢提补法 9 次;最后将针进至下 1/3(地部),得气后,行紧按慢提补法 9 次。如此反复数遍,直至患者感觉局部或全身出现热感,出针紧按针孔,此方法对驱寒有效。

[2]透天凉:用针之时,先深后浅。先进针至腧穴应刺深度的下 1/3(地部),得气后,行紧提慢按泻法 6 次;再将针外出至中 1/3(人部),得气后,行紧提慢按泻法 6 次;最后将针进至上 1/3(天部),得气后,行紧提慢按泻法 6 次。如此反复数遍,直至患者感觉局部或全身出现凉感,缓慢出针,不按针孔,此方法对退热有效。

[3]寒至:原无,据《针灸聚英》补。

[4]阳中隐阴:先补后泻,先浅刺入腧穴应刺深度的上 1/2(5 分),得气后行补法,紧按慢提补法 9 次,患者感觉微热后,深刺进至下 1/2(1 寸),得气后行泻法,紧提慢按泻法 6 次。用于治疗先寒后热证及虚中夹实证。

[5]阴中隐阳:复式手法之一,先泻后补,先深刺入腧穴应刺深度的下 1/2(1 寸),得气后行泻法,紧提慢按泻法 6 次,患者感觉微凉后,退至上 1/2(5 分),得气后行补法,紧按慢提补法 9 次。用于治疗先热后寒证及实中夹虚证。

[6]子午捣臼:复式手法之一,子午意指左右捻转,捣臼意指上下提插。指进针得气后,配合左右捻转,先行紧按慢提 9 次;再行紧提慢按 6 次,然后出针。此法具有导引阴阳气的作用,补泻兼施,又有消肿利水的作用,可用于水肿、气胀等证。

[7]水蛊膈气:水蛊,病名,即鼓胀,指腹部膨胀如鼓的病证。《灵枢·水胀》鼓胀者“腹胀,身皆大,大与胀肤等也;色苍黄,腹筋(指腹部静脉)起,此其候也。”膈气,病名,一名噎气,即噎膈,《圣济总录》卷六十:“人之胸膈,升降出入,无所滞碍,命曰平人。若寒温失节,忧患不时,饮食乖宜,思虑不已,则阴阳拒隔,胸脘痞塞,故名膈气。”

[8]进气之诀:复式手法之一,先刺入深部(9 分),得气后行补法,如行紧按慢提 9 次,然后将针卧倒,针尖向心,同时可以配合调匀呼吸,至产生上行针感,可用于治疗腰背肘膝部痛、浑身游走痛。

[9]龙虎交战:复式手法之一,龙,指左转,虎,指右转。指进针得气后,先以左转为主,捻转 9 次,再以右转为主,捻转 6 次,如此反复施行多次,达到止痛的目的。

[10]留气之诀:复式手法之一,指针先刺入中层(7 分),得气后行补法,如行紧按慢提 9 次,然后将针直插至深层,再将针上提至原处,使气留针下以消积聚。

[11]疝癖:病名。指脐腹偏侧或胁肋部时有筋脉攻撑急痛的病证。《太平圣惠方》卷四十九:“夫疝癖者,本因邪冷之气积聚而生也。名曰疝气也;癖者,侧在两肋间,有时而僻,故曰癖。夫疝之与癖,名号虽殊,针石汤药主疗无别。此皆阴阳不和,经络否隔,饮食停滞,不得宣疏,邪冷之气,搏结不散,故曰疝癖也。”

[12]抽添之诀:复式手法之一,抽,指上提。添,指按纳。意指进针后,先行提插或者捻转九阳数以促使得气,再向周围做多向提插,然后再向深部直刺按纳,可用于瘫痪疮癫等的治疗。

[13]飞经走气:包括青龙摆尾、白虎摇头、苍龟探穴、赤凤迎源四法,简称龙虎龟凤,均为催气手法,以促使针感通过关节而达病所,能治疗经络郁闭、气血不通之证,有催运气血、通关过节的作用。

[14]青龙摆尾:针尖朝向病所刺入,得气后将针提至浅层,再将针柄缓缓摆动,如同摆动船舵一样,可以推动经气运行。

[15]白虎摇头:将针直刺捻入至深层,得气后用手指拨动针体使之左右摇动,如同摇铃一样,边摇边提针,可以推动经气运行。

[16]苍龟探穴:将针刺入得气后,先退至浅层,然后更换针尖方向,向前后、左右多向透刺,并由浅、

中、深层逐渐加深,如同龟入土四方钻探一样,可以推动经气运行。

[17] 赤凤迎源:将针刺入深层,得气后再上提至浅层,候针自摇,再插入中层,然后用提插捻转,结合一捻一转,如同赤凤展翅一样,可以推动经气运行。

【按语】本段内容详述了烧山火、透天凉、阳中隐阴、阴中隐阳、子午捣臼、进气之诀、留气之诀、抽添之诀八种复式手法的适应病证、操作要领、针后感应。并对其中一些手法的操作和次数进行了规定,成为针刺补泻手法的重要内容,尤其是烧山火、透天凉手法成为复式补泻手法的经典。

本段内容还阐述青龙摆尾、白虎摇头、苍龟探穴、赤凤迎源四种可以促使经气通关过节的飞经走气法,为催气、运气提供了方法。

至夫久患偏枯,通經接氣之法已定息寸數。手足三陽,上九而下十四,過經四寸[1];手足三陰,上七而下十二,過經五寸[2]。在乎搖動出納,呼吸同法,驅運氣血,頃刻周流,上下通接,可使寒者暖而熱者涼,痛者止而脹者消,若開渠之決水,立見時功,何傾危之不起哉?雖然病有三因,皆從氣血。針分八法,不離陰陽。蓋經絡晝夜之循環,呼吸往來之不息。和則身體康健,否則疾病而生,譬如天下國家地方,山海田園,江河溪谷,值歲時風雨均調,則水道疏利,民安物阜。其或一方一所,風雨不均,遭以旱澇,使水道湧竭不通,災忧遂至。人之氣血,受病三因,亦猶方所之於旱澇也。蓋針砭所以通經脈,均氣血,蠲邪扶正,故曰捷法最奇者哉。

嗟夫!軒岐古遠,盧扁[3]久亡,此道幽深,非一言而可盡。斯文細密,在久習而能通。豈世上之常辭,庸流之乏術,得之者若科之及第,而悅於心;用之者如射之發中,而應於目。述自先賢,傳之後學,用針之士,有志於斯。果能洞造玄微,而盡其精妙,則世之伏枕之疴,有緣者遇針,其病皆隨手而愈矣。

【注释】

[1] 手足三阳,上九而下十四,过经四寸:手三阳经从手至头各长五尺,足三阳经从头至足各长八尺,一息经气在脉中行六寸,用针时手三阳经呼吸九息,九息即行五尺四寸,足三阳经呼吸十四息,十四息即行八尺四寸,都过于他经四寸。

[2] 手足三阴,上七而下十二,过经五寸:手三阴经从胸至手各长三尺五寸,足三阴经从足至胸腹各长六尺五寸,一息经气在脉中行六寸,用针时手三阴呼吸七息,七息即行四尺二寸,足三阴经呼吸十二息,十二息即行七尺二寸,都过于他经七寸,故据《针灸问对》,应改为"七寸"。

[3] 卢扁:即秦越人,号扁鹊。又因家住卢国(今山东长清一带),故名之卢医。

【按语】本段内容强调多种补泻方法结合应用,以发挥针刺疏通气血,祛邪扶正的奇捷效用,倡导潜心继承与钻研"针道"。

二、学习小结

本赋共分九个段落,约两千余言。文内阐述刺法之理论依据,介绍爪、切、摇、退、动、进、循、摄、搓、弹、盘、扪、按、提一十四法,烧山火、透天凉、阳中隐阴、阴中隐阳、子午捣臼、进气之诀、龙虎交战、留气之诀、抽添之诀治病八法的操作要领、针后感应及其适应证。对通经接气的白虎摇头、青龙摆尾、苍龟探穴、赤凤迎源等复式手法亦作描述。赋文内容涉及进针、出针、补泻、行气、催气和调气等操作,均是目前仍被广泛运用的基本手法。

三、阅读练习(对下列原文加标点)

大明洪武庚辰仲春予学针法初学于洞玄先生孟仲倪公明年公没过维阳又学于东隐先

生九思彭公数年间用而百发百中无不臻效永乐己丑惜予遭诬徙居于民乐耕锄之内故退寓西河立其堂曰资深其号曰泉石心以遁守自娱过者皆曰此读书耕者之所也凡有疾者求治不用于针多用于灸自是梓岐风谷之法荒废而名不闻非不以济人之心为心盖不欲取誉于时矣今也予年向暮髭鬓皆霜恐久失传拳拳在念正统己未春末养疾之暇阅其所传针法之书繁而无统于是撮其简要不愧疏庸编集成文名曰金针赋金乃世之宝也非富贵不能得之岂贫贱所能有也名其金称其贵也贵能劫疾于顷刻之间故以观夫发端而嗟夫结意则深叹美其法而有收效之捷异耳篇中首论头病取足左病取右男女早晚之气手足经络顺逆之理次论补泻下针调气出针之法末论治病驱运气血通接至微之妙而又叮咛勉其学人务必以尽精诚则可以起沉疴之疾言虽直简其义详明尤其贯穿次第有序使后之学人易为记诵其传不泯俟他日有窦汉卿复出而攻之熟造之深得于心而应手显用光大必念乎今之删繁撮简成文者谁软是亦遗言于后也必学者敬之哉（《金针赋·序》）

复习思考题

1. "一十四法"指哪些针刺手法?
2. 简述金针赋对晕针的处理措施。
3. 如何理解"下针贵迟""出针贵缓"?
4. 简述烧山火和透天凉的操作要领及适应证。

知识拓展

历代医籍中的针灸歌赋

有关经络歌赋,有明代徐凤《针灸大全》中的"十二经脉歌",全文叙述了十二经脉的起止部位及循行概况,阐述了各经气血多少,是动所生病;明代刘纯《医经小学》的"奇经八脉歌",对八脉起止、循行、督、任、冲脉的起源及功能、十五络进行了论述。在腧穴方面有明代陈会《神应经》中"百穴法歌",介绍了111个常用腧穴的取穴方法;刘纯《医经小学》的"井荥俞原经合歌"以歌诀体裁对十二经66个五输穴和原穴加以编写,对临床选穴提供了极大的方便。还有清代《绘图针灸易学》中的"十二经子母补泻歌"等,都非常实用。杨继洲《针灸大成》的"行针总要歌",论述了取穴的共性问题,行针时要按病人体质的强弱、胖瘦、高矮决定针刺的深浅,传诵已久的针灸名句"寸寸人身皆是穴,但开筋骨莫狐疑"即源于此歌。还有《针灸聚英》"补泻雪心歌""行针指要歌",《医经小学》"针法歌"都是需要熟悉的内容。针灸治疗方面有为针灸医生所熟悉,好读好记,言简意深,概括性极强,久已脍炙人口的"四总穴歌"(明代朱权《乾坤生意》)对头项、面口、肚腹、腰背所出现的多种症状,不论虚实寒热,可发挥其迅速的扶正祛邪作用。"长桑君天星秘诀歌"(《乾坤生意》)、"马丹阳天星十二穴治杂病歌""治病十一证歌""杂病穴法歌""百症赋""玉龙歌""玉龙赋""胜玉歌""席弘赋""灵光赋""肘后歌""通玄指要赋""可针不可针歌""可灸不可灸歌"都是古人临床针灸选穴经验的结晶,蕴涵了丰富的智慧。还有关于论述按时选穴的针灸歌赋,如何若愚《子午流注针经》中的"流注指微赋"是阐述以阴阳气血经脉流注为重点的名作,《针灸大全》中"子午流注逐日按时定穴歌"是子午流注取穴经典歌赋。

（李　瑞　奥晓静）

第十章

针灸医案选读

PPT 课件

第一节 《扁鹊心书》《儒门事亲》《卫生宝鉴》医案（节选）

　　《扁鹊心书》共载医案 74 则，涉及饭后发噎、肺伤寒、喉痹、虚劳等 36 种病证，其中针灸医案 53 则，涉及病种 28 种，本节选取半身不遂、消渴、饮食不纳 3 个医案。《儒门事亲》记载医案 200 余则，其中针灸医案约 30 则，多以针刺放血取效，本节选取目赤、舌肿 2 个医案。《卫生宝鉴》有医案 73 则，其中针灸医案 17 则。现节选脚气、眩晕 2 个医案。所选医案治疗方法多样，有灸药并用、针刺放血、针药并用，也涉及吐法等，有很大的临床指导意义。

一、医案文选

（一）半身不遂案

　　一人病半身不遂，先灸關元五百壯，一日二服八仙丹[1]，五日一服換骨丹[2]，其夜覺患處汗出，來日病減四分，一月痊愈。再服延壽丹[3]半斤，保元丹[4]一斤，五十年病不作。

【注释】

　　[1] 八仙丹：《扁鹊心书》神方卷附录方，由附子、高良姜、荜茇、砂仁、肉豆蔻、生姜、厚朴研末，醋糊为丸，主治脾胃久冷、大便泄泻、饮食不进等症。

　　[2] 换骨丹：《扁鹊心书》神方卷附录方，由乌梢蛇、白花蛇、石菖蒲、荆芥穗、首乌等药物研末，和酒冲服，主治肌肉麻木、手足疼痛等症。

　　[3] 延寿丹：《扁鹊心书》神方卷附录方，由硫磺、雄黄、紫石英、阳起石等药物研末，醋糊为丸，主治一切虚羸、黄黑疸、急慢惊风及百余种欲死大病。

　　[4] 保元丹：《扁鹊心书》神方卷附录方，又名金液丹、壮阳丹，来自《王氏博济方》，由雄黄研末成丸，主治一切虚劳、水肿、消渴、肺胀、心腹疼痛、水谷不化等症。

【按语】本案出自《扁鹊心书》。患者因中风而致半身不遂，医者重灸关元穴五百壮，续服温补脾肾、通经活络的方药，针药并用。窦材在学术上推崇《灵枢》《素问》，治病力主温补扶阳，强调养阳气，禁戒寒凉。以灼艾为第一，丹药为第二，用附子为第三，认为“阴气未消终是死,阳精若在必长生"。窦氏的治疗原则是扶其真元,同时兼顾祛邪的部位,故先灸关元五百壮,再服以八仙丹、换骨丹、延寿丹和保元丹,标本兼治。

但是需要注意的是,窦氏受当时历史条件的限制,以用丹药为寻常;而今天看来,丹药之类,多含有大量重金属及毒性药物,久服伤身,不可不慎。

(二) 消渴案

一人頻飲水而渴不止,余曰:君病是消渴也,乃脾肺氣虛,非內熱也。其人曰,前服涼藥六劑,熱雖退而渴不止,覺胸脅氣痞而喘。余曰:前證止傷脾肺,因涼藥復損元氣,故不能健運而水停心下也。急灸關元、氣海各三百壯,服四神丹[1],六十日津液復生。

【注释】

[1] 四神丹:功用与延寿丹同,更偏于治疗虚证。

【按语】本案出自《扁鹊心书》。患者口渴欲饮,误诊为内热而用寒凉之剂,损伤元阳,致津不得上荣而成消渴。医者重灸关元、气海穴三百壮,续服温补肾阳的药物,60天津液复生。窦材认为消渴病由脾肺气虚,多食生冷,耗损肺气,或色欲过度,重伤于肾,致津不得上荣而成。盖肾脉贯咽喉,系舌本,若肾水枯涸,不能上荣于口,令人多饮而小便反少。历代方书对消渴病多从热治之,窦氏认为用降火药虽然暂时有效,但是服药日久肺气渐损,肾气渐衰,变成虚劳而死矣。故先重灸关元、气海峻补肾阳,再服温阳药补益阳气,温化水湿,使津得以上荣而愈。

这一病案可以看出,窦氏仍是主张治病当先扶阳,"盖人有一息气在则不死,气者阳所生也,故阳气尽必死"。故在消渴病的治疗上,也是以温阳为法,与当世医家对于消渴以阴虚论治多用清热之药大不相同,足以为鉴。

(三) 饮食不纳案

一人年十五,因大憂大惱,卻轉脾虛,庸醫用五苓散及青皮、枳殼等藥,遂致飲食不進,胸中作悶。余令灸命關二百壯,飲食漸進,灸關元五百壯,服姜附湯[1]一二劑,金液丹[2]二斤方愈。

【注释】

[1] 姜附汤:《扁鹊心书》神方卷附录方,由附子、生姜组成,主治伤寒阴证、心胸作痛、心腹痞闷、小儿急慢惊风等。

[2] 金液丹:即保元丹。

【按语】本案出自《扁鹊心书》。患者因情志内伤,误诊而饮食不进、胸中作闷。医者重灸关元穴后阳气得复,饮食渐进而愈。本病属中医郁证范畴。多思则伤脾,多忧则伤肺,多怒则伤肝,多欲则伤心。窦氏认为伤肝脾则泄泻不止,伤胃则昏不省人事,伤肾则成痨,伤肝则失血筋挛,伤肺则咯血吐痰,伤心则癫冒,故以灸法合服姜附汤之剂,再配合金液丹等,灸药合用以治之。

与众多医家治疗灸法以理气疏肝为主不同的是,窦氏认为郁证亦属阴疾,故当益火之源,以消阴翳。因此在治法上,一用灸法助阳行气开郁,二用干姜附子之味散郁行脾,三用雄黄等组成的金液丹固护元阳,如此尽用温补之法,大异于常,可见窦氏特别之处。

(四) 目赤案

李民範,目常赤。至戊子年火運,君火司天[1]。其年病目者,往往暴盲,運火炎烈故也。民範是年目大發,遂遇戴人,以瓜蒂散湧之,赤立消。不數日,又大發。其病之來也,先以左目內眥赤發牽睛,狀如鋪麻,左之右[2]。次銳眥發,亦左之右。赤貫瞳子,再湧之又退。凡五次,交亦五次,皆湧。又刺其手中、出血及頭上鼻中皆出血,上下中外皆奪,方能戰退。然不敢觀書及見日。張云:當候秋涼再攻則愈。

【注释】

[1] 君火司天:少阴君火,司天为热,因此疾病易从热化。

[2] 左之右:从左到右。之,动词,到。

【按语】本案出自《儒门事亲》。叙述因岁候天气炎热所致目赤的治疗方法。其中患者素有眼疾,遇戊子年,天气炎热,突发暴盲,考虑血热所致。张子和先因势利导,以吐法治之,但其病情反复,目赤始未痊愈。再于手中、头上、鼻中刺血泄其热,病势退,而仍不得痊愈。此时考虑病情反复与当年的气候有关,因此告知患者待秋凉后再治。

通过本案可以看出采用涌吐法结合刺络放血法治疗实热目赤证的确立竿见影,然而由于岁时节气的缘故,即便是当时治愈也极易反复,由此提示人与自然是一个有机的整体,医生治病亦须考虑时运变化。

(五) 舌肿案

南鄰朱老翁,年六十餘歲,身熱數日不已,舌根腫起,和舌尖亦腫,腫至滿口,比元舌大二倍。一外科以燔針[1]刺其舌下兩旁廉泉穴,病勢轉凶,將至顛巇[2]。戴人曰:血實者宜決之。以針磨令鋒極尖,輕砭[3]之,日砭八九次,血出約一二盞,如此者三次,漸而血少痛減腫消。

【注释】

[1] 燔针:即火针。

[2] 颠巇:颠,通"癫"。巇(xī):危险。

[3] 砭:《说文解字·石部》:"砭,以石刺病也。"此处指以针刺治病。

【按语】本案出自《儒门事亲》。叙述心火亢盛所致舌肿的治疗方法。张子和认为舌肿为喉痹证之一,以手少阴君火内结于喉舌而成。本案患者气热内结,自身热渐至舌肿,盖其病机为少阴君火循经结于舌中,以火为患。此时误施火针,心火郁而不发,致神志错乱。

张子和认为血热属实,以砭刺其局部令其出血,热随血泻,病势可减。"凡解表者皆汗法也。"《儒门事亲》中张子和多次使用刺血疗法,因汗血同源,又心主血脉,故刺血有发汗之意,属三法中的汗法。

(六) 脚气案

中書粘合公,年四旬有餘,軀幹魁梧,丙辰春,從征至揚州北之東武隅,腳氣[1]忽作,遍身肢體微腫,其痛手不能近,足脛[2]尤甚,履不任穿,跣[3]以騎馬,控兩鐙而以竹器盛之,以困急來告。

予思《內經》有云,飲發於中,胕腫於上[4]。又云諸痛為實,血實者宜決之。以三棱針數刺其腫上,血突出高二尺餘,漸漸如線流於地,約半升許,其色紫黑,頃時腫消痛減。以當歸拈痛湯重一兩半服之,是夜得睡,明日再服而愈。

【注释】

[1] 脚气:病证名,见于《金匮要略·中风历节病脉证并治》。指以两脚软弱无力,足胫肿满强直为特征的疾病。

［2］胫：小腿，从膝盖到脚踝的一段。

［3］跣(xiǎn)：光着脚。

［4］饮发于中，胕肿于上：出自《素问·至真要大论》。胕，通浮。胕肿：即浮肿。水饮发于内而浮肿发于上部。

【按语】本篇选自《卫生宝鉴·北方脚气治验》，接前篇《北方下疰脚气论》，叙述湿热下注脚气病的临床表现及治疗方法。脚气，又称脚弱。本病以足胫麻木、酸痛、软弱无力为主症。巢元方《诸病源候论》记载，主要分为干脚气、湿脚气和脚气冲心等。北方人多饮酒，食乳制品，食物多易生湿热，若饮食不节，脾胃运化失常，久之则湿热内聚。每遇劳累之后，湿热下注足胫，发为脚气病。表现为全身四肢浮肿，疼痛难忍，小腿及足尤甚，此为湿热下注之实证。

张戴人根据《黄帝内经》治疗原则，采用三棱针于肿痛部位多处放血治疗，令瘀血尽出，继予当归拈痛汤清热利湿，疏风之痛而愈。

（七）眩晕案

参政楊公七旬有二，宿有風疾，於至元戊辰春。忽病頭旋眼黑，目不見物，心神煩亂，兀兀欲吐、復不吐，心中如懊憹之狀。頭偏痛，微腫而赤色，腮頰亦赤色。足胻[1]冷，命予治之，予料之此少壯之時喜飲酒，久積濕熱於內，風痰內作，上熱下寒，是陽不得交通，否之象[2]也。經云治熱以寒，雖良工不敢廢其繩墨而更其道也。然而病有遠近，治有輕重。參政今年高氣弱，上焦雖盛，豈敢用寒涼之劑，損其脾胃。經云熱則疾之[3]。又云高巔之上射而取之。予以三棱針約二十餘處刺之，其血紫黑。如露珠之狀，少頃，頭目便覺清利，諸證悉減。

【注释】

［1］胻：《说文解字》横，胫端也。指小腿上部接近膝的地方。

［2］否之象：否(痞)，卦名，表示天地不交、上下不通之象。

［3］热则疾之：出自《灵枢·经脉》。指对邪热亢盛、体温较高的实热证，采用针灸法泻热祛邪。

【按语】本案选自《卫生宝鉴·风痰治验》，叙述风痰致眩晕，上热下寒的临床表现及治疗方法。本案眩晕由热痰阻于膈上，风邪夹痰上扰清窍，上下阴阳不交而作。临床当予清热化痰剂治之。考虑患者年事已高，头痛眩晕，时时欲呕，病势急迫，先予三棱针刺血泻其血热，待病势缓和，再予天麻半夏汤清热化痰。本案提示治病当因人施治，以"急则治其标，缓则治其本"为基本治疗原则。

二、学习小结

《扁鹊心书》，成书于南宋绍兴十六年(1146年)。由北宋窦材辑，书共三卷。主要内容为介绍灸法。卷上论述经络及灸法(黄帝灸法、扁鹊灸法及窦材灸法)施治原则；卷中、卷下介绍各病证的治疗，书后有附方，多用丹药及附、桂等热药，内载"睡圣散"，于灸前服用，使昏睡而不知痛。

张从正以"唯儒者能明其理，而事亲者当知医"之志，编著《儒门事亲》。共十五卷，成书于1228年，全书各卷有说、辨、记、解、诫、笺、诠、式、断、论、疏、述、衍、诀等体裁。包括：治百病法，十形三疗，杂记九门，撮要图，百法心要，三法六门，世传神效方等。

《卫生宝鉴》，罗天益撰，刊行于1281年。该书现存最早版本，见于元代杜思敬编纂的《济生拔萃》中，但内容不完整。全书共25篇，主要有"药误永鉴"：以病案形式，结合一个专题进行辨析，以警示后学及同行不要犯误治之错，"名方类集"：精选古今效方766首，以证系方，理法具备，论述临证各科疾病的诊治。"药类法象"：简述张元素、李杲的药物学理论，如性味、功效等;"医验记述":载录作者长期从事临床的诊治经验,内容丰富;最后为"补遗",选辑张仲景以后诸家有关外感、中暑等病证的验方,为元代以后他人所补充之内容。

三、阅读练习(对下列原文加标点)

一气之块然乎太虚之间也氤氲摩荡以生生万物而其禀之驳者为禽兽为草木粹者为人而其粹者亦有浓薄强弱之不同加之六气侵乎外七情侵乎内而诸疾生焉有寒有热有表有里千状万证不可俱述而要之不过虚实两者之间焉故经曰虚则补实则泻呜呼虚实者诊病之标的而补泻者施治之大要也哉长沙以还明哲辈出家擅专门人立异见诸说旁舞于泻而立斋偏于补既有所偏则不能无弊苟不能无弊则又不可无辨焉予窃为二君之术一补一泻虽有不同而各极其至庶乎圣之功亦莫以加焉然天下之病未必尽实则其偏于泻也吾恐虚者之反受其害也未必尽虚则其偏于补也吾恐实者之亦反受其害也一得一失明于此而暗于彼此岂斯道之大成哉若长沙则不然可以补则补而不偏于补可以泻则泻而不偏于泻虚实随证补泻应机呜呼亦可谓大成矣拟诸古之圣贤二君之于长沙犹夷惠之于孔子也盖补泻之不可偏废犹裘葛之不可一施也而今不核虚与实而致补泻之各偏犹不审冬夏之异候而欲偏裘葛之御也岂其理也哉故曰少阴病下利清谷里寒外热者通脉四逆汤主之又曰少阴病自利清水色纯青者宜大承气汤补泻不可偏废也可见矣方今之世好补而恶泻喜温而畏寒大黄芒硝视如蛇蝎干姜附子甘如饴蜜遇硝黄奏效则曰此惟取一时之快后必致寒中之患姜附错投则曰姜附犹不验归之于命盖亦不思之甚也故凡治疗之书偏于补者盛行于世而梨枣日广至于戴人此书传诵甚罕予窃童蒙学医者哗偏补之书而不讲泻实之方则虚虚实实其弊将有不可胜言者(《儒门事亲·新刻儒门事亲序》)

复习思考题

1.《扁鹊心书》艾灸医案对临床有哪些启发?

2.《儒门事亲》医案提示我们治疗热证时除了选择正确的治法外,还需要考虑哪些因素?

3. 根据《卫生宝鉴》治疗头晕的提示,谈谈你对眩晕治则治法的理解。

第十章第02节PPT

PPT 课件

第二节 《针灸资生经》*医案(节选)

《针灸资生经》记载了内、外、妇、儿、五官等 200 余种病证的针、灸、药等的治疗,并附医案 50 余则,多数是作者王执中耳闻目睹或自身体验,也有其亲朋好友的案例。重视灸法运用,重视按压取穴。现节选心痹、喘、咳、赤白带 4 则医案。

一、医案文选

(一) 心痹案

予舊患心痹,發則疼不可忍,急用瓦片置炭火中,燒令通紅,取出投米醋中,漉出,以紙三二重裹之,置疼處,稍止,冷即再易。耆[1]舊所傳也。後閱《千金方》有云:凡心腹冷痛,熬鹽一半熨。或熬蠶沙、燒磚石、蒸熨,取其裏溫煖止。或蒸土亦大佳。始知予家所用,蓋出《千金方》也。

它日心疼甚,急灸中管[2]數壯,覺小腹兩邊有冷氣自下而上至灸處即散,此灸之功也。《本事方》載王思和論心忪[3],非心忪也。胃之大絡,名曰建里[4],絡胸膈及兩乳間,虛而有痰則動,更須臾發一陣熱,是其證也。審若是,又當灸建里矣。但不若中管為要穴云。

【注释】

[1] 耆:指 60 岁以上的老人。

[2] 中管:即中脘。《脉经》"脘"作"管"。

[3] 心忪:即怔忡。《素问玄机原病式》:"心胸躁动,谓之怔忡。"

[4] 建里:应为虚里。《素问·平人气象论》:"胃之大络名曰虚里。贯膈络肺,出于左乳下,其动应衣,脉宗气也。"

【按语】 本案介绍了用艾灸及热敷法治疗心痹。心痹临床可分为心血瘀阻、气滞心胸、痰浊闭阻、寒凝心脉、气阴两虚、心肾阴虚、心肾阳虚等证型,但总以心阳不足,寒凝心脉,气滞血瘀为主,症状表现剧烈心痛,而非怔忡表现的心悸、心慌。王氏用温热之艾灸和外敷法,温阳散寒,行气活血。

心痹的病机有多种,治疗选穴有所不同。由于心痹发病多与血瘀、寒凝有关,故治疗多选散寒行瘀的方法治疗,本案中的热敷疼处及"急灸中管"皆为此意。若心痹因"虚而有痰"所致者,则当灸建里穴或中脘穴以健脾胃、化痰湿、止疼痛。治后如"觉小腹两边有冷气自下而上至灸处即散"则病随灸愈。

(二) 久喘案

有貴人久患喘,夜臥不得而起行,夏月亦衣夾背心。予知是膏肓[1]病也,令灸膏肓而愈。亦有暴喘者,予知是痰為梗,令細剉厚朴七八錢重,以薑七片,水小碗煎七分服,滓再煎服,不過數服,愈。若不因痰而喘者當灸肺俞。凡有喘與哮者,為按肺俞無不痠疼,皆為謬[2]刺肺俞,令灸而愈。亦有只謬刺不灸而愈,此病有淺深也。

舍弟[3]登山,為雨所搏,一夕[4]氣悶幾不救,見昆季[5]必泣,有欲別之意。予疑其心悲,為刺百會,不效,按其肺俞,云其疼如錐刺。以火針微刺之即愈。因此與人治哮喘,只謬肺俞,不謬他穴。惟按肺俞不疼痠者,然後點其他穴云。

【注释】

[1] 膏肓:心之上,膈之下的部位。病位深隐难治,病性危重的患者称为病入膏肓。一说膏肓指膈中之病(见《肘后方》)。

[2] 谬:只、单独意。

[3] 舍弟:谦辞。用于对别人称比自己年纪小的男性亲属。

[4] 一夕:一会儿。

[5] 昆季:昆指兄,季指弟。

【按语】 本篇医案介绍了针、灸、药治疗不同喘证。喘证一般分外感、内伤或实喘、虚喘。虚喘者,病程较久,反复发作,病情较重,可灸膏肓穴补其虚以治其本。实喘患者起病急,病程短,王氏诊断为痰邪所致,用理气化痰之药辨证施治。外感致喘证有外感寒湿病史,起病急,肺俞疼如锥刺,王氏用火针以散寒除湿。

本案体现了同病异治的中医治疗特色。如久喘,卧不得,夏亦穿衣,说明病程日久致肺肾阴虚,病情危重者,灸膏肓穴可滋补肺肾,补虚培元而对暴喘者,王氏辨其"是痰为梗",气机不畅,此时用行气之良药厚朴,化痰之圣药生姜,意在化痰湿,行气机以平暴喘。当患者"为雨所搏",感受寒湿而致气喘心胸满闷、神志恍惚,王氏初诊其为心神被扰而"刺百会,不效",后"按其肺俞,云其疼如锥刺。"说明病为寒湿犯肺,肺气不利,故改用火针微刺肺俞以散寒除湿告愈。

（三）久咳案

久嗽，最宜灸膏肓穴，其次则宜灸肺俞等穴，各随證治之。若暴嗽，则不必灸也。有男子忽氣出不絕聲，病數日矣。以手按其膻中穴而應，微[1]以冷針[2]頻頻[3]刺之而愈。初不之灸，何其神也。

【注释】

[1] 微：浅刺之意。

[2] 冷针：毫针。

[3] 频频：反复多次。

【按语】本篇医案介绍了用毫针频刺治疗外感咳嗽。咳嗽主要分为外感咳嗽与内伤咳嗽两大类型。内伤咳嗽，病程日久，其表现为久嗽；外感咳嗽，起病多急，其表现为暴嗽。治疗暴嗽，王氏"以手按其膻中穴而应，微以冷针频频刺之而愈。"膻中穴为气之会穴，位于上焦，可行气、宣肺止咳，有急则治标的作用。

本案体现了针、灸的不同作用。久嗽患者多已耗伤肺气，元气大亏，此时艾灸膏肓、肺俞等穴，补虚益肺而止咳，为治本之法。若为暴嗽，则多为外邪侵袭肺脏，此时不用灸法而先针刺，取按之疼痛的膻中穴，以毫针频刺以泻邪气而愈。并且告诫本病"初不之灸，何其神也"。

（四）赤白带案

有來覓赤白帶藥者，予並以鎮靈丹與之。鎮靈丹能活血溫中故也。以其神效故書於此，但有孕不可服爾。若灸帶脈穴，尤奇於此丹也。有婦人患赤白帶，林親得予《針灸經》，初為灸氣海穴未效。次日為灸帶脈穴，有鬼附患身云"昨日灸亦好，只灸我未著，今灸著我，我今去矣，可為酒食祭我。"其家[1]如其言祭之，其病如失，此實事也。

予初怪其事，因思晉景公膏肓之病，蓋有二鬼焉，以其虛勞甚矣，鬼得乘虛而居之。今此婦人之疾亦有鬼者，豈[2]其用心而虛損，故有此疾，鬼亦乘虛而居之。灸既著[3]穴，其鬼不得不去，雖不祭之可也。自此有來覓灸者，每為之按此穴，莫不應手痠疼，予知是正穴也。令歸灸之無有不愈。其穴在兩脅季肋之下寸八分，有此疾者，速宜灸之。婦人患此疾而喪生者甚多，切不可忽[4]。若更灸百會尤佳，此疾多因用心使然故也。

【注释】

[1] 家：家人。

[2] 岂：并非只是。

[3] 著：接触、附着之意。

[4] 忽：忽视、忽略。

【按语】带下病主要分湿热与寒湿两类。多因任脉不固，带脉失约，以致水湿浊液下注而成。本案带下属寒湿型，故首服镇灵丹"活血温中"。艾灸带脉穴，可散寒除湿、调经止带。

本案体现了中医辨证施治的观念。案中赤白带下患者，医用活血温中的镇灵丹以获良效，显然为寒湿血瘀而致。若为怀孕妇女，则不可服用有活血作用的镇灵丹而改用艾灸带脉穴。以其既不伤胎又可止带。气海为"肓之原，生气之海"（《医经理解》），用于气虚冲任不固之带下病有效，用治寒湿，显然不符。

王氏认为对寒湿所致赤白带下，以艾灸为佳，选带脉穴灸，因带脉有维系妇女经带的功能。并注意取穴要有"应手酸疼"的现象。如有此阳性反应则疗效尤甚。同时王氏提出赤白带下病，多与妇女情绪不佳、心情烦躁有关，故加灸百会，宁心安神，加强疗效。

二、学习小结

《针灸资生经》的主体内容是根据宋以前针灸文献改编而成，王执中通过大量按语的形式阐述其对于腧穴定位的见解；又通过验案，特别是自身针灸验案的形式反映了他丰富的针灸临床实践经验，特别可贵的是将自身及他人的实践与理论研究部分相互印证，遇到理论与实践不相应时，而以临床经验为准。载录了大量王氏本人的医案，其中不仅有药方、灸方，更有针方（包括火针）。一般说来，药方、灸方，凡人便施，不必业医，而针法则"需师乃行"。

三、阅读练习（对下列原文加标点，并注释或翻译加点的词、句）

黄帝问于岐伯曰人焉受气阴阳焉会何气为营何气为卫营安从生卫于焉会老壮不同气阴阳异位愿闻其会岐伯答曰人受气于谷谷入于胃以传与肺五脏六腑皆以受气其清者为营浊者为卫营在脉中卫在脉外营周不休五十而复大会阴阳相贯如环无端卫气行于阴二十五度行于阳二十五度分为昼夜故气至阳而起至阴而止故曰日中而阳陇为重阳夜半而阴陇为重阴故太阴主内太阳主外各行二十五度分为昼夜夜半为阴陇夜半后而为阴衰平旦阴尽而阳受气矣日中为阳陇日西而阳衰日入阳尽而阴受气矣夜半而大会万民皆卧命曰合阴平旦阴尽而阳受气如是无已与天地同纪黄帝曰老人之不夜瞑者何气使然少壮之人不昼瞑者何气使然岐伯答曰壮者之气血盛其肌肉滑气道通荣卫之行不失其常故昼精而夜瞑老者之气血衰其肌肉枯气道涩五脏之气相搏其营气衰少而卫气内伐故昼不精夜不瞑黄帝曰愿闻营卫之所行皆何道从来岐伯答曰营出于中焦卫出于上焦黄帝曰愿闻三焦之所出岐伯答曰上焦出于胃上口并咽以上贯膈而布胸中走腋循太阴之分而行还注手阳明上至舌下注足阳明常与营俱行于阳二十五度行于阴亦二十五度一周也故五十度而复大会于手太阴矣（《灵枢·营卫生会》）

复习思考题

1.《针灸资生经》是如何辨证选穴治疗女子带下证的？

2. 结合《针灸资生经》治疗喘证的经验，如何理解针灸药并用辨证治疗喘证？

3.《针灸资生经》艾灸、热敷心痹的病因病机依据是什么？

第三节 《针灸大成》*医案（节选）

《针灸大成》记载了杨继洲治疗颈结核、臂结核、腰痛、下肢瘫痪、痹证、疳积、癫痫、痞块、痢疾、便血、妇人血崩、血厥、神志病、情志病等31个医案，这些医案大多理、法、方、药、穴记载全面具体，辨证独具特色，取穴、用药精练，疗效确切，对临床有借鉴意义。现节选腰痛、疳积、产后血厥、痢疾、癫痫等5个医案。

一、医案文选

（一）腰痛案

壬戌岁，吏部[1]许敬庵公，寓[2]灵济宫，患腰痛之甚，同乡董龙山公推[3]予视之。诊其脉，尺部沉数有力，然男子尺脉固宜沉实，但带数有力，是湿热所致，有餘之疾也。醫作不足治之,則非矣,性畏針,遂以手指[4]于腎俞穴行補瀉之法,痛稍減,空心再與除濕行氣之劑,一服而安。

公曰:手法代針,已覺痛減。何乃再服滲利之藥乎? 予曰:針能劫病,公性畏針,故不得已而用手指之法,豈能驅除其病根,不過暫減其痛而已。若欲全可[5],須針腎俞穴,今既不針,是用滲利之劑也。豈不聞前賢云:腰乃腎之府,一身之大關節,脈沉數者,多是濕熱壅滯,須宜滲利之,不可用補劑,今人不分虛實,一概誤用,多致綿纏,痛疼不休(出《玉機》[6]中)。大抵喜補惡攻,人之恒[7]情也。邪濕去而新血生,此非攻中有補存焉者乎!

【注释】

[1]吏部:明代官署名,掌管全国官吏的任免、考核、升降和调动等事宜。

[2]寓:在此为寄居、暂居之意。

[3]推:推荐。

[4]以手指:此处是以手代针之意。

[5]全可:疾病痊愈。

[6]《玉机》:即《素问·玉机真脏论》,该篇是论脉的重要篇章。

[7]恒:常。

【按语】本案介绍的是用指针治疗湿热腰痛。腰痛分为寒湿腰痛、瘀血腰痛、肾虚腰痛等证。杨氏诊断的依据是"尺部沉数有力",他认为男子的尺脉"固宜沉实",但"带数有力",就是湿热。治疗上杨氏"以手指于肾俞穴行补泻之法",以治其标,然后"空心再与除湿行气之剂",以治其本。

本案体现了因人而异的治疗方法。因患者畏针,所以单用手指点按肾俞穴,以"暂减其痛",属局部选穴法。由于病邪未去,再内服"渗利之剂",以治其本,以汤药调理。

(二)疳积案

有傳可考,戊辰歲,給事[1]楊後山公祖[2]乃郎[3]患疳疾,藥日服而人日瘦,同科鄭湘溪公,迎予治之。予曰:此子形羸,雖是疳症,而腹內有積塊,附於脾胃之旁,若徒[4]治其疳,而不治其塊,是不求其本而揣其末矣,治之之法,宜先取章門灸針,消散積塊,後次第[5]理治脾胃,是小人已除而君子得行其道於天下矣。果如其言,而針塊中,灸章門,再以蟾蜍丸藥兼用之,形體漸盛,疳疾俱痊。

【注释】

[1]给事:即给事中,明代官名,主要在内廷服务,辅助皇帝处理政务,并监管政务。政务分为吏、户、礼、兵、刑、工六科,每科各设"给事中"一人。

[2]公祖:明代士绅。知府以上地方官称为公祖。

[3]乃郎:乃,他、他的。指他的儿子。

[4]徒:只,仅仅。

[5]次第:顺序,依次。

【按语】本案介绍针、药并用治疗疳积证。疳证有两种含义:第一,"疳者,甘也",言病由多食而致;第二,"疳者,干也",概括了全身消瘦,肌肤干瘪,气血津液不足的临床征象。本证多由喂养不当,脾胃虚损,营养不良所致,初起病情尚轻,仅表现为脾胃不和、运化不健的证候,如面黄肌瘦,能食易饥,大便时干时稀,睡眠不安,多汗,睡中磨牙,爱俯卧等,名曰"疳气",当宜健脾;若病延日久,脾失健运,积滞内停,转为"疳积",宜消积健脾;病久者脾脏虚损,津液消亡而成"痔",治宜补益气血。

本案诊断"形羸,虽是痔证,而腹内有积块"。"形羸"似虚,但"痔积"伴有"积块"为实,当先攻后补,故选阿是穴"而针块中",灸章门穴以治其本,后用蟾蜍丸调理脾胃,辅助消除肿块,使病痊愈。痔证是一种虚实夹杂的病证,正确判断疾病虚实、治病求本是治疗的关键。杨氏并不主张以痔疾为虚证,一味用补,认为用补过度就会陷入徒治其痔,不消其瘰的误区,"药日服而人日瘦"的不良后果。

(三) 产后血厥案

己巳岁夏,文選李漸庵公祖夫人,患產後血厥[1],兩足[2]忽腫大如股[3],甚危急。徐、何二堂尊[4]召予視之,診其脈芤而歇止[5],此必得之產後惡露未盡,兼風邪所乘,陰陽邪正激搏,是以厥逆,不知人事,下體腫痛,病勢雖危,針足三陰經[6],可以無虞。果如其言,針行飯頃而蘇,腫痛立消矣。

【注释】

[1] 产后血厥:产时出血过多或产后瘀浊内阻致气机逆乱所引起的厥证。

[2] 足:此处用其本意,指人的膝盖到脚趾的部位。

[3] 股:大腿。《说文解字》:"股,髀也。"

[4] 堂尊:明清时对知县的尊称。

[5] 芤而歇止:芤,指脉象轻取浮大无力,按之中空,如按葱管,多见于失血过多或津液大伤的患者。歇止,指脉象有间歇。

[6] 针足三阴经:指选取足三阴经上的腧穴进行治疗,此处强调肝、脾、肾同治。

【按语】本案介绍的是针刺治疗产后血厥证。产后血厥主要因产时失血过多,气随血脱(相当于西医学的产后出血性休克)而致,属虚证;或产后气血亏损又兼恶露不尽,复感风寒之邪,致瘀浊内阻,气机逆乱,阴阳搏击,邪正相争,为虚实夹杂证。本案所介绍的情况属于后者。

杨氏强调肝、脾、肾同治,选取足三阴经上的腧穴,调治冲脉、任脉。冲脉为血海,任脉主胞胎,胞宫胎产为冲任两脉所司,而冲任隶属于肝肾,冲脉又与足太阴相通。故"针足三阴经"以通调冲任,祛除瘀滞,实乃治病求本之法。

(四) 痢疾案

甲戌夏,員外[1]熊可山公,患痢兼吐血不止,身熱咳嗽,繞臍一塊痛至死,脈氣將危絕。眾醫云:不可治矣。工部正郎隗月潭公素善,迎予視其脈雖危絕,而胸尚暖,臍中一塊高起如拳大,是日不宜針刺[2],不得已,急針氣海,更[3]灸至五十壯而蘇,其塊即散,痛即止。後治痢,痢愈,治嗽血,以次調理得痊。

次年升職方公問其故,予曰:病有標本,治有緩急,若拘於日忌,而不針氣海,則塊何由而散?塊既消散,則氣得以疏通,而痛止脈復矣。正所謂急則治標之意也。公體雖安,飲食後不可多怒氣,以保和其本,否則正氣乖[4]而肝氣盛,致脾土受克,可計日而復矣!

【注释】

[1] 员外:官名,全称员外郎,有"定员外增置"之意。三国魏末始置,多为六品或七品,明朝以后员外郎成为一种闲职。

[2] 是日不宜针刺:当天(据针灸宜忌理论)不宜进行针刺治疗。

［3］更：再，又。

［4］乖：不协调。

【按语】本案介绍杨氏在忌日灸气海穴治疗痢疾危候的诊疗特色。"急则治标，缓则治本"，针刺、艾灸气海穴，既温通又开导，疏通气机，温散积滞，使气行血行，块消痛止。"急则治标"在针灸临床的运用。当危候、急症解除后，方"后治痢，痢愈，治嗽血，以次调理得痊。"

《针灸大成·卷四》有"人神禁忌"一节，杨氏注云急病"不必避也"，表明了不泥于古，注重实际的学术思想。

此外，注重病后调护。七情六欲乃人之常性，然妄动过用，不加节制，则易损耗正气，引动伏邪，而使向愈之病复发。所以，治疗过程中和病愈后一定要注意养生调摄，防止疾病复发。

（五）癫痫案

丁丑夏，锦衣[1]张少泉公夫人，患痫症二十餘载，曾經醫數十，俱未驗。來告予，診其脉，知病入經絡，故手足牽引，眼目黑瞀[2]，入心則搐叫，須依理取穴，方保得痊。張公善書而知醫，非常人也。悉聽予言，取鳩尾、中脘快其脾胃，取肩髃、曲池等穴理其經絡，疏其痰氣，使氣血流通，而痫自定矣。次日即平妥，然後以法制化痰健脾之藥，每日與服。

【注释】

［1］锦衣：即"锦衣卫"。明洪武十五年（1382年）设置，初为护卫皇宫的亲军，掌管皇帝出入仪仗，后又兼管刑狱，有缉捕权。

［2］瞀：目眩，眼睛昏花。如《灵枢·经脉》："交两手而瞀，此为臂厥。"

【按语】本篇医案介绍的是针、药并用治疗癫痫（痫证）。痫证是一种发作性神志异常的疾病。多与先天因素、精神因素、脑部外伤、饮食失调、外感六淫等有关，上述因素致使机体气机逆乱，痰浊壅阻经络，扰乱神明，脉络失和而发病。

杨氏治疗从涤痰通络入手，取中脘、肩髃、曲池、鸠尾配伍使用。中脘可健脾和胃，治痰于根本。肩髃、曲池两穴合用，可通调气血，理痰于经络。鸠尾又称"膏之原"，有安心宁神、宽胸豁痰之功，善治疑难杂症，为治痫的要穴。四穴配伍，共奏涤痰、安神、定痫之功。然患者"患痫症二十余载"，正气已衰，痰浊已深，而痰浊不除，则痫证难愈，故又"以法制化痰健脾之药，每日与服"，通过治理"化痰之源"而治其根本。

本案选穴精当，配伍巧妙，从中可见杨氏选穴处方的特点，以针救急，以药善后，提示在临床实践中，当针即针，当药即药，针药两者不可偏废。

二、学习小结

《针灸大成》临床分量最重、价值最高的是第九卷卷首的"治症总要"和卷末的"杨氏医案"。从临床角度而言，应重点学习第九卷的针方专集"治症总要"，有非常高的临床价值。另一方面还须反复研读杨氏针灸医案专集，需将医案中的针法操作和针方专集及其他卷针法歌所述之针法加以对照，以考察文献记载与临床实践的差异。

关于针灸医案，在杨继洲之前虽早有记载，但作为专篇，以年代为序集中总结者实数杨继洲首创。由此我们不但可以考察杨继洲的临床思路，而且也从一个侧面反映了明代的临床实际。由此可见，杨氏之所以能成为针灸名家，也是在继承了前人宝贵临床经验的基础上，推陈出新而自成一家。

三、阅读练习(对下列原文加标点)

辛未武选王会泉公亚夫人患危异之疾半月不饮食目闭不开久矣六脉似有如无此疾非针不苏同寅诸公推余即针之但人神所忌如之何若待吉日良时则沦于鬼录矣不得已即针内关二穴目即开而即能食米饮徐以乳汁调理而愈同寅诸君问此何疾也余曰天地之气常则安变则病况人禀天地之气五运迭侵于外七情交战于中是以圣人啬气如持至宝庸人妄为而伤太和此轩歧所以论诸痛皆生于气百病皆生于气遂有九窍不同之论也而子和公亦尝论之详矣然气本一也因所触而为九怒喜悲恐寒热惊思劳也盖怒气逆甚则呕血及飧泄故气逆上矣怒则阳气逆上而肝木乘脾故甚呕血及飧泄也喜则气和志达荣卫通和故气缓矣悲则心系急肺布叶举而上焦不通荣卫不散热气在中故气消矣恐则精神上则上焦闭闭则气逆逆则下焦胀故气不行矣寒则腠理闭气不行故气收矣热则腠理开荣卫通汗大泄故气泄惊则心无所倚神无所归虑无所定故气乱矣劳则喘息汗出内外皆越故气耗矣思则心有所存神有所归正气流而不行故气结矣(《针灸大成·医案》)

复习思考题

1. 试论述腰痛的病因、病机、辨证和施治。
2. 结合《针灸大成》的医案,临床中应如何治疗痞积?
3.《针灸大成》治疗产后血厥的选穴原则是什么?

PPT 课件

第四节 《名医类案》《续名医类案》《古今医案按》医案(节选)

《名医类案》集录了明以前历代名医治案,所选医案反映了前贤的精湛医术和学术特点。其中有针灸、药物并施医案6则。现节选腹痛、痞结、背痛、上热下寒、痔疾、暴喑6个医案。

《续名医类案》补辑了清初以前历代名医治案,更多的是增录当代各家医案。反映了各家流派的学术经验。现节选针灸、针灸与药物兼施的5则医案。

《古今医案按》选辑了上至仓公,下至叶天士共60余家名医的1060多个医案。现节选其中2则灸药兼施的医案。

一、医案文选

(一) 腹痛案

羅謙甫治真定一士人,年三十餘,肌體本弱,左肋下有積氣[1],不敢食冷物,覺寒則痛,或嘔吐清水,暈眩欲倒,目不敢開,惡人煩冗[2],靜臥一二日。及服熱辛之劑,則病退。

延至初秋,因勞役及食冷物,其病大作。腹痛不止,冷汗自出,四肢厥冷,口、鼻氣亦冷,面色青黃不澤,全不得臥,扶幾而坐。又兼咳嗽,咽膈不利,與藥則吐,不得入口。無如奈何,遂以熟艾半斤,白紙一張,鋪於腹上,紙上攤艾令勻。又以憨蔥[3]數枝,批作兩片,置艾上數重。再以白紙履之,以慢火熨斗熨之,冷則易之。覺腹中熱,腹皮暖不禁,以帛系三襠[4]多縫帶系之,待冷方解。初熨時,得暖則痛減,大暖則痛止。至夜得睡。翌日,再與對證藥服之,良愈。

【注释】

［1］积气:因饮食所伤而致的食滞气结。

［2］烦冗:厌烦。

［3］憨葱:较粗大的葱白头。

［4］襜(chān):短衣、围裙、衣袖。此指用帛像围裙一样围3层。

【按语】本案选自《名医类案》。患者素有脾弱食积,因劳役及食冷物而出现腹痛不止,四肢厥冷等阴寒内盛之证,罗谦甫在艾绒上施葱熨法,以辛温通阳,散寒止痛,治疗寒厥腹痛,再予药物治疗脾弱食积。灸(熨)药兼施,效如桴鼓。

葱熨法的操作方法主要有两种:①需用熨斗的葱熨法:先在施术部位(多用于腹部)垫白纸一张,铺上一层艾绒,再将葱白头数枝去除根、叶后捆成一束(长约2寸,径若大饼),置于艾绒上,并盖上白纸一张,以小火熨斗熨之,葱饼烫坏则换饼熨之。亦有不铺艾绒者(多用于脐部)。治疗寒性腹痛、气虚阳脱、伤寒阴厥、男子缩阴、女子缩乳、癃闭诸证,本例患者即采用此法。②无需熨斗的葱熨法:取葱白150~250g,切碎,捣烂,放至铁锅内炒热,热度以皮肤耐受为度,敷于施术部位。冷却后炒热继续熨烙,反复两三次。适用于陈旧性外伤疼痛、产后腰腿痛、慢性膀胱炎等。

(二)痞结案

東垣治一貴婦,八月中,先因勞役,飲食失節,加之憂思,病結痞[1]。心腹脹滿,旦食則不能暮食,兩脅刺痛。診其脈,弦而細。至夜,濁陰之氣當降不降,膜脹尤甚。大抵陽主運化,飲食勞倦,損傷脾胃,陽氣不能運化精微,聚而不散,故為脹滿。先灸中脘,乃胃之募穴,引胃中生髮之氣上行陽道。又以木香順氣湯助之,使濁陰之氣自此而降矣。

【注释】

［1］结痞:因饮食劳倦损伤脾胃所致,症见心腹胀满,甚则膜胀不止,两胁刺痛,纳差,脉弦细等。

【按语】本例选自《名医类案》。患者因劳役、饮食、情志失调而患结痞,其病机为饮食劳倦损伤脾胃,使脾胃升降失调,清阳不升,浊阴不降,阳气不能运化精微,聚而不散,故为胀满。东垣先灸胃募中脘,升清阳之气以促进脾胃运化,后用木香顺气汤,降浊阴之气,以辅助脾胃升降气机。

(三)背痈案

秋官高竹真患背癰,色黯堅硬,重如負石,神思昏憒[1]。遂以蒜杵爛,置瘡頭,以艾如錢大,灸二十餘壯,竟不知[2]。又以蒜隨攤黯處,以艾鋪蒜上灸,亦不知。乃著肉灸[3],良久方知。再灸方痛。內用大溫補劑而起。

【注释】

［1］昏憒:头脑不清醒。

［2］知:知觉、感觉。

［3］著肉灸:用艾炷直接着肤灸。

【按语】本案选自《名医类案》。背部痈疽,色黯坚硬,重如负石,若出现神志昏憒,病情险恶。宋代外科医家陈自明在《外科精要》中指出:"病因元气虚寒,积毒炽盛所致。"通常痈疽多用隔蒜灸治疗,本例患者隔蒜灸不应,着肉灸方有知觉。可见对外科痈疽也应辨证施灸,不能拘守隔蒜灸法。本案背痈施着肉灸大补元气,温阳散寒,拔毒散结,配合大温补剂获愈,便是明证。

（四）上热下寒案

羅謙甫治中書右丞姚公茂，六旬有七，宿有時毒[1]。至元戊辰春，因酒再發，頭面赤腫而痛，耳前後腫尤甚，胸中煩悶，咽嗌不利，身半以下皆寒，足脛尤甚，由是以床相接作炕，身半以上臥於床，身半以下臥於炕，飲食減，少精神，困倦而體痛，命羅治之。

診得脈浮數，按之弦細，上熱下寒明矣。《內經》云："熱勝則腫。"又曰："春氣者，病在頭。"《難經》云："畜則腫熱，砭射[2]之也，蓋取其易散故也。"遂於腫上約五十餘刺，其血紫黑如露珠之狀，頃時腫痛消散。又於氣海中大艾炷灸百壯，乃助下焦陽虛，退其陰寒。次於三里二穴各灸三七壯，治足脛冷，亦引導熱氣下行故也。遂處一方，名曰既濟解毒湯，以熱者寒之。然病有高下，治有遠近，無越其制度[3]。以黃芩、黃連苦寒，酒制炒亦為引，用以瀉其上熱為君。桔梗、甘草辛甘溫上升，佐諸苦藥以治其熱。柴胡、升麻苦平，味之薄者，陰中之陽，散發上熱以為臣。連軺苦辛平以散結消腫。當歸辛溫，和血止痛。酒煨大黃苦寒，引苦上行至巔，驅熱而下以為使。投劑之後，腫消痛減，大便利，再服減大黃，慎言語，節飲食。不旬日良愈。

【注释】
［1］宿有时毒：因外感时邪而未及时宣泄，以致时毒蓄积体内。
［2］砭射：用砭石或三棱针等工具放血宣泻热毒的方法。
［3］制度：规定、用法、法度。

【按语】本案选自《名医类案》。患者姚公茂年事已高，宿有时毒，因酒而发，出现上热下寒诸证。罗天益宗《黄帝内经》《难经》经旨，用砭射放血法以宣泄上部之热毒，用艾灸气海、足三里以温补阳气，散下部之阴寒，同时内服既济解毒汤以祛时毒，砭、灸、药兼施而良愈。

古代医家孙思邈、王执中等都主张针、灸、药兼施并重，不可偏废。在本案中，罗天益秉承了这一学术思想，以针砭宣泄上部之热毒，以灸法温散下部之阴寒，以药物泻热消肿以祛时毒，故疗效速捷。

（五）痔疾案

峽州王及郎中克西路安撫司判官，乘驢入駱谷，及素有痔疾，因此大作，其狀如胡瓜[1]，貫於腸頭，熱如溏灰火，至驛僵仆[2]。主驛吏曰："此病某曾患之，須灸即瘥。"用柳枝濃煎湯，先洗痔，便用艾炷灸其上，連灸三五壯。忽覺熱氣一道入腸中，因大轉瀉，鮮血穢物一時出，至痛楚，瀉後失胡瓜所在。乘驢而馳。

【注释】
［1］胡瓜：苦瓜。
［2］僵仆：晕厥。

【按语】本例选自《名医类案》。患者平素有痔疾，因旅途劳累而大发，证由湿热蕴结肠络，迫痔外出所致。主驿吏用柳枝浓煎汤洗患处以清热利湿解毒，用艾炷灸痔核上以行气宽肠，通络排毒，故获捷效。

本案的疗痔之法，历代文献鲜有记载，乃典型的民间疗法。施术之主驿吏不是专业医生，他采用民间流传的柳枝汤洗痔法与艾炷灸痔法治愈痔核脱出而僵仆之痔疮重症，说明很多民间的治疗方法具有简、验、廉的特点，应当注意发掘研究，以丰富中医学的内容，造福于人类的卫生保健事业。

（六）暴喑案

一男子，年近五十，久病痰嗽。忽一日感風寒，食酒肉，隨厥氣走喉，病暴喑[1]。與灸足陽明別豐隆二穴各三壯，足少陰照海穴各一壯，其聲立出。信哉，聖經之言也。仍以黃芩降火為君，杏仁、陳皮、桔梗瀉厥氣為臣，訶子瀉逆，甘草和元氣為佐。服之良愈。

【注释】
[1]暴喑：突然失语。

【按语】本例选自《名医类案》。患者之暴喑，乃痰火随厥气走喉，阻滞手少阴经络所致。医者灸胃络丰隆逐涤痰浊，灸手少阴心经合穴少海，涤痰通经，其声立出。更以黄芩诸药降火，泻除厥逆之气，故服之良愈。

通常治疗暴喑失语，多取通里、哑门、廉泉诸穴，且大多采用针刺。而本案取丰隆、照海两穴施灸获效，说明暴喑失语也应辨证取穴，而且灸法也是治疗失语的方法之一。因此，临证时千万不要固守成法，而应辨证取穴施治。

（七）头痛案

婁全善治一老婦人，頭痛歲久不已，因視其手足，有血絡皆紫黑，遂用三棱針盡刺出其血，如墨汁者數盞。後視其受病之經刺灸之，而得全愈。即《經》所謂："大痹[1]為惡，及頭痛，久痹不去身，視其血絡，盡出其血是也。"

【注释】
[1]大痹：指严重的痹证。《灵枢·厥病》："头痛不可刺者，大痹为恶。"《太素·厥头痛》注："谓寒湿之气入脑，以为大痹。"张志聪注："大痹者，风寒客于筋骨而为恶也。"

【按语】本案选自《续名医类案》，老妇人的头痛岁久不已，乃风寒湿邪侵袭脑窍，客于筋骨，久之造成气血瘀滞，闭阻经络所致。娄全善宗《黄帝内经》"菀陈则除之"之旨，先视手足血络紫黑者尽刺出其瘀血，后视其受病之经，刺灸调理而获痊愈。

头痛从经络辨证有阳明头痛、太阳头痛、少阳头痛、厥阴头痛之分；从病因辨证有外感和内伤之别，外感有风寒、风热、风湿等，内伤有阴虚阳亢、气血亏虚、痰浊上蒙、瘀血阻络等。本案患者属瘀血头痛，故刺出其恶血，辨受病之经刺灸调理而愈。

（八）日光灸案

趙從先治保義郎頓公，苦冷疾，時方盛暑，俾就屋開三天窗，於日光下射處使頓公仰臥，操艾遍鋪腹上，約數斤，移時日光透臍腹，不可忍。俄而[1]腹中雷鳴下瀉，口鼻皆濃艾氣乃止。明天複為之。如是一月，疾良已。乃令滿百二十，宿痾如洗，壯健如少年時。

趙曰："此乃真人秘訣也。世人但知灼艾，而不知點穴，又不審虛實，徒受痛楚，損耗力。日者，太陽真火，艾即遍腹，徐徐照射，入腹之功極大。五、六、七月最佳。若秋冬間，當以厚艾鋪腹，蒙以棉衣，以熨斗盛炭火慢熨之，以聞濃艾為度。亦其次也。"

笔记栏

【注释】

[1] 俄而:不久,旋即。

【按语】

　　本案选自《续名医类案》。采用的是日光灸法。利用太阳真火照射艾绒以施灸,历代文献鲜有记载,以致濒于失传。而该法确有疗效,且无灼痛之苦,与目前国外提倡的自然疗法有异曲同工之妙,值得发掘、整理和推广运用。

　　日光灸法的操作方法有直接照射和借助镜面反光或聚光镜聚集(注意不可聚集太强烈而燃着艾绒)两种。直接照射法适用于腹部,在腹部铺一层艾绒(厚0.5~1cm),置于日光下暴晒(身体周围部位用衣物遮盖好),每次照射30~60min,每日或隔日1次,本例患者即采用的直接照射法。镜面反光或聚光镜聚集适用于穴位或病所,将日光投射于艾绒层而施灸,以患者有温热感为度。日光灸法适用于慢性虚寒性疾病、腹部疾患、风寒湿痹等。

(九) 痈疽案

　　京師萬勝門,生員王超,忽覺背上如有瘡隱,請人看之,已如盞大,其頭無數。或教往梁門裡外科金龜兒張家買藥。張視顋眉[1]曰:"此瘡甚惡,非藥所能治,只有灼艾一法,庶可[2]冀望萬分[3],然恐費力。"乃撮艾與之曰:"且歸試灸瘡上,只怕不痛,只待灸痛方可療耳。"灼火十餘,殊不知痛。妻守之而哭。至第十三壯,始大痛。四旁惡肉爛,隨手墮地,即以稍愈。再詣[4]張謝,張付藥數貼而安。則知癰疽發於背脅,其捷法莫如灸也。

【注释】

[1] 顋眉:皱眉。

[2] 庶可:也许可以。

[3] 冀望万分:有万分之一的希望,存在一线生机。

[4] 詣:前往,到。

【按语】　本案选自《续名医类案》。《圣济总录》曰:"凡痈疽发背初生……须当灸上一二百壮,如绿豆许大。凡灸后却似燃痛,经一宿乃定,即火气下彻。肿内热气被大夺之,随火而出也。"《类经图翼·针灸要览》亦云:"未溃而灸,则能拔散郁毒……务要痛者灸至不痛,不痛者灸至知痛"。可见灸法有拔毒泻热、消肿散结的作用,适用于外科痈疽疮疡尚未化脓者。本案患者由初灸时不痛,灸至第十三壮时始大痛,痈疽随之而愈,亦验证了灸法的拔毒疗痈作用。

(十) 脐腹冷痛案

　　羅謙甫治副使覃郎中,年四十九歲,至正丙寅春,病臍腹冷痛,完穀不化,足胻[1]寒而逆,皮膚不仁,精神困弱,診其脈沉細而微。遂投已大熱甘辛之劑,及灸氣海百壯,三里二穴各三七壯,陽輔二七壯。三日後,以蔥熨灸[2],瘡[3]皆不發,復灸前穴,依然壯數,亦不發。十日後,瘡亦更不作膿,瘡口皆平。

　　癸丑歲,予隨朝承應,冬屯于卓多地面,學針于竇子聲[4]先生。因論穴,竇曰:"凡用針者,氣不至而不效,灸之亦不發。大抵本氣空虛,不能作膿,失其所養故也。"

【注释】

[1] 胻(héng):脚胫。

[2] 蔥熨灸:在艾绒上置蔥,再以熨斗慢火熨之。

[3]疮:灸疮。

[4]窦子声:即窦汉卿。窦汉卿初名杰,字汉卿;后改名默。

【按语】本案选自《续名医类案》。患者证属脾胃虚寒,药物与灸法治疗无误。但因本气空虚,不能化脓,此乃灸疮不发的原因。

古人无论针刺、艾灸,都要求"气至"。针刺不得气者,没有疗效;艾灸不得气者,亦没有疗效。艾灸的"气至",此指化脓灸之灸疮透发,无灸疮透发,则治疗无效。不透发灸疮的原因很多,多因本气空虚,不能作脓。本例患者即因脾胃虚寒,健运失司,元气大亏,气血不足,因而不能作脓。

怎样使灸疮透发,《针灸聚英》记载了很多方法,如"用赤皮葱三、五茎去青,于糖灰中煨热拍破,热熨疮十余遍,其疮三日自发";又如"频用生麻油渍之而发,亦有用皂角煎汤,候冷频点之而发,亦有恐气血衰不发,于灸前后煎四物汤服,以此汤滋养气血"而发。高武本人则常在灸穴上再加灸2~3壮以促发灸疮。

(十一)脾胃虚寒案

羅謙甫治江淮漕運使崔君長子,年二十五,體豐肥,奉養膏粱,時有熱症。因食涼物,服寒藥,至元庚辰秋,久瘧不愈。醫用砒霜截藥,新汲水送下,禁食熱物,瘧不止,反加吐利,腹痛腸鳴,時復胃脘當心而痛,屢醫罔[1]效,延至次年四月,因勞役煩惱,前證大作。

羅診之,脈弦細而微,手足稍冷,面色青黃不澤,情思不樂,惡煩冗,食少,微飽則心下痞悶,嘔吐酸水,發作疼痛,冷汗時出,氣促,悶亂不安。須人額相抵而坐。《內經》云:"上氣不足,頭為之苦傾;中氣不足,溲便為之變,腸為之苦鳴;下氣不足,則為痿厥心悗[2]。"又曰:"寒氣客於胃腸之間,則卒然而痛,得炅乃已,炅者,熱也。"非甘辛大熱之劑則不能愈。為制扶陽助胃湯,炮乾薑一錢五分,人參、草豆蔲、炙草、官桂、白芍各一錢,陳皮、白術、吳茱萸、益智各五分,炮熟附子二錢,薑棗煎。服三帖,大勢皆去,痛減過半。至秋先灸中脘三七壯,以助胃氣。次灸氣海百余壯,生發元氣,滋榮百脈。以還少丹服之,則善飲食,添肌肉。明年春,灸三里二七壯,乃胃之合穴也,亦助胃氣,又引氣下行。春以芳香助脾,育氣湯加白檀香,戒以懲忿窒欲[3],慎言節食,一年而平復。

【注释】

[1]罔:无,没有。

[2]悗:烦闷。

[3]懲忿窒欲:懲:戒止,惩罚。忿:同"愤";忿怒,忿恨。窒:阻塞,遏止。懲忿窒欲指调摄情志,克制欲念。

【按语】本案选自《续名医类案》。因治疟不当引起脾胃虚寒证,罗天益用扶阳助胃汤、还少丹、育气汤等药健脾益气,温胃散寒。灸胃募中脘、气海、胃合足三里三穴健运脾胃,生化元气,温中散寒。灸药兼施,方臻平复。

罗天益是李东垣的得意门生。他进一步发展了李东垣的脾胃学说,尤其擅长灸法温补脾胃,弥补了东垣针法之不足。罗氏以中脘、气海、足三里三穴为灸补脾胃的主方,其中中脘在上主升,能引水谷之清气上行,亦助胃气;足三里在下主降,能引热下行,引阳气下交阴分,且壮脾温胃;气海在中,生发元气,滋荣百脉,充实肌肉。三穴配合,共奏温养脾胃,强壮补虚,升提中气,调和阴阳之功,为温补脾胃的经典灸方。

(十二) 虚劳发热案

羅謙甫治建康道周卿子,年二十三,至元戊寅春間,病發熱,肌肉消瘦,四肢困倦,嗜臥,盜汗,大便溏多,腸鳴,不思飲食,舌不知味,懶言,時來時出,約半載餘。羅診脈浮數,按之無力,正應《浮脈歌》云:"髒中積冷營中熱,欲得生津要補虛。"先灸中脘,乃胃之紀[1]也,使引清氣上行,肥腠理。又灸氣海,使生髮元氣,滋榮百脈,長養肌肉。又灸三里,乃胃之合穴,亦助胃氣,撒上熱使下於陰分。以甘寒之劑瀉火熱,左[2]以甘溫養其中氣。又食粳米、羊肉之類,固其胃氣。戒以慎言語,節飲食,懲忿室[3]欲。病日減,數日後,氣得平復。逮二年,肥甚倍常。

【注释】

[1] 胃之纪:纪:纲纪。中脘穴居胃脘之中,为胃之募穴、六腑之会,故称"胃之纪"。

[2] 左:通佐。

[3] 室:通窒。

【按语】本案出自《古今医案按》。属脾胃虚弱,虚中有热证。谦甫灸中脘、气海、足三里三穴补益脾胃,生化元气,引清气上行,引热邪下行;配以甘寒之剂泄热,佐以甘温之剂养其中气,又食粳米之类固其胃气,使之数月平复。中脘、气海、足三里三穴是罗天益灸治脾胃虚弱的经典处方,三穴均能健脾益胃,中脘为胃募,在上升清阳之气;足三里为胃合,在下降浊阴之气,并可引热下行;气海居中,大补元气。

(十三) 胁痛案

景岳治一少年,素日飲酒,亦多失饑傷飽。一日偶因飯後脅肋大痛,自服行氣化滯等藥,復用吐法,盡出飲食。吐後逆氣上升,脅痛雖止,而上壅胸膈,脹痛更甚,且加嘔吐,再用行滯破氣等藥,嘔痛漸止,而在乳胸肋之下結聚一塊,脹實拒按,臍腹膈閉,不能下達。每於戌亥子丑之時[1]則脹不可當,因其嘔吐即止,已可用下,凡大黃、芒硝、棱、莪、巴豆等藥,及蒴子、樸硝、大蒜、橘葉搗罨[2]等法,毫不能效。而愈攻愈脹,因疑為脾氣受傷,用補,尤覺不便,湯水不入者,凡二十餘日,無計可施,窘劇待斃,只得手揉按其處,彼雲肋下一點,按著則痛連胸腹,及細為揣摸,則正在章門穴也。章門為脾之募,為髒之會。且乳下肋間,正屬虛裏大絡。乃胃氣所出之道路,而氣實通于章門。因悟其日輕夜重,本非有形之積,而按此連彼,則病在氣分無疑也。必須經火則氣散。乃以艾灸章門十四壯,兼制神香散[3],使日吸三四次,脹果漸平,食亦漸進,始得保全。

【注释】

[1] 戌亥子丑之时:即晚上7时至次日凌晨3时。

[2] 罨:敷。搗罨指将朴硝、大蒜等药捣烂后外敷穴位。

[3] 神香散:丁香、白豆蔻(或砂仁)各等分,治胸胁胃脘逆气疼痛、呕哕胀满等症。出自《景岳全书·新方八阵》。

【按语】本案出自《古今医案按》。因饮食所伤之胁痛,经消导、吐法、下法诸法周致,反而愈攻愈胀。景岳按压章门则痛连胸腹,因悟其日轻夜重,本非有形之积,而按此连彼,其病仍在气分。章门乃脾募、脏会,为胃气所出之通路。遂艾灸章门穴,以灸火宣通脾胃之气,温经活血止痛,兼用神香散辛温以行其气,而得保全。

募穴是脏腑之气汇聚于胸腹部的重要穴位,具有诊断与治疗脏腑疾病的作用。本案患者在汤水不入,无计可施的情况下,景岳按压胸腹,诊得章门穴处之痛点,说明其胁痛病根仍在脾胃,故艾灸章门而愈。

二、学习小结

《名医类案》是我国第一部中医全科医案专著,由江瓘原著,载录从先秦至明代各种医案达两千四百余则,分为二百零五类,从外感到内伤,从中风到虚损,从奇疾杂证到妇儿之病,按部归类,条理清晰,便于寻检。问世四百余年来,流传广泛,影响巨大,可称医案之金典,临证之范式。既是明代以前著名医家临床经验的总结,也是中医基础理论和临床实践密切结合的成果,对于我们今天进一步学习、掌握古代医家的临床经验,继承、发扬历代先贤的学术思想,不断提高临床诊疗水平,仍具有相当重要的现实意义。

《续名医类案》36卷(原60卷),魏之琇成书于清乾隆三十五年(1770年),魏氏本身是一位学验俱富的临床医家。因鉴于明代《名医类案》所选资料尚多缺漏,而明后新见医案亦颇繁,乃"杂取近代医书及史传地志、文集说部之类,分门排纂。"

全书分345门,内、外、妇、儿、五官等各科病证兼备,分类条理清楚,选案广泛,尤以急性传染病治案所占篇幅甚大,其中痘症(天花)即占两卷之多,亦可见当时传染之烈及编撰者用心。他个人治案大多述证明晰,辨证精审,论治熨帖,记录详尽;而于抄录诸家案例,则加夹注和案后按语,着重于发明、辨析有关案例证治异同,议论较为平正可取。

《古今医案按》(公元1778年),清代俞震(东扶)著,选择历代医案加以按语,发挥医案的义理较为深入。书凡十卷。按证列目,选辑历代名医医案,上至仓公,下至叶天士共六十余家,一千零六十余案。所选医案多出自江氏《名医类案》,对其他医书属立案奇法者,亦间采一二。俞氏通过加按形式分析各家医案。在按语中,对各家的学术思想,褒贬分明,择善而从。并结合自己的临床经验,析疑解惑,明确指出辨证与施治的关键所在。此外,他亦发挥己见在按语中。全书加按五百三十余条,辨其真伪,别其是非,析其异同,诚补诸按之未逮,为研究前人医案难得的佳著。

该书所选医案精当,皆有议论,酌加按语而探其要旨,庸浅及怪诞不经者概删去,可谓别开生面,因此成为中医医案名著。该书在今天仍不失其价值,在临床中仍可为我们带来诸多提示和启发。

三、阅读练习(对下列原文加标点)

黄帝言不能起死人而不杀生人扁鹊述其言是病已成虽黄扁不能使之生明矣其有本无病或小有病而误针之以至于不可救则粗工之罪也然而病者之妻子父母转诿之命与数而粗工哓哓自解且以为吾尝尽心于是而不谓其人之不克承也天下如此其大月如此其悠且久,粗工遍满宇宙如此其众计其一日之中方心毒手所斩刈戕贼者各列其姓氏各存其医案盖较之谳狱决囚之册或相什佰或相千万而不可底止幸矣其各相抵讳闵默而不以告人故其案如飘风阴火随时灭没而世莫知也一二上工诊脉审运针当处方慎又遇其人之福浓而算长者会逢其适而痿者立起于是乎喜谈而乐道之或以为得效或以为经验笔之为书而立之为案自宋讫今凡几百家传其术者宝其方神其术者鳃鳃焉转相告语随随然贴耳而听受杭子曰嘻甚矣其沾沾自喜也以阴阳而论人有二十五生是人即有是病有是病即有是医医者知其人知其时知其脉因势而利导之黄帝扁鹊去人不远也不读黄帝扁鹊之书而欲试黄帝扁鹊之术死者不能使之生而生者即可致之死语云学医则大费人之类多至二十有五而医之杀人则一日不学而已学之道何从则曰读黄帝扁鹊之书而已黄帝存乎曰死矣扁鹊存乎曰死矣类案俱在是发明其书之旨也类案传虽谓黄帝扁鹊至今不死可也篁南江氏汇集前哲之案而刊之吾友魏玉横氏又从而广之粗工观之则以为己陈之刍狗而杭子观之则以为医学之蒙求何也魏玉横氏能读黄帝扁鹊之书者也合土者必有其范伐柯者必有其则以是为学医者之范与则而思过半矣医案云乎哉（《续名医类案·序》）

复习思考题

1. 如何通过辨证确定头痛的治疗方案？
2. 请总结刺络放血的作用。
3. 试述艾灸温补脾胃的理论。
4. 你认为胁痛的病因有哪些？

知识拓展

医 案

医案是医疗活动的真实记述，是理、法、方、药、针、术综合运用的具体反映形式，是医家的临床经验和思维活动的体现，又称诊籍、脉案、方案、病案。其内容丰富、特色突出，能直接启发读者的思维，拓宽学者的视野，受到历代习医、研医、业医者的重视。清末医家余听鸿说："医书虽众，不出二义：经文、本草、经方，为学术规矩之宗；经验、方案、笔记，为灵悟变通之用，二者并传不朽。"

《名医类案》是明代医家江瓘编辑，其子江应宿增补，后经清乾隆年间魏之琇等重校的古代名医类案。成书于1552年。全书集录了明以前历代名医治案，按病证分类编排，分205门，内容涉及内、外、妇、儿、五官、传染等科。是对明代以前中医医案的全面整理、系统选编。所载病案，大致有姓名、年龄、体质、症状、诊断、治疗等项，个别重要病案，还附有编者按语，提示本案要点。《名医类案》以病证为门分类，门下分列各有关医家所治属于该类证的医案。每案所录，或详于脉，或详于证，或详于因，或详于治，所叙病因病机清晰，诊断要点明确，辨证方药明晰妥帖。每位医家类案前冠以该医家通名，案后间列出处。如中风、虚风、伤寒、瘟疫、痹、疟、喘、中毒等门下，各按年代顺序选择有关医家验案分列。每一具体医案，并不出病证名。各病证相类的门，大致编为一卷。其第一卷主要为伤寒、瘟疫病医案；二至六卷为内伤杂病医案；七卷为五官皮肤病医案；八卷为肛肠、血证医案；九至十卷为外科疮疡病医案；十一卷为妇科医案，十二卷为小儿科医案，内容相当丰富。

《续名医类案》由清代医家魏之琇编辑。成书于1770年。魏之琇在校订《名医类案》时发现该书内容有阙漏，故又博及各家，续撰此编。全书分345门，内容涉及传染病、内、外、妇、儿、五官科疾病，反映了各家流派的学术经验。

《古今医案按》由清代医家俞震编辑。成书于1778年。俞氏通过加按形式分析各家医案。在按语中，对各家的学术思想，褒贬分明，择善而从。并结合自己的临床经验，析疑解惑，明确指出辨证与施治的关键所在。此外，他亦发挥己见在按语中。俞震在按语中辨其真伪，别其是非，析其异同，颇多精辟的见解，为研究前人医案难得的佳著。

（虎 力 洪嘉婧）

◇◇◇ 主要参考书目 ◇◇◇

1. 黄帝内经素问[M].北京:人民卫生出版社,1956.

2. 灵枢经[M].北京:人民卫生出版社,1956.

3. 杨上善.黄帝内经太素[M].北京:人民卫生出版社,1965.

4. 张隐庵.黄帝内经素问集注[M].上海:上海科学技术出版社,1959.

5. 姚止庵.素问经注节解[M].北京:人民卫生出版社,1963.

6. 马蒔.黄帝内经素问注证发微[M].田代华,主校.北京:人民卫生出版社,1998.

7. 高士宗.黄帝内经素问直解[M].于天星,按.北京:科学技术文献出版社,1980.

8. 南京中医学院.黄帝内经素问译释[M].上海:上海科学技术出版社,1981.

9. 南京中医学院.黄帝内经灵枢译释[M].上海:上海科学技术出版社,1986.

10. 张介宾.类经[M].影印本.北京:人民卫生出版社,1957.

11. 张介宾.类经图翼[M].影印本.北京:人民卫生出版社,1965.

12. 马蒔.黄帝内经灵枢注证发微[M].田代华,主校.北京:人民卫生出版社,1994.

13. 张隐庵.黄帝内经灵枢集注[M].上海:上海科学技术出版社,1957.

14. 王九思.黄帝八十一难经集注[M].影印本.北京:人民卫生出版社,1956.

15. 叶霖.难经正义[M].吴考槃,点校.上海:上海科学技术出版社,1981.

16. 皇甫谧.针灸甲乙经[M].影印本.北京:人民卫生出版社,1956.

17. 山东中医学院.针灸甲乙经校释[M].影印本.北京:人民卫生出版社,1979.

18. 孙思邈.千金要方[M].影印本.北京:人民卫生出版社,1982.

19. 王执中.针灸资生经[M].上海:上海科学技术出版社,1959.

20. 窦桂芳.针灸四书[M].北京:人民卫生出版社,1983.

21. 汪机.针灸问对[M].上海:上海科学技术出版社,1956.

22. 高武.针灸聚英[M].上海:上海科学技术出版社,1961.

23. 杨继洲.针灸大成[M].北京:人民卫生出版社,1963.

24. 江瓘.名医类案[M].影印本.北京:人民卫生出版社,1957.

25. 魏之琇.续名医类案[M].影印本.北京:人民卫生出版社,1957.

26. 靳瑞.针灸医籍选[M].上海:上海科学技术出版社,1986.

27. 魏稼.各家针灸学说[M].上海:上海科学技术出版社,1987.

28. 张灿玾.针灸甲乙经校注[M].北京:人民卫生出版社,1996.

29. 窦材.扁鹊心书[M].北京:中医古籍出版社,1992.

30. 阎明广.子午流注针经[M].上海:上海中医学院出版社,1986.

31. 李鼎.子午流注针经、针经指南合注[M].上海:上海科学技术出版社,1998.

32. 傅维康.中国医学史[M].上海:上海中医学院出版社,1990.

33. 肖少卿.中国针灸学史[M].银川:宁夏人民出版社,1997.

34. 黄龙祥.中国针灸学术史大纲[M].北京:华夏出版社,2001.

复习思考题
答案要点

模拟试卷